王盛才 / 主编

中医特效偏方验方2000首

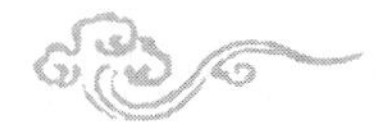

化学工业出版社
·北京·

本书精心挑选了用之有效、流传最为广泛的偏方验方2000首，并对这些偏方验方按照疾病分类，分为日常保健、常见急症、内科疾病、骨科疾病、妇科疾病、男科疾病、儿科疾病、皮肤科疾病和五官科疾病偏方验方等，先对疾病进行简明概述，然后配以针对疾病所选用的偏方、验方和其他疗法。书中所选取之方，取材简便，操作简单，容易上手。本书可供广大中医药爱好者和常见病患者及家属阅读参考。

图书在版编目（CIP）数据

中医特效偏方验方2000首/王盛才主编．—北京：化学工业出版社，2017.9（2025.1重印）

ISBN 978-7-122-30243-4

Ⅰ.①中…　Ⅱ.①王…　Ⅲ.①土方-汇编②验方-汇编　Ⅳ.①R289.5

中国版本图书馆CIP数据核字（2017）第168344号

责任编辑：邱飞婵　　文字编辑：赵爱萍

责任校对：王　静　　装帧设计：史利平

出版发行：化学工业出版社（北京市东城区青年湖南街13号　邮政编码100011）

印　　装：河北延风印务有限公司

710mm×1000mm　1/16　印张18　字数422千字　2025年1月北京第1版第10次印刷

购书咨询：010-64518888　　售后服务：010-64518899

网　　址：http://www.cip.com.cn

凡购买本书，如有缺损质量问题，本社销售中心负责调换。

定　　价：39.80元

编写人员名单

主　编　王盛才

编　者（以姓氏笔画为序）

于国锋　于富荣　于富强　于福莲

王春霞　王勇强　王盛才　李思博

轩宇鹏　邵　莹　周　芳　周　婷

黄　胜　曹烈英　韩佳媛

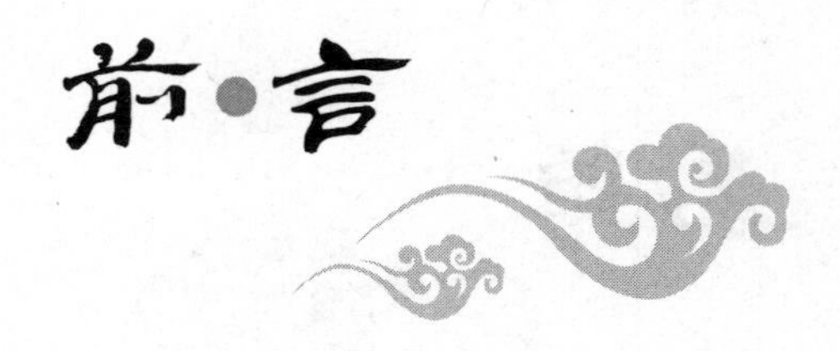

前言

在我国传统的医学宝库中，独具特色的民间偏方验方，以其药源易得、使用方便、价格低廉、疗效显著、易学易用易推广的特点，历代流传不衰。这些灿若星河的偏方验方，虽来自民间，但无一不闪烁着我国劳动人民的智慧结晶，不仅对常见病、多发病疗效确切，对疑难杂症、危重急症也有奇效。所有这些，都是其代代相传、经久不衰的根本缘由。

为了发扬中医养生文化，继承偏方验方养生治病这一民族遗产，我们特意收集了偏方验方的精华，精心编写了本书。

本书以养生保健、疾病防治为纲，以方为主，精选了偏方验方和其他疗法等约2000首，内容包含有补气养血、益智健脑、养心安神、减肥瘦身、美容养颜以及家庭常见病的防治等。为了方便广大读者放心选用书中所记的偏方验方，我们在选方的过程中，尽可能弃其糟粕，取其精华，多选用生活中常见的食材和药材构成，同时在验证的基础上也收集了一部分名老中医常用的经验方。本书对这些偏方验方按照疾病分类，分为日常保健、常见急症、内科疾病、骨科疾病、妇科疾病、男科疾病、儿科疾病、皮肤科疾病和五官科疾病偏方验方等，先对疾病进行简明概述，然后配以针对疾病所选用的偏方、验方和其他疗法。

在这里，我们提醒读者，由于体质不同以及饮食习惯的不同，造成一部分偏方验方只针对一部分适合的人群，我们建议，并不是每一个偏方验方都能适合每一个人，在选用中药偏方验方的时候请在医师的指导下服用。

俗话说，小方治大病，衷心希望本书所介绍的偏方验方能对您有所帮助。

编者

2017年6月

目·录

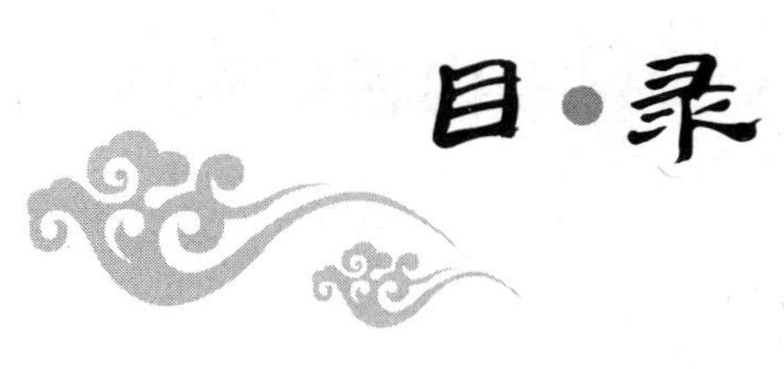

001 第一章 日常保健偏方验方

017 第二章 常见急症偏方验方

036

第三章

内科疾病特效偏方验方

247

第九章

五官科疾病特效偏方验方

第一章

日常保健偏方验方

补气养血偏方验方
益智健脑偏方验方
养心安神偏方验方
补肾壮阳偏方验方
减肥瘦身偏方验方
美容养颜偏方验方
乌发养发偏方验方

补气养血偏方验方

中医学认为，气虚和血虚也就是气血不足，人体气血不足的结果会直接导致脏腑功能减退，引起早衰的病变。一般来讲，气虚的症状表现为：畏寒肢冷、自汗、头晕耳鸣、精神萎靡、疲倦无力、心悸气短、发育迟缓。血虚的症状表现为：面色无华萎黄、皮肤干燥、毛发枯萎、指甲干裂、视物昏花、手足麻木、失眠多梦、健忘心悸、精神恍惚。

民间偏方补气养血

桑椹粥

鲜桑椹1000克，糯米500克，酒曲适量。将鲜桑椹洗净捣汁（或以干品300克煎汁去渣），再将药汁与糯米共同烧煮，做成糯米干饭，待冷，加适量酒曲，拌匀，发酵成为酒酿。每日随量佐餐食用。桑椹滋阴补血力强，辅以糯米补中益气，提高疗效，有很好的补气养血作用。

党参龙眼粥

党参30克，龙眼肉15克，粳米150克。党参煎水取汁，入龙眼肉、粳米煮粥，分2次食。补气养血，养胃和中。

龙眼蒸百合

龙眼肉25克，百合瓣250克，白糖适量。将龙眼肉、百合瓣一同放入炖盅内，加入白糖和适量清水，搅匀，上笼蒸20分钟即成。补气养血，宁心安神。

牛乳粥

牛乳250克，粳米100克。将粳米淘洗干净，放入锅中，加清水，煮至半熟时，再加牛乳，煮至粥成。本方补气养血效果显著，对于气血两虚导致的身体羸弱、劳损等有很好的效果。

人参大枣粥

人参6克，大枣15枚，大米30克。将大枣洗净去核，与人参和大米一同入锅同煮为粥。本方有大补气血功效，适用于气血亏虚，虚弱劳损者。

名医验方补气养血

补气养血酒

枸杞子24克，当归、川芎、白芍、熟地黄、人参、白术、茯苓各30克，大枣10克，生姜60克，炙甘草30克，米酒2500毫升。将上述药物（除米酒外）研碎，和米酒一同置于洁净容器中，加盖密封，浸泡。每日摇匀1次，浸泡7日即可。冬季，可将密封的酒隔水加热30分钟，取出后置于阴凉干燥处浸泡7日，启封过滤去渣即可。口服。每日2次，每次10～30毫升。补气养血，益肝明目。

验证：经验证此药酒对气血双虚的人有一定的补益作用，适宜长期饮用。

山药滋益酒

山药25克，肉苁蓉60克，五味子35克，杜仲（微炒）40克，牛膝、菟丝子、茯苓、泽泻、熟地黄、山茱萸、巴戟天、远志各30克，白酒2000毫升。将以上诸药（除白酒外）粗碎，装入药袋，和白酒一同置于洁净容器中，密封，浸泡。春夏5日，秋冬7日后即可过滤去渣取液，装瓶备用。空腹温饮。每日早、晚各1次，每次15～30毫升。滋肝益肾，补气养血。

验证：本方补气血临床运用效果显著。

红枣花生饮

干红枣50克，花生米100克，红糖50克。将干红枣洗净泡发，花生略煮后取花生衣，将红枣与花生衣同放入煮花生的水中，加适量冷水，文火煮半小时，捞出花生衣，加红糖，溶化后收汁，作点心食用。本方益气养血，适用于血虚证。

验证：红枣花生饮是一款不错的食疗补气血妙方，很适宜家庭操作饮用，简单方便，效果明显。

黄芪红糖粥

黄芪30克，粳米100克，红糖30克，陈皮6克。将黄芪洗净切片，放入锅中，加清水适量，煎煮去渣取汁；将粳米淘洗干净，与陈皮、红糖放入锅中，再倒入黄芪汁，加清水适量，煮至米烂熟即成。此粥有益气补血的功效，适用于气血虚弱所致颜面苍白无华者。

验证：临床此方效果显著。

其他补气养血疗法

阿胶

服用阿胶可有效补气养血。阿胶是采用黑驴皮经过漂泡去毛后，加冰糖等配料熬制而成，是自古以来人们最为喜欢的滋补珍品。可以把阿胶粉碎成细粉状，每次一匙（3～4克）放入杯中，加黄酒（80℃以上）搅拌烊化即可服用。

益智健脑偏方验方

大脑是人类行为的指挥、协调、控制者，随着年龄的增长，不注意用脑卫生，则可使大脑处于疲劳状态而加速大脑的衰老退化，从而在精神、记忆、智能等方面出现退化。因此，怎样增强记忆力，提高智能，延缓大脑衰老，已成为医学研究的重点。服用一定的药膳或者偏方能有效促进脑功能，提高记忆力，延缓大脑提前衰老。

民间偏方益智健脑

枣仁参乌汤

党参、何首乌、桑椹、茯苓各15克，当归、白术、远志（炙）各10克，黄芪、丹参、酸枣仁（炒）各20克。将上述药物加适量水煎服。本方具有健脾养心、益智健脑的功效。

花生红枣饮

花生60克，红枣15克。将花生、红枣放锅内，加适量水，文火煮至红枣熟烂即可。吃花生、红枣，喝汤，每日1剂。本方健脾补血，养心，益智健脑。

双叶甜酒

松叶50克，竹叶25克，蜂蜜30毫升，白酒500毫升。将松叶、竹叶切碎，和蜂蜜、白酒一同置于洁净容器中，搅拌均匀，密封，浸泡。30日后即可过滤去渣取液饮用。每日早、晚各1次，每次20毫升。本方提神醒脑，消除疲劳。

藿香荷叶粥

藿香15克，荷叶50克，冰糖20克，粳米100克。将荷叶洗净，与藿香一同加水煎取药汁，粳米淘洗干净，加入药汁一同武火烧开后转用文火熬煮成稀粥，加入冰糖稍煮即成。本方具有健脑益智、行气和胃、止呕、凉血止血的功效。

猪心枣仁汤

猪心1个，茯神、酸枣仁各15克，远志6克。将猪心剖开，洗净，置砂锅内，再将洗净打破的酸枣仁及洗净的茯神、远志一并放入锅内，加水适量，先用武火煮沸，去浮沫后，改用文火，炖至猪心熟透即成。每日1剂，吃猪心，喝汤。本方健脑益智，补血养心。

名医验方益智健脑

大枣粟米粥

大枣5枚，粟米50克，茯神10克。在锅内加适量水，先煎煮茯神，然后滤取汁液，以茯神药汁与大枣、粟米入锅同煮为粥。每日2次，早晚服食。全方具有健脾养心，安神益智的作用，凡心脾两虚、惊悸怔忡、失眠健忘、精神不集中者皆适用。

方解：大枣养血安神，茯神开心益智，粟米健脾和胃，三者共煮为粥，有健脑益智的神奇效果。

当归蜂蜜膏

当归、川芎、葛根、玫瑰花各10克，蜂蜜适量。将前4味药加适量水煎煮2次，过滤去渣。将2次的药汁合并，用文火浓缩，关火后加入适量蜂蜜调匀收膏，即可。每天早晚各1次，每次服用10毫升。健脑益智，活血通络。

验证：本方可有效预防老年痴呆，有效率达到80%，能很好地改善脑部血液循环，效果明显。

生黄芪木香

生黄芪、潞党参各15克，炒白术、当归、白茯苓、酸枣仁、远志、茺蔚子、鹿角胶或鹿角霜、八月札、龟甲胶或龟甲各10克，生龙骨、生牡蛎各20克，木香、甘草各6克，磁石、沙苑子各30克。每日1剂，水煎3次，分3次服。1个月为1个疗程。养脾益志，调神健脑。

龙眼银耳鹌鹑蛋汤

龙眼肉、干银耳各15克，鹌鹑蛋6个，冰糖50克。将干银耳用水浸发去杂质，洗净；鹌鹑蛋煮熟去壳。锅加适量清水，煮沸放入龙眼肉，银耳煮至熟时放入冰糖，待溶解后，把熟鹌鹑蛋放入煮片刻，吃蛋饮汤及各物。本方具有补气养血、益智、养颜强身、健脑之功。

方解：龙眼肉健脑益智为滋补品；银耳润肺补脑，强志养荣；鹌鹑蛋补益气血，强身健脑，含卵磷脂较高，是脑神经系统有益之品。诸品合用，能有效提高记忆力，增强脑功能。

其他益智健脑疗法

泡脚疗法

丹参、山药各50克，远志、五味子各25克。将上述4味药加适量清水，煎煮30分钟，过滤去渣，取汁与2000毫升开水一起倒入足浴盆中，先熏蒸，待温度适宜再进行泡脚，每天早晚各1次，每次熏泡40分钟左右，20天为1疗程。本方益智安神，健脑通窍。

养心安神偏方验方

中医认为：心藏神，主血脉。意思是人的心是生命的根本，其他脏器的活动是由心来调节协助的。同时心脏又是人体血液循环的动力所在，心与脑的关系又非常密切。目前心脑血管疾病已成为危害人类健康的最主要原因之一，因此经常进行养心安神的保健，可对心脑血管疾病起到良好的防治作用。

民间偏方养心安神

糖渍龙眼

鲜龙眼500克，白糖50克。将鲜龙眼去皮和核，放入碗中，加白糖，上笼蒸、晾3次，致使色泽变黑。将变黑的龙眼拌少许白糖，装入瓶中即成。每次服龙眼肉4粒，每日2次。本方养心安神。

莲子百合汤

莲子30克，百合15克，冰糖适量。将莲子、百合用清水泡发，洗净，入锅煎汤，加入冰糖调服。每晚睡前1剂。本方补脾益肾，养阴清热，养心安神。

牛乳大枣糊

牛乳250毫升，大枣10枚，山药100克，蜂蜜20毫升。将大枣去核；山药研细末，将牛乳、大枣煮沸，下山药末同煮成糊，晾温，兑入蜂蜜。分1～2次服食。本品健脾益气，养心安神。

芡实核桃粉粥

芡实粉30克，核桃仁（打碎）15克，红枣（去核）7枚，白糖少许。将芡实粉用凉开水打糊，放入滚开水中搅拌，再入核桃仁、红枣煮熟成粥，加白糖调味。每日1次，宜常吃。本品补肾敛汗，养心安神。

茯神粥

茯神末50克，粳米100克。先将粳米煮作粥，临熟，下茯神末同煮食之。本品养心安神。

龙麦养心酒

龙眼肉、麦冬各12克，生地黄9克，茯苓、柏子仁（去油）、当归身各6克，酸枣仁3克，白酒600毫升。将以上药（除白酒外）装入药袋，和白酒一同置于洁净容器中，密封，浸泡。21日后即可过滤去渣取液饮服。浸泡期可加温2～3次。每日早、晚各1次，每次服20～30毫升。本品养心安神。

黄芪龙眼肉粥

黄芪、龙眼肉各15克，江米30克，红枣2枚。先煎黄芪，取汁去渣，再入后三味，共煮成粥。每日2次，温服。本品养心安神，益气补血。

郁李柏仁粥

郁李仁、柏子仁各10～15克，粳米50～100克，蜂蜜适量。先将郁李仁、柏子仁去尽皮、壳、杂质，捣烂，同粳米煮粥，待粥将熟时，兑入蜂蜜；稍煮1～2沸即可。每日2次，2～3次为1疗程。本品润肠通便，养心安神。

名医验方养心安神

陈皮半夏饮

陈皮、半夏、茯苓、枳实、竹茹、菖蒲、远志、酸枣仁、五味子各10克。每日1剂，水煎服，早晚分服。本方理气化痰，养心安神。主治神经衰弱、神经异常、癫痫等病，证属痰火内结、郁热内扰者。

加减：伴四肢抽痛、屈伸不利者，加葛根、钩藤、丹参，舒筋止痛；失眠重症者，加黄连、定心珠（取鸡子黄1枚，蛋黄衣不破为好，再以煎好的药趁热冲调搅匀而成），除烦宁心安神；伴头痛者，加白蒺藜、川芎、白芷，通络止痛；精神抑郁者，加柴胡、郁金，舒肝解郁。

验证：用此方加减治疗神经衰弱患者32例，其中治愈23例，好转7例，无效2例，总有效率为93.8%。

蝉蜕远志饮

蝉蜕15枚，薄荷、远志各6克，茯神、灯心草各9克，黄连、龙齿各3克。水煎2次，取煎汁30毫升，加白糖适量。在下午或晚上服5～10毫升。另用朱砂少许抹于小儿双手心或双脚心，可试用。本方息风止痉，养心安神。主治小儿夜啼。

验证：郭某，男，2岁。患小儿夜啼4个月，用上方治疗3天获愈。随访未复发。

生地黄麦冬汁

生地黄15克，麦冬10克，金银花6克，生甘草3克。将上述药物放洁净杯中，加开水适量冲泡，过滤去渣取汁饮用。每天1剂，代茶频频饮用。本方凉血除烦。可有效缓解心烦气躁、咽喉疼痛等。

验证：用此方调治患者50例，其中调补效果显著的有36例。在这36例中1个疗程好转的有20例；2个疗程好转的有10例；3个疗程好转的有6例。

养心安神汤

合欢花20克，含羞草30克，花生叶50克，丹参20克，田七10克，川芎10克，太子参30克，浮小麦30克，大枣10枚，炙甘草15克，五味子15克，葛根20克，麦冬15克，石菖蒲15克，远志15克，柴胡15克。每天煎服1剂，晚间睡前一小时温服。本方活血益气，养心安神。

方解：本方柴胡、合欢花疏肝解郁散结。丹参、田七、川芎养血、活血化瘀，增进血运，改善微循环；太子参益气养心，是补气药中平和之品。上述诸药合用共奏养心安神之妙，很适宜中老年人失眠多梦、易醒、头晕、记忆力减退等症状。

其他养心安神疗法

按摩疗法

取穴头部的印堂、百会、太阳、睛明、风池，手腕部的神门、内关，足部的涌泉等穴。点揉百会、太阳、印堂、睛明、风池各1分钟；揉神门1分钟；按揉内关3分钟；以拇指、食指夹持对侧中指指尖，稍用力按捏20次，左右交替；以左手在右前胸从上到下横擦5遍，然后用右手在左前胸同样操作。最后用拇指从胸骨柄上端向下直推到心口窝处10遍；以右手拇指置于左胸大肌外侧，其余四指置于腋窝内，提捏20次，然后换手操作。右手拇指置左侧腋下，其余四指置上臂内上侧，边做拿捏，边做按揉，沿上臂内侧渐次向下操作到腕部神门处，反复10遍，再换手操作。擦热涌泉。

药枕疗法

白芷、川芎、当归、酸枣仁、柏子仁、合欢皮、首乌藤（夜交藤）、珍珠母各200克，黄芪、党参、熟地黄各250克，远志150克。将上述药物分别翻晒、烘干并研为粗末，混匀后用纱布包裹缝好，装如枕芯即可。

补肾壮阳偏方验方

在中医理论中，肾不仅仅是一个有形的脏器，而是肾脏及与其相关的一系列功能活动的总称，如人的精神、骨骼、头发、牙齿等的病理变化都可能与肾有着密切的联系，其范围较西医要广。肾的精气从作用来说可分为肾阴、肾阳两方面，肾阴与肾阳相互依存、相互制约，维持人体的动态平衡。当这一平衡遭到破坏后，就会出现肾阴、肾阳偏衰或偏盛的病理变化。

民间偏方补肾壮阳

核桃仁炒韭菜

核桃仁50克，韭菜、香油、食盐各适量。将核桃仁用香油炸黄。将韭菜洗净，切成段后，放入核桃仁内翻炒，调入食盐即可。佐餐随量食用。本方补肾助阳。

韭菜粥

鲜韭菜30～60克（或韭菜子5～10克），粳米100克，精盐适量。将鲜韭菜洗净切细（或韭菜子研为细末），先煮粳米为粥，待粥沸后，加入韭菜或韭菜子末，精盐调味。温热食，每日2次。本方补肾壮阳、固精止遗、健脾暖胃。

海参羊肉汤

水发海参60克，羊肉120克，调料适量。按常法煮汤食用。每日1剂。本方补肾壮阳。

起阳鸽蛋

鸽蛋2个，大茴香、小茴香各9克，川椒、生姜各3克。将小茴香、大茴香、川椒、生姜用纱布袋装好，放入锅中，加适量的水，煮取药汁约300毫升。去药袋，滤药液，再入锅中烧沸，将鸽蛋打入，煮熟即成。食蛋喝汤，每日晨1次，连服月余。本方补肾壮阳、益精增力。

牛鞭杞子汤

牛鞭1具，枸杞子30克，盐少许。牛鞭洗净切段同枸杞子共炖熟，加盐。吃饮，分2次吃完。本方补肾壮阳，收敛精气，用治体弱肾虚。

胡桃酒

胡桃仁120克，小茴香20克，杜仲、补骨脂各60克，白酒2000毫升。将上述药（除白酒外）加工成粗末，装纱布袋内，与白酒同置入容器中，密封浸泡15天即成。早、晚各1次，每次服20～30毫升。本品温阳补肾、固精。适用于肾阳虚弱，症见肢冷畏寒、腰膝酸软、阳痿、滑精、小便频数而清长。

名医验方补肾壮阳

补肾助阳汤

熟地黄15克，生麻黄3克，芥子3克，炮姜6克，杜仲12克，狗脊12克，肉桂6克，菟丝子12克，牛膝9克，川续断9克，丝瓜络6克。将上述材料加适量水煎服。本方温通经络，补益肝肾。适于腰部损伤的中后期。

补肾壮阳方

肉桂2克，熟附子5克，西党参、北黄芪、怀山药、淫羊藿、巴戟天、枸杞子、菟丝子、肉苁蓉（淡大云）、蒸黄精、制锁阳各10克。将上述材料加适量水煎2次，早晚分服，每日1剂，连服5剂，一般需要服30～60剂，直至病愈为止。本方扶命火，培脾土，养正气，益精血，主治肾阳虚证（命门火衰），脾阳虚证，脾肾阳虚证，气血虚弱证。

来源：本方来源于湖南著名老中医萧佐桃经验方。

鹿肾补阳粥

鹿肾1具，肉苁蓉30克，粳米100克，葱白、胡椒粉、食盐各适量。鹿肾去除筋膜，冲洗干净切碎备用。肉苁蓉切碎备用。粳米淘洗干净，放入锅中，煮至半熟，加鹿肾碎、肉苁蓉碎、葱白、胡椒粉、食盐，再煮至粥成。本方有补肾壮阳，益精填髓的功效。适用于虚弱劳损，肾虚阳痿，耳聋耳鸣，宫冷不孕。

来源：本方来源于《太平圣惠方》。

黑牛髓补肾方

黑牛髓、生地黄叶、白沙蜜各250克。将3味和匀煎熬成膏。晨起空腹食1匙，用温黄酒调之。本方适用于因肾虚弱引起的腰膝无力、形体瘦弱或创伤骨折等症。

来源：本方来源于《饮膳正要》。

菟丝子鸡肝粥

小米100克，鸡肝50克，葱白10克，菟丝子15克，盐1克，胡椒粉1克。将鸡肝切细，与菟丝子、小米同煮为粥。粥将熟时，加入葱白、盐及胡椒粉调和，再煮一二沸即成。空腹食用。本方补肾助阳，养肝通络。适用于肝肾不足引起的筋骨酸软、阳痿早泄等症。

来源：本方来源于《太平圣惠方》。

其他补肾壮阳疗法

泡脚疗法

菟丝子、补骨脂、锁阳各10克，附片5克。将诸药择净，放于药罐中，加入清水适量，浸泡5～10分钟后，水煎取汁，置于浴盆中，待水温适宜时足浴。每晚1次，每剂药可用2天，连续5～10剂。本方补肾助阳。

按摩疗法

取涌泉、太溪、足三里、肾俞、关元。按摩时，按照涌泉、太溪、足三里、肾俞、关元的顺序由下到上的进行，每个穴位按摩180下，一般保健每天2次就可以了。对于不同的穴位，要以自己感觉到一定刺激度的力度来按摩，涌泉可以用搓脚心的方法进行，肾俞可以用双拳背擦揉的方法进行，关元可以用双手揉动的方法进行。

减肥瘦身偏方验方

减肥瘦身属于以减少人体过度的脂肪、体重为目的的行为方式。指运用药物、饮食、运动、中医经络、心理疗法来达到减少身体脂肪堆积的一种现象，设法纠正肥胖者异常反应造成的不当行为，即用行为科学分析肥胖者摄食行为的特征和运动类型，以此为基础，合理修正导致肥胖的行动。

民间偏方减肥瘦身

海带酸梅饮

海带粉25克，酸梅干2个，开水250毫升。用大茶杯1个，酸梅干洗净放入杯中，再加入海带粉，将开水倒入茶杯中，盖上盖泡10分钟左右即可。每日服2次。本方行气消食、利水。本方能消除体内多余的水分和降低血脂，从而达到减肥的目的。适合肥胖者常饮服。

三瓜皮

西瓜皮、黄瓜皮、冬瓜皮各200克，盐、味精少许。将西瓜皮刮去蜡质外皮，冬瓜皮刮去绒毛外皮，与黄瓜皮一起，在开水锅内焯一下，待冷，切成条状，置盘中，用少许盐、味精拌匀，佐餐食用。本方减肥，治疗肥胖症。

冬瓜薏仁粥

冬瓜150克，薏苡仁50克。将冬瓜切成小块，与薏苡仁加水共煮，至熟为度。每日1次，顿食。本方健脾利湿、消脂减肥。适用于肥胖症和减肥健美。

山楂黑米粥

山楂10克，茯苓10克，黑米100克，白糖适量。将山楂洗净，润透，切片，茯苓洗后，润透，切粒，黑米淘洗干净。将黑米放入锅中，加入清水适量，置武火上烧沸，撇去浮沫，放入山楂片、茯苓粒，改文火煲至米熟粥稠，放入白糖即可食用。本方利水、消食、消肿、减肥。适合于肥胖者食用。

山楂蜜

生山楂500克，蜂蜜250克。将生山楂去果柄及果核，放在锅内（勿用铁锅），加水适量，煎煮至七成熟，水将耗尽时，加入蜂蜜，再以小火煎煮熟透，收汁即可。待冷，放入瓶内贮存备用，每日服数次。本方破气行瘀、消积化滞。用于治疗肥胖症、高脂血症。

泽泻汤

泽泻15～30克，白术10～15克。将上述2味加水煎成200毫升，装入瓷器中。每日1剂，服2次，每次服100毫升。本方健脾化湿、减肥。

名医验方减肥瘦身

黄芪人参煎

黄芪、人参、石菖蒲各10克，淫羊藿、仙茅、巴戟天、肉苁蓉、胆南星各6克。每日1剂，水煎服。本方扶元温肾，化痰减肥。治疗肾阳亏虚型单纯性肥胖症。

来源：本方来源于阚方旭、任爱华经验方。

大黄大枣煎

大黄、大枣各10克，姜黄、枸杞子、黄芪各30克，柴胡12克，生姜6克。每日1剂，水煎，分3次饭前服用。本方活血，健脾化痰除湿。治疗肥胖伴高脂血症。

来源：本方来源于邵淑丽经验方。

明菊山楂茶

炒决明子、山楂片各15克，菊花6克。将上3味放入杯中，用沸水冲泡，代茶饮用。每日1剂。本方清热解郁，破气行瘀，消积化滞。用治肥胖症，伴见胸胁苦满、胃脘痞闷、失眠多梦等。

来源：本方来源于王石中医师推荐良方。

白芍泽泻汤

白芍20克，泽泻、汉防己、乌梅、荷叶、茯苓、黄柏各10克，柴胡8克。将上药水煎3次后合并药液，分早、晚2次口服。待体重接近正常标准时，可按上述处方配成蜜丸，每丸重9克，每日2丸，分2次口服。本方主治单纯性肥胖症。

验证：用此方治疗肥胖症患者43例，其中体重下降2千克以下者8例，3～5千克者15例，6～8千克者10例，9～12千克者10例。

柏仁半夏煎

柏子仁、炒苍术、茯苓、生黄芪各20克，法半夏、薏苡仁、车前草、大腹皮、泽泻各10克，炙香附、炒白术、麦芽、神曲各15克，夏枯草12克，冬瓜皮、陈皮、甘草各8克。每日1剂，水煎，分2～3次口服。半个月为1个疗程。本方主治肥胖症。

验证：用此方治疗肥胖症患者23例，用药2～3个疗程后，体重下降3～4千克者10例，5～6千克者8例，7～8千克者5例。

其他减肥瘦身疗法

按摩疗法

取胸腹部的中脘、期门、天枢、大巨、关元，背部的脾俞、肝俞、胃俞及腰部的大肠俞、小肠俞，手部的合谷，下肢的足三里、委中、承山及足部的涌泉等穴。按揉期门、中脘、天枢、大巨、关元、委中、承山各50次，力度稍重，以有胀痛感为佳；按压背部的肝俞、脾俞、胃俞及腰部的大肠俞、小肠俞各50～100次，力度要重，以疼痛为佳；掐揉手部的合谷和腿部的足三里各100次，力度以酸痛为宜；敲打足底涌泉50～100次，力度以有胀感为宜。

美容养颜偏方验方

现代女性注重容颜，姣好的容颜让女性更加自信。其实美容养颜最好的方法是在日常生活中注意饮食、生活规律，再辅以美容类的保养品，轻轻松松达到美容目的。

民间偏方美容养颜

蜂蜜醋

蜂蜜20克，醋20毫升。将上2味加温开水冲服。日服2～3次，久服效佳。本方养颜嫩肤。适用于皮肤粗糙、黝黑。

百合花粥

百合花10朵，粳米50克。将粳米淘洗干净，放入砂锅中，加入适量清水，先用武火烧开，再用文火煮成粥，待粥快熟时加入洗净的百合花，再煮一二沸即成。本方补益心肺、驻颜美容。用于美容保健。

猪皮大枣羹

猪皮500克，大枣250克，冰糖250克。将猪皮放入锅内，加适量清水，用武火煮沸10分钟，捞出后洗净去猪毛。再将猪皮放入砂锅中文火炖煮八成熟，加入洗净的大枣，炖煮1～2小时，待猪皮熟烂后加入冰糖即成。本方益气滋阴、养血止血、嫩肤。用于美容保健。

悦泽面容方

冬瓜子150克，桃花120克，白杨皮60克。将上述材料共研成细末，混匀即成，瓷瓶装，备用。饭后开水冲服10克，每日3次。本方红面色，白皮肤，焕容光。适用于面色枯黄、容颜憔悴或面色晦暗者。

归元仙酒

当归、龙眼肉各15克，白酒500毫升。将上述各药放入酒瓶中，加入白酒，浸泡7日后即可饮用。早、晚各1次，每次饮服15～30毫升，同时倒少许酒于手掌中，两手掌对擦，待手掌热后来回擦脸部患处。本方活血通络、润肤祛斑。适用于面色晦暗、黑斑、黄褐斑。

阿胶芝麻膏

阿胶150克，胡桃仁100克，黑芝麻50克，冰糖200克。将上述几味均研末，混匀。早、晚空腹各服1匙。本方驻颜美肤。

核桃红枣膏

核桃仁、红枣各300克，蜂蜜500克。将核桃仁去膜、红枣去皮核，共捣成泥，加入蜂蜜，小火慢熬成膏。每日早、晚各服1～2匙，温开水送服。本方适用于青年人美容、老年人抗衰老。

名医验方美容养颜

僵蚕散

僵蚕、白附子、白芷、山柰、石膏、滑石、硼砂各9克，白丁香3克，冰片1克。将上药共为细末，临睡前用水和少许药搽面。本方祛风燥湿，解毒散结。适用于雀斑。

来源：本方来源于方文中医师荐方。

珍珠茶

珍珠、茶叶各适量。选用晶莹圆润的珍珠研磨成细粉，瓷罐封储备用。每次取1小匙珍珠粉（2～3克），以沸水冲泡茶叶。取茶水，待温送服珍珠粉。每隔10天服用1次。本方美泽肌肤，葆青春，美容颜。适用于面部皮肤衰老、干燥等症。

来源：本方来源于《御香缥缈录》。

孙仙少女膏

黄柏10克，土瓜根10克，大枣7枚。将黄柏去掉外层粗皮与土瓜根研成细粉，加入大枣调和成黏膏状。每天早晨用开水化开一些，加入温水洗脸。本方具有清热解毒，活血化瘀，润肤白面的功效。

来源：本方来源于《鲁府禁方》。

莹肌如玉散

楮实150克，白及30克，升麻250克，甘松21克，白芷、白丁香、砂仁各15克，糯米末600克，山柰9克，绿豆150克，皂角900克（去弦及子）。将上药共研为末，和匀。常用敷脸。本方润泽肌肤，去垢除斑。

来源：本方来源于《普济方》。

玉肌散

绿豆250克，白芷、滑石各30克，白附子6克。将上药共捣碎，研为细末，混匀，装瓶备用。每取药末15克，加水调匀，洗浴面部。每日1～2次。本方清热祛风，润肤退斑。用于雀斑、皮肤粗糙、酒渣鼻等。

验证：用本方治疗患者20例，有效18例，无效2例，有效率90%。

其他美容养颜疗法

外敷方

鲜花粉70克，熟石榴2个，醋100毫升。将鲜花粉与石榴一同浸泡在醋中80～100小时，取出捣烂成膏状，以滤网滤除渣后备用。每日洗脸后取少许于手心，搓揉到面部，长期使用。本方养颜、除皱、祛斑，可使皮肤细嫩富有弹性。

艾灸疗法

患者仰卧，用盐末填平脐孔，取0.3厘米厚的鲜姜1片，用针穿刺鲜姜数孔后置于脐上，姜片上置中艾炷（如黄豆大）点燃施灸。如局部灼热难忍，将姜片向上稍提起片刻，再放下施灸，反复操作，至艾炷全部烧完再换一艾炷，至局部皮肤潮红为度。每晚1次，有益气健脾、养血美容等功效。

乌发养发偏方验方

头发的颜色主要取决于毛发内所含黑色素颗粒的多少。黑色素多时头发颜色就深、就黑，倘若失去黑色素颗粒，被气泡所代替，就会出现白发。青少年白发常常带有遗传性，其次是精神因素造成的。紧张、恐怖、疲劳、忧虑、失眠等均可引起白发。再者，某些营养素的缺失或不足也是产生青少年白发的原因之一。青少年饮食单调、厌食、偏食（过多的甜食、脂肪饮食）、少数少女为追求苗条的身材而过度节食，以及饮水中某些微量元素的过量或不足，均可引起白发。

民间偏方乌发养发

芝麻银耳羹

黑芝麻30克，银耳20克，冰糖20克。将黑芝麻去杂质，炒香，银耳用温水发透，去蒂头，撕成瓣状，冰糖打碎成屑。将冰糖、银耳、黑芝麻同放炖锅内，加入清水，置武火上烧沸，再用文火炖至银耳熟烂即成。本方滋补气血、乌须发、美容颜。适合于气血两虚、早生白发、面色苍白者食用。

菟丝子炒蛋

菟丝子10克，鸡蛋1个，素油30毫升，盐2克。将菟丝子研成细末，鸡蛋打入碗内，放入菟丝子末、盐，拌匀。炒锅放柰油烧至七成热，倒入调匀的菟丝子蛋糊，文火煎至金黄色即可食用。本方补肝益肾、美发明目。适用于须发早白、远视、近视、白内障、腰肌劳损者食用。

注意：阴虚火旺、大便燥结、尿短赤者不宜食用。

龙眼首乌羹

龙眼肉20粒，制何首乌15克，当归6克，红枣6枚，冰糖50克。将制何首乌、当归去净灰渣，烘干研成粉末；红枣去核切成细粒；龙眼肉剁细。净锅置火上，加清水约700毫升，加入制何首乌末、当归粉末，煎几开之后，下龙眼肉、红枣、冰糖熬成约300克的羹汤即成。每日早晚空腹服。本方泽颜悦色、养血乌发。

芝麻白糖

黑芝麻、白糖各适量。将黑芝麻洗净晒干，用文火炒熟，碾磨成粉，配入等量白糖，装到瓶中，随时取食。早晚用温水调服2羹匙。也可冲入牛奶、豆浆或稀饭中随早点食用，或做馅蒸糖包，也可作芝麻白糖烧饼。本方养血润燥，补肝肾，乌须发。

黄精枸杞酒

黄精、枸杞子各20克，炙何首乌15克，白酒500毫升。将前三味洗净晾干，再将黄精、炙何首乌制为粗末，与枸杞子一同用纱布袋包好，浸入白酒内，密封，每日摇荡1次，30日后滤取酒液即成。每于晚饭前饮服25～30毫升。本方补肾填精、养血生发。适用于头昏眼花、顶秃发白、失眠健忘。

黑豆雪梨

黑豆30克，雪梨1～2个。将雪梨切片，加适量水与黑豆一起入锅内旺火煮开后，改微火煮熟。吃梨喝汤，每日2次，连用15～30日。本方滋补肺肾，为乌发佳品。

苑蒺藜核桃猪肾汤

沙苑子（沙苑蒺藜）15克，核桃仁30克，猪肾1对。将药物和猪肾加适量的水，在旺火上煮30分钟，改微火炖至猪肾熟烂。食猪肾及核桃仁，饮汤，每日1剂，连服7～10日。本方乌发美发。

名医验方乌发养发

地黄乌梅丸

生地黄50克，地骨皮50克，远志50克，菟丝子50克，菖蒲50克，黑豆50克，川牛膝50克，龟甲50克，女贞子30克，乌梅30克，食盐30克。共研细末，炼蜜为丸，每丸重12克。每次一丸，每日3次，白开水送服。此方有清热凉血，滋阴补肝肾之功效。主治血热内蕴、发失血养而变白的青少年白发。

乌发丸

核桃仁100克，熟地黄100克，桑椹100克，黑豆150克，黑芝麻100克，制何首乌100克，菟丝子100克，山茱萸100克，肉苁蓉100克，女贞子100克，当归80克，枸杞子100克。共研细末，炼蜜为丸，每丸重10克。每次一丸，每日3次，淡盐水送服。此方有滋补精血、益肝养肾、滋阴乌发之功效。主治年老肾虚、精血不足之中老年白发。

首乌乌发方

何首乌150克，黑芝麻50克，桑椹100克，万年青2片，白果30个，桔梗15克。将上药研细末。内服10克，每日早、饭后服用，连服1个月。服药后可长出黑发。本方治少年白发者更佳。

来源：本方来源于《万事不求人》。

其他乌发养发疗法

按摩疗法

取头部的百会、头维、风池等穴。

按揉头发：两手五指分开，从前发际开始逐次按揉头发至后发际，均匀地按揉整个头部约2分钟，以头部有胀感为佳。搓、叩头部：以食指、中指、无名指及小指，在头部从前至后，反复搓揉发根部约1分钟。再以五指尖部逐次如雨点般叩击整个头部，约1分钟，以头部有轻松感为佳。按揉百会、头维、风池各10次，以胀为度。提拉头发：两手抓满头发，不使滑脱，轻轻用力向上提拉，直至全部头发都提拉一遍。拍打头部：双手四指并拢，拍打整个头部约2分钟。梳推头发：两手五指分开按于头部前发际，向后梳推至后发际，如梳头状。反复操作20次。

泡脚疗法

甘菊花60克，干柏叶、川芎各20克，蔓荆子、桑白皮各15克，白芷10克，细辛8克，墨旱莲30克。将以上药物同入锅中，加水2000毫升，煎煮20分钟，去渣取汁，放置至30℃左右，浸泡头发20分钟（头发须先用洗发水洗去污垢），然后将浸泡过头发的药液加温至30℃左右倒入泡足桶中，泡足20分钟。每晚1次，20天为1个疗程。本方乌发润发，防治头发早白、脱发。

第二章

常见急症偏方验方

跌打损伤
烧烫伤
口臭
鼻出血
中暑
发热
中风

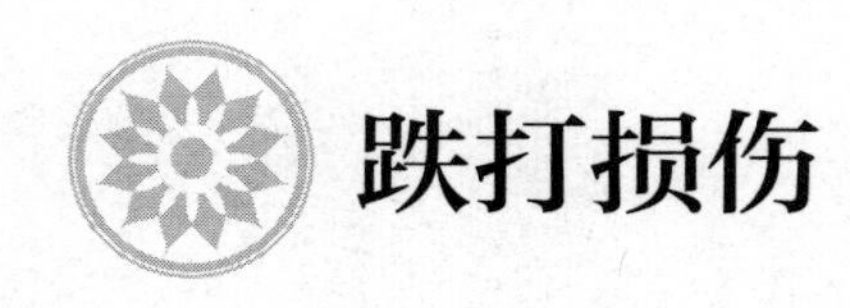

跌打损伤

损伤是指人体受到外界各种致伤因素的作用而使皮肉、筋骨等组织遭到破坏的疾患，主要包括骨折、脱位、筋伤、内伤等。在日常生活中常见的损伤多由于跌伤、摔伤、打击伤、碰撞伤等引起，俗称跌打损伤。跌打损伤是人们在生活中不可避免的疾病，跌打损伤会给人们的生活和工作带来很多的不便。轻微的跌打损伤会出现淤青、肿胀以及疼痛。严重的跌打损伤会导致人们骨折或者是软组织损伤严重，更为严重者还会引起瘫痪。

民间偏方治跌打损伤

韭菜米酒方

将300克新鲜韭菜捣烂，加入50克米酒浸泡数日，先取汁擦患处，至局部发热，再将渣敷于患处，对跌打损伤有良好的消肿、散瘀、止痛作用。

焙丝瓜末

老丝瓜1个，白酒适量。将老丝瓜切片，晒干，置铁锅内用小火焙炒成棕黄色，研面，装瓶备用。每次3克，白酒冲服，日服2次，连用3天。本方散瘀，消肿。适用于跌打损伤。

鸡血酒

鸡血120克，白酒500毫升。将鸡血倒入净器中，再倒入白酒，用竹筷搅匀，加盖密封，置阴凉处。经一昼夜后，用细纱布滤去渣，贮入净瓶中。每日3次，每次空腹温饮20～30毫升。本方补血活血，祛风通络。适用于跌打损伤、筋骨折伤等症。

竹七酒

竹节七45克，白酒500毫升。将竹节七加工粉碎，置砂锅内，倒入白酒，再置火上煮至沸，取下待冷。再将竹节七与酒倒入净瓶中，加盖密封，置阴凉处。经7日后即可开封取饮。每日早、晚各1次，每次饮服15～20毫升。本方补血活血、补中益气、生肌长肉。适用于跌打损伤、劳伤吐血、腰痛、体虚无力等症。

注意：无瘀血者慎用。

苏木行瘀酒

苏木70克，酒500毫升。将苏木捣细碎，加水、酒各500毫升，煎取500毫升。每日1剂，分早、午、晚及临睡空腹各饮1次。本方行血祛瘀，止痛消肿。适用于跌打损伤及肿痛。

注意：孕妇忌服。

一味延胡索方

延胡索适量。将上药炒黄，研为细末，每服温开水送服3～6克，亦可加黄酒适量同服。治跌打损伤。

麝香水蛭方

麝香、水蛭各30克。将水蛭锉碎，炒至烟出，研为末，入麝香再研匀。每次0.6克，用酒调服。当下蓄血，未效再服。治跌打损伤。

名医验方治跌打损伤

海风藤酒

海风藤、大血藤、竹根七、山沉香、红牛膝、地乌龟各适量。将上述材料和适量白酒一同放入密封洁净容器中，15天后即可饮用。本方主治跌打损伤。

来源：本方来源于《四川中药志》。

玉真散

白附子360克，防风、白芷、生天南星、天麻、羌活各30克。将上药共研为细粉，混合均匀，外用调敷患处，内服1～1.5克。孕妇忌内服。本方主治跌打损伤，金疮出血。

来源：本方来源于《中华人民共和国药典》。

生地桃仁饮

生地黄9克，赤芍9克，当归尾9克，桃仁6克，红花4.5克，制乳香4.5克，制没药4.5克，五加皮6克，苏木6克，荆芥4.5克，白术9克，泽泻9克。每日1剂，水煎服。本方活血化瘀。用治跌打损伤，蓄瘀作痛。

验证：用此方治疗跌打损伤12例，一般用药3～5剂即获治愈。

土鳖虫生大黄

土鳖虫500克，生大黄、红花、田三七各250克，制马钱子100克，蜂蜜适量。将前五味药分别研为极细末，过120目筛，用蜂蜜将上药末和匀，制成蜜丸，每丸重6克。每次1丸，早、晚各口服1次，用黄酒或白开水送服。5天为1个疗程。主治跌打损伤。

验证：用此方治疗跌打损伤患者226例，用药1～3个疗程治愈215例，显效11例。

跌打药方酒

参三七、红花、生地黄、川芎、当归身、乌药、落得打、乳香、五加皮、防风、川牛膝、干姜、牡丹皮、肉桂、延胡索、姜黄、海桐皮各15克，白酒2500毫升。将上药适当粉碎，盛于绢袋，与白酒置入容器中封固，隔水加热，煮1.5小时，取出放凉，再浸泡数日即可饮用。每日2次，适量饮用。本方行气活血、消肿止痛。适用于跌打损伤、气滞血瘀、筋骨疼痛、活动受限等症。

验证：经本方治疗跌打损伤患者108例，效果明显者80例，好转20例，8例未见明显效果。

其他疗法治跌打损伤

冰块外敷

深部软组织损伤后，不久就会成瘀血或瘀肿。如在损伤后立即取柔软的毛巾盖在患处，再在毛巾上放1块家用冰箱制成的冰块，这样，因受刺激后，血管收缩，渗血逐渐减少，就可在一定程度上减轻软组织肿胀。

盐醋浸纱布外敷

将盐和醋各100克放入500克水中并加热，在其得到充分溶解后，将1块纱布浸入热水中，待纱布完全湿后取出，再将热纱布敷在瘀血处即可。如经常重复，以保持纱布的热度和湿度，治疗效果会更好。

注意：此法只适合在采取应急措施（主要针对撞伤及由撞伤而引起的疼痛）时使用，严重者还是应该到医院就诊。

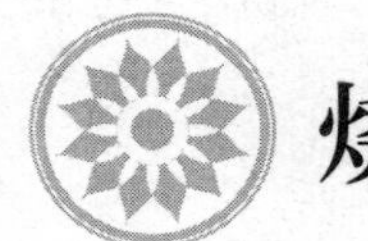

烧烫伤

烧烫伤亦称灼伤，是指高温（包括火焰、蒸汽、热水等）、强酸、强碱、电流、某些毒剂、射线等作用于人体，导致皮肤损伤，可深在肌肉、骨骼，严重的合并休克、感染等全身变化。轻者以红、肿、热、痛或皮肤起水疱为主要临床表现；重者可深在肌肉、骨骼，严重的合并休克、感染等全身变化。按损伤深浅分为三度。Ⅰ度烧伤主要表现为皮肤红肿、疼痛；Ⅱ度、Ⅲ度烧伤主要表现为皮肤焦黑、干痂似皮革，无疼痛感和水疱，Ⅱ度、Ⅲ度烧伤常常产生感染、脱水、休克、血压下降的表现。本病属中医学“火烧伤”“汤火伤”“火疮”等范畴。

民间偏方治烧烫伤

蛋黄油

鸡蛋7～8个，香油30克，煅石膏6克。先炼取蛋黄油，再将煅石膏研成细末。然后将蛋黄油与香油加热滚沸后，下入煅石膏末调匀，待冷后涂敷患处。本方适用于烧伤。

冰片醋

冰片3克，米醋250毫升。将冰片和米醋一起放入洁净瓶内，使冰片溶化。用时摇匀，用药棉蘸少许冰片醋搽患处，1日数次。本方解毒止痛，适用于烫伤水疱未破者。

苍术敷

苍术适量。将苍术研为细末，取白芝麻香油调成稀糊状后，用药棉蘸取少许涂在烧烫伤部位，每天1～2次，直至愈合为止。一般轻者3～4天可结痂，7～10天脱痂愈合；重者疗程较长，不必包扎。本方主治烧烫伤。

蜈蚣油

活蜈蚣若干条。将蜈蚣用香油浸泡半个月，油以浸过蜈蚣为度。Ⅰ度烧烫伤用蜈蚣油外涂患处，Ⅱ～Ⅲ度烧伤用纱布浸蜈蚣油敷患处，绷带包扎。本方主治烧烫伤。

醋调大黄燕窝泥

大黄50克，燕子窝泥20克，冰片4.5克，米醋适量。将前3味研为细末，用米醋调匀，用药棉蘸取少许涂敷患处，1日2次。本方清热解毒，散瘀止痛。用于Ⅰ度烫伤、烧伤。

海螺灰

海螺壳适量。海螺壳烧灰研成细末，放在瓷瓶中密封，存于井内水中，隔3日后即可使用。用前先将患部洗净，再将海螺灰撒布创面，然后以纱布绷带包扎，每日上药2次。本方清热收湿，消肿止痛。治水火烫伤。

蜂蜜方

蜂蜜30克，生地黄60克。将生地黄切碎，放入温水中浸泡2小时，捞出捣烂拌入蜂蜜外敷。若外伤红肿未破皮时，可加入少许冰片或风油精涂抹患部。每日换药1次。本方主要治疗轻度烧烫伤。

名医验方治烧烫伤

乳香冰片敷

乳香、没药各20克，冰片1克，生蜂蜜150毫升。将乳香、没药、冰片研成细末加入蜂蜜中，调成糊状即可。对烧烫伤有水疱者，将水疱刺破一小孔排完水（孔不宜大，以防感染）之后，在受伤部位涂此药膏即可。每日1次。本方主治Ⅰ～Ⅱ度烧烫伤。

验证：用上药治疗Ⅰ～Ⅱ度烧烫伤患者40多例，一般5～10天可愈，稍重者两周内痊愈。本方对于Ⅲ度烧烫伤的治疗效果尚不理想。

复方紫草油

紫草片300克，黄连片90克，冰片3克，植物油500毫升。先将紫草片和黄连片一同放入植物油内，浸泡48小时，以文火煮沸为度，注意不要熬成枯焦状。然后过滤去渣，稍冷后放入冰片即可。装入无菌瓶内备用。用的时候视创面的情况和部位，采用暴露或者包扎疗法。暴露疗法：对于头、面、颈、胸、会阴部Ⅰ度烧伤，创面按常规清创，用药棉蘸油涂抹患处即可。包扎疗法：适用于四肢Ⅱ度烫伤，用2～3层纱布包扎。本方主要针对Ⅰ度、Ⅱ度烧烫伤。

验证：采用此方治疗患者30例，效果良好，轻者3～5天即可结痂，7～10天脱痂愈合。重者治疗时间稍长。

乌梅黄芩方

乌梅、儿茶、黄芩各250克，五味子、五倍子各125克，冰片25克，尼泊金适量。将上药装入纱布袋内（除冰片、尼泊金外），置锅内煮煎。每次加水25000毫升，煎2小时得煎液10000毫升；第2次加水10000毫升，煎2小时得煎液5000毫升；第3次加水5000毫升，煎2小时得煎液2500毫升。3次共得煎液17500毫升，浓缩成12500毫升。过滤后加入冰片，再加入尼泊金适量装瓶备用。用时，涂擦烧伤部位。本方主治烧烫伤。

验证：用上药治疗烧伤患者40例，经涂药后，渗出液很快减少，一般在24小时左右干燥结痂。Ⅱ度创面1周左右痊愈；深Ⅱ度创面两周左右愈合，最长者3周治愈。无一例出现并发感染。

蚯蚓白糖浸液

蚯蚓3条，白糖30克，冰片1克。将蚯蚓去污泥（不用水洗），置碗中加白糖30克、冰片1克，拌匀，30分钟后取其浸出液。用的时候以浸出液涂或温敷患处，2～3小时更换1次。本方散热止痛，消肿解毒。适宜于烧烫伤。

来源：本方来源于《本草纲目》。

注意：本浸液只适宜外敷，禁内服。

小米冰片

小米500克，冰片6克。取小米500克置于铁锅内，炒成炭状，加冰片6克，研为极细末，以香油调成糊状。按一般方法清理创面后，涂敷小米散厚约2毫米，盖上油光纸，然后用5～6层纱布覆盖，绷带包扎固定（亦可采用暴露疗法）。开始每日或隔日换药一次，以后2～3日换药一次。本方清热止痛。主治烧烫伤。

验证：用此方治疗30例，收到满意效果。治疗后，局部症状得以迅速改善。对Ⅰ度烧伤皮肤发红或有极少小水疱者，能促进及早痊愈；Ⅱ度烧烫伤者一般换药5～7次痊愈。

其他疗法治烧烫伤

大葱叶

用大葱叶治疗烫伤，效果甚佳。方法是遇到开水、火或油的烫伤，即掐1段绿色的葱叶，劈开呈片状，将有黏液的一面贴在烫伤处，烫伤面积大的可多贴几片，并轻轻包扎，既可止痛，又防止起水疱，1～2天即可痊愈。也有的人吃饭喝汤不小心烫伤了口腔或食管，马上嚼食绿葱叶，慢慢下咽，效果也很好。

鸡蛋膜

选用新鲜鸡蛋，用清水将蛋壳洗净，浸泡于75%酒精中消毒15分钟，然后打破鸡蛋，倒出蛋清及蛋黄部分，用注射器将水注入蛋壳和蛋膜之间，使其分离。此时用手指将蛋膜顺利剥出，并用清水将蛋膜上残留的蛋清漂洗干净，最后将蛋膜置于95%酒精内备用。把烧烫伤创面洗净消毒后，将蛋膜紧密贴附于创面即可。

口臭

所谓口臭（也有称“口气”的），就是人口中散发出来的令别人厌烦、使自己尴尬的难闻的口气。口臭除了口中发出难闻的臭味之外，其证型不同，伴随的症状表现也有不同。

按中医分型，口臭共分为以下几种。

①胃火口臭：多由火热之邪犯胃所致，其证除口臭外，每兼面赤身热，口渴饮冷，或口舌生疮，或牙龈肿痛、流脓出血等。

②食积口臭：多由过饱伤胃，缩食停滞胃中引起，症见口出酸腐臭味、脘腹胀痛、不思饮食、嗳气等。

③热痰口臭：多由热痰犯肺或热痰郁久化脓化腐引起，其证除口臭外，每兼咳吐痰浊或脓血、胸痛短气等。

④虚热口臭：多由阴虚生内热所致，口臭而兼见鼻干，干咳，大便干结，为肺阴虚弱之候，当清润肺脏；口臭而兼见心烦不安，失眠多梦，肌肉跳动，爪甲不华，为肝之阴血亏损，口臭而兼见腰腿酸软，多梦遗精，口干咽燥，夜间尤甚，为肾阴虚损，相火妄动之证。

民间偏方治口臭

莲芯茶

莲子芯3～5克。将莲子芯放入杯中，用沸水冲泡，代茶饮用。每日1～2剂。本方清心泻火。适用于口臭。

大黄冰片散

大黄、冰片各适量。将大黄炒炭为末，每天晨起用大黄炭末适量酌加少许冰片，刷牙漱口。本方主治口臭。

芦根粥

芦根30克，大米50克。将芦根洗净后放入煲内，加入适量清水大火煮15分钟，隔渣留汁，加入大米煮成粥，每日1剂，宜每早空腹服用，约5剂见效。本方专治因舌干或牙龈肿烂造成的口臭。

黄瓜粥

黄瓜50克，大米100克。将黄瓜洗净去皮切片，与大米同煮粥，随意服食。本方专治肝火盛或内湿引致的舌干口臭。

芦根饮

鲜芦根40克，防风10克，冰糖适量。将鲜芦根和防风煎汁，最后加冰糖适量调匀饮服，每日3次，连服数日，即可去除口臭。

藿香薄荷煎

藿香、薄荷各10克。将上药水煎2次，早、晚各漱口1次即除。本方主治口臭。

茉莉薄荷茶

薄荷、茉莉花各5克。将上药用开水冲泡饮用，每天1剂，分2次冲泡，本方治疗口臭效果较好，能够芳香除臭。

冰糖芦根饮

鲜芦根120克，竹茹20克，冰糖40克。将鲜芦根、竹茹洗净，与冰糖同放入炖盅内，加清水适量，隔水中火炖1小时，去渣，代茶饮。本方清热生津，润肺和胃，除烦止呕，用于胃热口臭。

藿佩茶

藿香30克，佩兰3克，豆蔻3克，薄荷5克。将藿香、佩兰、豆蔻、薄荷共研为末，沸水冲泡，加盖闷10分钟即可。代茶频饮。化湿消滞、醒胃。本方对早起醒后口中酸臭难闻有很好的效果。

名医验方治口臭

金菊柏蓝汤

野菊花20克，鲜侧柏叶20克，板蓝根20克，金银花12克。将上述材料加适量水煎后，调拌蜂蜜冲服，1日数次。本方主治口腔溃疡所致口臭。

来源：本方来源于《中国民间草药方》。

薄荷沉香丸

龙脑薄荷60克，樟脑3克，甘草、孩儿茶、砂仁、北五味子、沉香各15克，麝香9克。将上述材料共研为细末。炼蜜为丸，噙化。本方主治口臭。

来源：本方来源于《三补简便验方》。

泻脾除秽汤

生石膏50克，藿香20克，佩兰20克，防风10克，栀子10克，黄连3克，荷叶10

克，白豆蔻5克，生甘草6克。将上述药物加适量水煎服，每日1剂，每剂煎2次，早晚分服。严重口臭者，每日煎服2剂。本方具有清胃热，泻脾火，去秽浊，除口臭之效能。

来源：本方来源于《家庭医生报》。

注意：服药期间，忌食辛辣刺激性食物，如烟、酒、辣椒、葱、蒜等，以免动火助邪。

雄黄散

雄黄、青黛、甘草、冰片各6克，牛黄、黄柏、龙胆各3克。将各药研极细，取10克，加入白开水100毫升，漱口，每日4次。本方主治口臭。

验证：本方治疗口臭患者18例，效果良好。

藿香消口臭方

藿香、佩兰、焦栀子、谷芽、麦芽、生山楂各9克，甘草4.5克，将上述药物加适量水煎服。以上方药可每日1付，7付为1个疗程。本方主治食积引起的口臭。

验证：若使用得当，一般能取得较好的治疗效果。

其他疗法治口臭

牛奶方治蒜臭

吃过大蒜后，口内就会有一股浓烈的蒜臭味，此时，可以喝上1杯牛奶，并尽量让牛奶在嘴里多停留一会儿，蒜臭味便可以消除。

丁香泡水

将干丁香放入杯中，然后加开水冲泡，盖紧杯盖，温浸10分钟，直至水温热为止，然后用这个丁香水反复漱口4～6次，每天可进行多次。漱口完成之后，再在嘴里含1～2粒丁香，可使口中芳香四溢。

鼻出血

鼻出血又称鼻衄，轻者只有鼻涕带血，重者纯血流出。如反复流鼻血，并有口渴、心烦等，系由阴虚燥热所致；若反复流鼻血，伴见面色少血、气短、精神困倦等，则系气虚不能摄血所致。中医认为，本病与肺、胃、肝、肾、脾关系密切，常由肺、肾、肝三个脏邪热壅盛，迫血妄行，或肝肾阴亏，虚火动血，或脾虚失统，血不循经，而致鼻出血。

民间偏方治鼻出血

韭菜根红糖饮

鲜韭菜根30克（干品15克），红糖10克。鲜韭菜根去尽泥土后（切勿洗、泡），加水250毫升，煎至100毫升，加红糖即可。分2次服。本方主治鼻出血。

猪皮红枣羹

猪皮500克，红枣250克，冰糖适量。将猪皮去毛洗净，加水煮炖成黏稠的羹汤，再加红枣煮熟，最后加入冰糖。每日3次，佐餐吃，每次150克，连用1周。适用于阴虚火旺型鼻血。

桑菊饮

桑叶、菊花、白茅根各15克，冰糖适量。将以上各味水煎后加冰糖调味，候温代茶饮。本方清热凉血。适用于治疗鼻出血伴鼻中有热蒸感或有发热感。

仙鹤草红枣汤

仙鹤草（鲜）30克，红枣10枚。水煎服（仙鹤草用鲜品，大枣手剖开入煎），2日1剂，连用1个月。本方强壮，止血。适用于经常鼻出血，疲乏无力。

石榴花粥

鲜石榴花10朵，粳米100克。先将粳米淘洗干净，放入锅中，加水1000克，置火上烧开后熬煮成粥，将熟时放入漂洗干净的石榴花，煮熟即成。每日分2次食用，日服1剂。本方主治鼻出血。

西瓜藤末

西瓜藤100克。将西瓜藤烧焦，研末，每次10～15克，每日3次，温开水送服。本方主治鼻出血。

蚕豆花饮

鲜蚕豆花60克，冰糖适量。将鲜蚕豆花水煎后去渣，溶化冰糖适量，每日1剂，分2～3次服。本方主治鼻出血。

葱汁酒

鲜葱汁、白酒各5毫升。将鲜葱汁、白酒调匀，取少许滴入鼻中，可立愈。本方止血。适用于鼻出血。

藕节粳米粥

藕节10克，粳米50克，蜂蜜适量。将藕节洗净切碎，粳米炒至微黄。先将藕节入锅加水煮15分钟后去渣，然后入粳米煮为粥，加入蜂蜜调匀。作早餐。本品润肺补燥、清热凉血。适用于鼻出血。

旱莲草汁

墨旱莲、白茅根、藕节各100克，白糖适量。将上述材料切碎，捣烂取汁，最后加入白糖调味。每日3次。本方清热疏肺，对鼻腔干燥出血、色红但量少、咳嗽、痰少、口干有疗效。

名医验方治鼻出血

白及散

白及30克。将上药研为极细末，用时，取适量药粉，以糯米粥/汤调拌，捏成条状。用药前清除鼻腔残存血块，然后将药条塞进患侧鼻腔，保留药条2天左右。本方治鼻出血。

验证：治疗患者13例，塞用1次痊愈者7例，塞用2次痊愈者5例，另1例不详。

白茅根煎

白茅根、藕节炭各25克，龙骨、牡蛎各20克，白及粉、生大黄各10克，生三七粉6克（分冲）。将上述药物（除生三七粉）加适量水煎服，每日1剂，一般服药5～10剂即可痊愈。本方主治顽固性鼻出血。

来源：本方来源于《中国中医药报》。

泻肝润肺止衄汤

龙胆10克，条黄芩10克，焦栀子10克，炙桑白皮30克，白茅根30克，生地黄30克，粉牡丹皮10克，麦冬12克，玄参10克，草决明10克，仙鹤草12克，生甘草6克。将上述药物加适量水煎服，每日1剂，日服2～3次。儿童酌情减量。主要用于泻肝凉营，清热润肺。主治郁怒伤肝，肝火亢盛，木火刑金，损伤肺络，血溢鼻窍。

来源：泻肝润肺止衄汤是传统的中药方剂，来源于杨景海方。

清金止衄汤

桑白皮30克，黄芩10克，栀子炭10克，白茅根10克，茜草10克，侧柏叶10克，紫草10克，当归10克，墨旱莲10克，怀牛膝6克。将上述药物加适量水煎服，每日1剂，日服2次。本方清肺泄热，凉血止血。主治肺热壅盛。

来源：本方来源于《中国医药学报》。

牡蛎川贝煎

牡蛎、白茅根各15克，羚羊角0.3～4.5克，石斛、南沙参、麦冬（青黛拌）、夏枯草各12克，川贝母、黑荆芥、茜草根各6克，牡丹皮、牛膝、藕节各10克，薄荷炭3克。将上述药物加适量水煎服，每日1剂。本方主治鼻出血。

验证：治疗患者100例，其中治愈81例，显效12例，有效5例，无效2例，总有效率为98%。

四白汤

白木槿花10克，生石膏30克，白豆腐250克，白砂糖30克。先煎生石膏，再入白木槿、白豆腐，文火煎至豆腐有小孔再入白砂糖，喝汤吃豆腐。本方清热滋阴降火，凉血止血。治鼻出血。

来源：本方来源于《河北中医》。

鼻衄灵

生石决明24克（先煎），赭石（先煎）、怀牛膝各20克，生地黄、生白芍各12克，粉牡丹皮6克，茜草10克，玄参15克，炒地榆、川楝子各9克。将上述药物加适量水煎服，每日1剂，病重者一昼夜煎服一剂半。儿童及老人剂量酌减。本方平肝降逆，凉血止血。主治鼻衄。

加减：若肺热偏甚，加桑白皮9克，地骨皮、黄芩各6克；心胃热盛，加生大黄3～5克同煎；脾胃不和，加广陈皮6克，云茯苓12克。

来源：本方来源于《上海中医药杂志》。

验证：临床治疗8例，均获痊愈。一般服药3～6剂即可奏效。2个月后有2例复发，但症轻，继服本方，仍有疗效。

其他疗法治鼻出血

大蒜敷方

将生大蒜2～3瓣捣烂，摊在干净布上，如钱币大，贴于足底涌泉，包扎固定8小时左右。左鼻出血贴左足，右鼻出血贴右足，两鼻出血左右足俱贴之。需要注意的是少数人足心敷蒜处会起水疱，可暂停敷贴，待水疱破后皮肤复原后再敷贴，一般不会再起水疱。

葱叶疗法

鲜嫩葱叶一根，剖开，用棉球反复摩擦葱叶内膜，使葱液渗湿棉球，然后将棉球塞入出血鼻孔，即可止血。

中暑

人体处于高热而潮湿的环境中或曝晒于烈日下时间太久，体内热量散发不出等原因，均会产生中暑。年老体虚尤易发生。患者多见眩晕、面色苍白、出汗、尿量减少，呼吸浅而快，脉搏加速，血压降低，甚至出现呼吸衰竭，有时肌肉有痉挛性疼痛，体温一般在40℃以上，但很少会失去知觉。

民间偏方治中暑

荷叶粥

新鲜荷叶1张，粳米100克，冰糖适量。取粳米煮粥，待粥熟后加适量冰糖搅匀，趁热将新鲜荷叶撕碎覆盖粥面上，待粥呈淡绿色取出荷叶即可食用。可做夏季清凉解暑饮料，或做点心供早晚餐温热食用，也可凉饮。本方清热利暑，用于治疗中暑。

绿豆粥

绿豆50克，粳米100克。先将绿豆洗净，后以温水浸泡2小时，然后与粳米同入砂锅内，加水1000毫升，煮至豆烂米开汤稠。每日2～3次顿服，夏季可当冷饮频食之。本方清热解毒，解暑止渴，消肿降脂。适用于中暑、暑热烦渴等症。

竹沥粥

竹沥100～150克，粳米50克。用粳米煮粥，待粥将熟时，兑入竹沥汁，稍煮1～2沸即可。供早晚餐或上下午做点心服食。本方清热，化痰，开窍。适宜于中暑、高热烦渴等症。

玉叶茶

玉叶花藤30克，牡荆叶30克，薄荷5克。将玉叶花藤、牡荆叶研制成末，与薄荷包在一起为1剂。每日1剂，开水冲泡，代茶饮。本方清热解暑。对于预防中暑有很不错的疗效。

苹果酒

苹果250克，白酒500毫升。将苹果去皮核，切碎，与白酒一同置于洁净容器中，密封，浸泡。每日振摇1次，7日后即可。口服。不拘时，随量饮之。本方生津润肺，除烦解暑。用于治疗中暑等。

西瓜翠衣饮

西瓜鲜外皮（称西瓜翠衣）200克，白糖适量。将西瓜鲜外皮洗净切碎，加水适量煎煮15分钟，待凉后去渣取汁，加白糖适量，代茶饮。本品具有清暑热、利小便的作用。用于治疗中暑。

酸梅汤

乌梅50克，桂花5克，白糖适量，盐少许。将乌梅浸泡半小时，煎煮15分钟后放入桂花，再煮沸1～3分钟后过滤取汁，加入白糖适量和食盐少许，待冷后代茶饮。本品有清暑开胃、生津止渴的作用。用于治疗中暑。

滑石甘草散

滑石、大黄、甘草各等量。将上述3味药研末。每次用20克，日服3次。适宜于中暑。

一味麦冬饮

鲜麦冬60克。将鲜麦冬绞汁。温饮或冷饮。用于治疗中暑。

胡麻解暑酒

胡麻子200克，生姜60克，生龙脑叶20克，黄酒500毫升。将胡麻子煎熟，加生姜、生龙脑叶，同入炒，细研，和黄酒一同置容器中，密封，浸渍7日后，过滤去渣，即成。口服。每日2次，每次30～50毫升。本方解暑热。能有效预防中暑。

名医验方治中暑

清暑茶

青蒿、薄荷叶、荷叶、藿香各300克，甘草90克。将上述前4味切碎，用文火微炒；甘草另打粗块，然后与上药混匀，过1～2号筛，分装，每袋13克。1次1包，1日2次，开水泡饮。本方主治中暑、伤暑。

来源：本方来源于《中药制剂方法》。

沙参母膏汤

生石膏30克，金银花12克，佩兰12克，知母12克，沙参12克，益元散12克。将上述材料加适量水煎服。本方主治中暑。

加减：口渴加麦冬10克；无汗加薄荷6克。

来源：本方来源于《简易中医疗法》。

青蒿香薷煎

青蒿、香薷、石斛、知母、黄芩、竹叶、麦冬各10克，太子参15克，黄连3克，炙甘草6克，荷叶梗、西瓜翠衣各20克。将上述药物加适量水煎服。本方主治妊娠中暑。

验证：临床上治疗中暑有良效。

十滴水

大黄20克，小茴香、桂皮各10克，辣椒5克，干姜、樟脑各25克，薄荷油25毫升（或桉叶油12.5毫升），70%乙醇适量。将前5味捣为粗粉，混匀，用乙醇（70%）做溶剂，按渗滤法渗滤，至渗出的滤液达800毫升左右，即停止渗滤，压榨出余液，与渗滤液合并，加樟脑（应先置研钵中加95%乙醇湿润后研细）与薄荷油，振摇或搅拌使之溶解，置阴凉处静置过夜，如有沉淀，则用棉花滤去再添加70%乙醇至1000毫升。分装备用。口服。每次服2.5～5毫升，小儿酌减。本方导浊，清暑，开窍，止痛。主治中暑引起的头晕、恶心、腹痛、肠胃不适等症。

来源：本方来源于《中药制剂汇编》。

注意：孕妇忌服。

荷叶煎

荷叶25克（鲜荷叶150克），铁轴草15克，鸡蛋花10克。将上述药物加适量水煎服，每日1剂。本方清热毒，除暑毒，调谷道。主治中暑轻症，表现为发热、头昏目眩、口渴，可伴呕吐或腹泻等。

验证：本方临床使用效果佳。

其他疗法治中暑

擦药疗法

用风油精把手涂湿或取食盐一把，揉擦两手腕、双足心、两胁、前后心八处，擦出许多红点，患者即觉轻松而愈，适用于先兆中暑或轻度中暑。

按摩疗法

取头部的百会、印堂、水沟（人中）、风池，上肢的曲池，手部的合谷、十宣，下肢的足三里、太冲等穴。用拇指指甲切压人中、十宣各5～10次，紧接着用拇指指腹点按或叩击百会、印堂各100～200次，拿捏合谷、太冲、曲池、风池各20～30次。待患者症状缓解后，用双手拇指按揉双侧足三里1～3分钟。

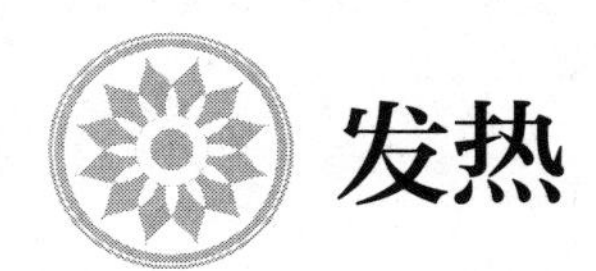

发热

由于致热原的作用使体温调定点上移而引起的调节性体温升高（超过0.5℃），称为发热。每个人的正常体温略有不同，而且受许多因素（时间、季节、环境、月经等）的影响。因此判定是否发热，最好是和自己平时同样条件下的体温相比较。如不知自己原来的体温，则腋窝体温（检测10分钟）超过37.4℃可定为发热。

引起发热的原因甚多，中医学将其分为外感性发热与内伤性（非感染性）发热。

中医认为外感性发热多由六淫、疫疠等外邪侵袭引起，有表证、里证、半表半里证之分。表证为畏寒、怕风、头痛、鼻塞等，治宜发表解热；里证常见壮热并伴烦躁、口渴、腹满胀痛、便秘、泻痢等，治宜清里除热；半表半里证见寒热往来、胸胁痞满、口苦咽干等，治宜和解。若邪气入于营分、血分，则出现高热并伴以各症，治宜清凉解毒、凉血开窍；内伤发热宜甘温除热；阴虚多为低热或潮热，并有虚烦、盗汗、面赤升火、消瘦等，治宜滋阴清热等。

民间偏方治发热

香菜根汤

香菜根250克。将香菜根洗净放入砂锅内，加3碗水，熬至剩1碗水时止。然后滤去杂质，喝熬出的汁液，高热便会慢慢缓解。

金银花大青叶

金银花15克，大青叶10克，蜂蜜50克。将金银花和大青叶水煎3～5分钟后去渣，在汤液中加入蜂蜜搅匀饮用。热重不退者1日可服3～4剂。本方疏散风热。用于外感风热，发热较重者。

绿豆绿茶

绿豆50克，绿茶5克，冰糖15克。绿豆洗干净，捣碎，放入砂锅中加3碗水，煮至一半，再放入茶叶煮5分钟，放入冰糖拌化，等凉后，分2次服食。每日1料，连服3次。本方清暑退热。适用于春季里有积热。

核桃葱姜茶

核桃仁、葱白、生姜各25克，茶叶15克。将核桃仁、葱白、生姜共捣烂，与茶叶一同放入砂锅内，加水一碗半煎煮。去渣一次服下，盖棉被卧床，注意避风。本方解表散寒，发汗退热。治感冒发热，头痛无汗。

荷叶冬瓜汤

带皮冬瓜500克，鲜荷叶1张，食盐少许。将上述食材加水煎汤，放少许食盐，饮汤食冬瓜。本方有清热解暑、利尿除湿、生津止渴的功效。主治暑热发热。

白菜根菊花茶

大白菜根3～5个，菊花15克，白糖适量。将大白菜根洗净、切片，与菊花共同水煎，加白糖趁热饮服，盖被取汗。本方清暑退热。适用于夏令暑湿发热。

名医验方治发热

银菊汤

金银花、菊花、旋覆花、茯苓各10克，甘草、黄芩各5克，柴胡、枳壳、杏仁、石斛、竹茹、天花粉、荆芥穗各10克，薄荷5克。将上述药材加适量水煎服，每日2剂。

方解：此方中，金银花、菊花、柴胡、黄芩能清上焦郁热；石斛、天花粉可清胃经燥热；枳壳有宽中消积热之功；旋覆花、杏仁、竹茹能降气除痰；薄荷、荆芥穗有清热散表的作用。以上药材合为清热（甘寒清热）解郁、除痰之剂，为治疗肺胃郁热之良方。

芦根杏仁饮

芦根、杏仁、桔梗各6克，桑叶8克，菊花、薄荷、甘草各3克。将上药加适量水煎，温服。本方宣肺止咳，疏散风热。主治风温初起，发热、咳嗽等症。

来源：本方来源于《温病条辨》。

杏仁黄连煎

杏仁、豆蔻、大黄、半夏、厚朴各10克，薏苡仁30克，滑石15克，竹叶、广木香各6克，黄连5克。将上述药材加适量水煎，分2次服，每日1剂。本方主治急性发热兼大便溏而不爽证。

验证：用本方治疗患者38例，服药3剂后症状消失，体温退至正常者15例，服用5剂后正常者17例，7剂后正常者4例，10剂后退至正常者2例。

柴胡黄芩煎

柴胡、黄芩、紫苏叶各5克，白芍、当归、白术、茯苓、山楂、六曲、麦芽各6克，甘草3克。每日1剂，水煎服。本方主治小儿发热。

验证：用此方治疗小儿发热200例，服药1～3剂有效（体温恢复正常）194例，无效6例，有效率为97%。

羌活防风煎

羌活、防风、龙胆、栀子、川芎各6克，大黄1.5克，青黛3克，薄荷4.1克，芥穗4.5克。将上药水煎1次，共煮取药液100～150毫升。分2～3次服完。较小患儿可多次频服。每日1剂。本方主治小儿发热。

验证：用此方治疗小儿发热107例，感冒100例，肺炎、风湿热各1例，伤寒5例，有效率100%。

其他疗法治发热

鸡蛋清方

根据用量需要，取新鲜鸡蛋1～2个（限用鸡蛋），打个小洞使蛋清流入事先准备的干净小碗里，准备拇指大小的人发1把，让患者端坐或侧卧于避风保暖的地方，用人发蘸取蛋清反复涂擦患者足底、手心、脐周围及胸部、背部，以保持体表蛋清不凝固为好，涂擦完毕，可用干净布或纸将蛋清抹去。这种方法能使发热患者体温在15分钟左右降至正常。

酒精浴

用50%～85%酒精或白酒加水少许擦浴四肢、额头、颈、胸、背，对腋下、肘部、腹股沟和腘窝等大血管附近处，擦浴时间稍长些，每次擦浴时间小儿10～15分钟，成人15～20分钟。擦后半小时再测体温，若热未退，可重复擦。需注意，擦额头时要防止酒精流入眼内，且一般不用酒精擦腹部。此外，擦浴时要避免过多暴露身体，以免受凉。

中风

中风是以猝然昏仆、不省人事，伴有口眼㖞斜、语言不利、半身不遂的一种疾病。因其发病急骤，症见多端，变化迅速，与自然界中风性善行数变的特征相似，故名之

“中风”。又因其发病突然，又称“卒中”，其包括现代医学的脑梗死、脑出血、脑血管痉挛等，是高血压病最常见的并发症之一。

中医认为，本病患者平素多气血亏虚，心、肝、肾三脏阴阳失调，加之忧思恼怒，或饮酒饱食，或房事劳累，或外邪侵袭等诱因，以致气血运行受阻，肌肤筋脉失于濡养，或阴亏于下，肝阳暴涨，阳化而风动，血随气逆，上蒙清窍，从而出现此证。中风后患者，常常伴有半身不遂、语言不利、口眼㖞斜等后遗症，必须抓紧时间积极治疗。

民间偏方治中风

菖蒲酒

石菖蒲25克，白酒500毫升。将石菖蒲洗净，切成片，用纱布袋包起扎紧口，放入盛有白酒的瓶中，浸泡半月即可。本方祛痰开窍，定志安神，健脾化湿。适用于痰迷中风、癫证、狂证，及痰扰心神之惊悸、失眠、健忘等。

牛胆汁绿豆粉

牛胆汁120克，绿豆粉60克。混合拌匀，晒干研细粉。开水冲泡，频服。本方可预防中风。

人参附子

人参、附子各10克。将上述材料加适量水煎，灌服，每日2次。本方适于突然昏倒，不省人事，张口伸手，二便自遗，肢体软瘫者。

三花降脂茶

菊花、红花各20克，槐花15克。将上3味放入杯中，用沸水冲泡，代茶饮用。每日1剂。本方清热凉血，祛瘀降脂。主治中风后遗症合并血脂增高者。

桑菊羚羊角粥

霜桑叶、白菊花各10克，羚羊角末0.5～1克，粳米100克。将霜桑叶、白菊花加水煎汤，去渣，加入洗净的粳米煮粥，八成熟时加入羚羊角末，再煮至粥熟即成。每日1剂。本方清热解毒，平肝息风。用治中风之突然昏倒、面色潮红、气粗躁动等。

天麻陈皮小米粥

天麻10克，陈皮10～15克，小米100克。将天麻、陈皮加水煎汤，去渣，加入淘洗干净的小米煮粥服食。每日1剂。本方健脾理气，平肝息风，清热镇凉。用治中风之突然昏倒、静而不烦、四肢欠温等。

名医验方治中风

通关散

细辛300克，猪牙皂600克，麝香6克，薄荷120克。将上药制成散剂，取少许吹鼻，即打喷嚏。本方主治中风闭证，突然气闭，不省人事，牙关紧闭，两手握固，可用于一过性脑缺氧或脑血管意外（缺血性）。

来源：本方来源于《医方简易新编》。

注意：本方不适宜于脑出血。

消栓汤

丹参20克，川牛膝15克，大黄6克，川芎、葛根、桃仁、红花、赤芍、僵蚕、地龙、天竺黄、制胆南星各10克。将上述材料加适量水煎服，每日1～2剂。本方用于脑血栓急性期。

来源：本方来源于《急难重症新方解》。

桃仁通脉方

桃仁5克，红花5克，当归10克，川芎5克，穿山甲5克，桂枝5克，生黄芪15克，丹参15克，赤芍10克，白芍10克，地龙5克，郁金5克，菖蒲5克。将上药制成冲剂（为1袋量），每日2次，每次四分之一袋。严重者或久病后每日服1袋，分2～3次冲服。本方主治脑血栓形成恢复期及后遗症期。

来源：本方来源于宣武医院何筱仙方。

安脑平冲汤

生龙骨、生牡蛎各30克，牛膝15克，生大黄（后下）9克，黑栀子、黄芩、嫩钩藤（后下）、青木香、泽泻各12克，蝉蜕、嫩柴胡、甘草各6克。将上述材料加适量水煎服或灌服，每日1剂。本方镇肝息风，平冲降逆，宁血安脑。主治出血性中风。

来源：本方来源于周德生《脑卒中良方》。

水蛭黄芪煎

水蛭、生大黄、女贞子各10克，丹参20克，生黄芪30克。将上述材料加适量水煎，每日1剂，分2次内服。随证加减。本方治缺血性中风。

验证：治疗患者84例，其中治愈21例，显效43例，有效16例，无效4例，总有效率为95.2%。

其他疗法治中风

泡脚疗法

党参、黄芪、当归、丹参、川芎、牛膝、伸筋草、透骨草各30克，威灵仙40克。将诸药择净，同放锅中，加清水适量，浸泡5～10分钟后，水煎取汁，放入浴盆中，待温时熏洗患处并做足浴，每日2次，每次10～30分钟，连续1～2个月。本方益气活血，通络止痛。适用于中风后半身不遂，肢体疼痛。

第三章

内科疾病特效偏方验方

高血压病
低血压
高脂血症
心绞痛
糖尿病
甲状腺功能亢进症
神经衰弱
失眠
癫痫
面瘫
三叉神经痛
肝硬化
慢性肝炎
脂肪肝
胆囊炎
胆石证
急性胃炎
慢性胃炎
消化道溃疡
胃痛
胃下垂
呕吐
消化不良
呃逆
腹痛
腹泻
痢疾
便秘
痔
咳嗽
哮喘
支气管炎
肺炎
肺结核
肺癌
肾炎

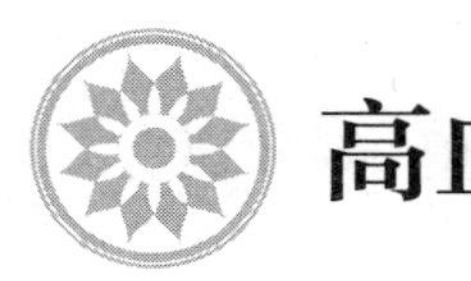

高血压病

高血压病是以动脉压升高尤其是舒张压持续升高为特点的全身性、慢性血管性疾病。本病病因尚不十分清楚，长期精神紧张、有高血压病家族史、肥胖、饮食中含盐量高和大量吸烟者发病率高。临床上以头晕头痛、耳鸣健忘、失眠多梦、血压升高等为基本特征。晚期患者常伴有心、脑、肾等器质性损害。

结合本病临床表现，一般属中医“眩晕”“头痛”范畴；主要由情志内伤、肝肾阴亏阳亢或饮食不节，痰浊壅滞所致；治此常以滋阴平肝潜阳或除痰祛湿等为大法。

民间偏方治高血压病

菊槐绿茶

菊花、槐花、绿茶各3克。以沸水沏。待浓后频频饮用，平时可当茶饮。本品清热，散风。治高血压引起的头晕头痛。

木耳柿饼

木耳6克，柿饼50克，冰糖少许。加水共煮至烂熟。此方为1日服用量，常服有效。清热，润燥。治老年人高血压病。

白芍杜仲汤

生白芍、生杜仲、夏枯草各15克，生黄芩6克。将生白芍、生杜仲、夏枯草先煎半小时，再入生黄芩，继续煎5分钟。早晚各服1次。本品用治单纯性高血压头晕，别无他症者。

芹菜大枣汤

鲜芹菜（下段茎）60克，大枣30克。水煎服，日服2次。连服1月。本品有降血压和降低胆固醇作用。用治高血压病、冠心病、高胆固醇血症等病症。

海参冰糖

海参、冰糖各50克。海参洗净，加水同冰糖煮烂。每日早晨空腹服用，吃参饮汤。本品补益肝肾，养血润燥，用治高血压病、动脉硬化。

香蕉西瓜皮玉米须汤

香蕉3个，西瓜皮60克个（鲜品加倍），玉米须60克，冰糖适量。香蕉去皮，与西瓜皮、玉米须共煮，加冰糖调服。每日2次。本品平肝，泄热，利尿，润肠。用治肝阳上亢型高血压。

山楂荷叶茶

山楂25克，荷叶10克。水煎，代茶饮。本品降压降脂。用治高血压病。

名医验方治高血压病

半夏白术天麻汤

天麻、橘红、茯苓各6克，制半夏9克，白术15克，甘草3克。将上述材料加适量水煎，每日1剂，分2次服。本方燥湿化痰，平肝息风。主治高血压病、神经性眩晕。

来源：本方来源于《医学心悟》。

平肝宁络汤

天麻（另包蒸对）、法半夏、墨旱莲、大黄各10克，泽泻、牛膝、茯苓各15克，钩藤（后下）、女贞子各12克，石决明20克，炙远志5克，三七3克。将上述材料加适量水煎服或灌服，每日1剂。本方息风化瘀，利水通腑。主治急性期高血压性脑出血。

来源：本方来源于黄保民《脑卒中良方》。

滋阴潜阳汤

玄参12克，麦冬、牛膝、茯苓、钩藤、菊花各9克，蝉蜕、炙远志各6克，赭石、龙骨、牡蛎各15克。每日1剂，水煎服。本品滋水涵木，潜阳息风。主治肾阴亏损，水不涵木，肝阳上扰型高血压。

加减：肾阴亏甚者，可加熟地黄、女贞子、龟甲胶；血压持续不降者，可酌加桑寄生、夏枯草、杜仲。

验证：伍某，女，74岁。患高血压病已5年之久，屡治乏效。头晕项痛，心悸，胸闷，四肢无力，大便干结，尿多色黄，舌有裂纹，苔薄白，脉象细弦，血压33.3/21.3千帕（250/160毫米汞柱）。证系肾阴亏损，水不涵木，肝阳上扰清空。治宜滋水涵木，潜阳息风。按此方服药3剂，头晕已减，项痛止，而大便仍干，小便少，血压已降至30.7/14.7千帕（230/110毫米汞柱）。将上方又略作加减，病者再服10余剂，其血压已降至25.3/13.3千帕（190/100毫米汞柱），感觉身体轻快有力。1个月后随访，血压仍然稳定，身体情况好。

五皮汤

桑白皮50克，大腹皮30克，赤茯苓皮15克，陈皮9克，生姜皮6克。每日1剂，水煎服。本品行气导滞，利水散浊。主治高血压危象。

加减：如头痛剧烈，伴恶心、呕吐、失眠时，加天麻、钩藤；如精神错乱、躯体木僵、抽搐、视物模糊时，加天麻、僵蚕；如胸闷痛时加瓜蒌皮、丹参。

验证：用此方治疗50例高血压病患者，显效（症状消失，血压恢复到发病前水平）38例，有效6例，好转2例，无效4例，总有效率92%。

其他疗法治高血压病

明矾枕头

取明矾3000～3500克，捣碎成花生米大小的块粒，装进枕芯中，常用此当枕头，可以使血压降低。

足浴疗法

取夏枯草30克，钩藤20克，桑叶15克，菊花20克，用开水煮后，洗脚。每日2～3次，每次30分钟。药水要浸没到脚踝。该方法有清热、祛肝火，治疗痉挛麻木的功效。适用于肝阳上亢型高血压。

低血压

低血压主要是由于高级神经中枢调节血压功能紊乱所引起，是以体循环动脉血压偏低为主要症状的一种疾病。成人如收缩压持续低于12千帕（90毫米汞柱），并伴有不适症状时，一般即称为低血压。通常表现为头晕、气短、心慌、乏力、健忘、失眠、神疲易倦、注意力不集中等。女性可有月经量少，持续时间短的表现。原发性低血压，又称体质性低血压，女多于男，有家族倾向，多见于体弱与长期卧床的老人。继发性低血压的原因很多，如凡可导致心排血量或循环血量减少的心血管疾病、甲状腺或肾上腺及垂体前叶功能减退等内分泌病和恶性肿瘤后期、重症糖尿病等慢性消耗性疾病等，均可继发；而体位性低血压可因自主神经功能失调，或压力感受器功能失调引起。

中医学认为，本病的发生与肾精不足，心脾两虚，气血不足以及痰阻气机有关。

民间偏方治低血压

红枣沙参饮

红枣20克，沙参15克，生、熟地黄各10克。将上述材料加水适量用炖盅隔水蒸3小时后，加蜂蜜适量每日分2次吃完，连服15天。本方主治低血压。

人参麦冬粥

人参、麦冬、五味子各5克，糯米10克。先将前三味药水煎，取煎液、再与糯米用上述煎液煮粥。食粥，每周2次，连服9周。本方主治气阴两虚低血压。

人参粳米粥

人参末3克（或党参末15克），冰糖适量，粳米100克。将人参末、冰糖、粳米同入砂锅，加水煮粥，食粥，早晚分食。主治低血压。

牛肉胶冻

牛肉1000克，黄酒250毫升。将牛肉洗净，切成小块，放入大锅内，加水适量煮，每小时取肉汁1次，加水再煮，共取肉汁4次，合并肉汁，以文火继续煎煮，至肉汁稠黏时，加入黄酒，再熬至稠黏停火，将稠黏液倒入盆内，冷藏备用。每日1剂，分2次服食，常服。本方适用于气阴两虚型低血压。

参归大枣汤

党参、当归各15克，大枣10克。将上述材料加适量水煎服。每日1剂。本方补益气血。用治头晕眼花、心悸气短、语声低微、懒言懒动、面色苍白、舌淡苔白、脉细无力等气血两虚型低血压。

双桂茶

桂枝、肉桂、炙甘草各15克。将上述3味药同放入砂锅中，加水适量，煎煮片刻；或将各药洗净，同放入茶杯中，用沸水冲泡饮用。每日1剂，代茶饮用。本方温阳升压。适用于血压偏低、畏寒肢冷、头晕乏力、脉沉迟者。

鹿茸粉

鹿茸粉0.3克。将鹿茸粉灌入胶囊，每日服1丸，或纳入鸡蛋内蒸熟吃。每日早空腹服用，连服10～20日，血压正常即停。本方主治低血压。

名医验方治低血压

茯苓升压方

茯苓、猪苓、滑石、车前子（包煎）各15克，白术、苍术、厚朴、豆蔻（后下）各12克，陈皮、泽泻、砂仁（后下）各10克，薏苡仁20克，桂枝6克，甘草3克。将上述材料加适量水煎，分3次服，每日1剂。本方温化水湿，和胃畅中。用于治疗低血压，中医辨证属湿困中焦型。症见头昏不清，胸闷，食欲缺乏，口干口黏，大便不畅或伴有恶臭，舌淡红，苔厚腻或黄，脉濡缓。一般病程较长。

来源：本方来源于尚学瑞经验方。

桂枝当归煎

桂枝、当归各15克，黄芪20克，白芍10克，生姜3片，大枣7枚。每日1剂，水煎分3次服。本方主治气虚型低血压。

验证：用本方治疗患者31例，显效16例，有效14例，无效1例，总有效率为96.77%。

黄芪党参煎

生黄芪、党参各20～30克，白术、当归、柴胡各10～15克，升麻10～12克，枸杞子25～35克，附子6～10克，炙甘草5～8克。将上药水煎，每日1剂，分2～3次口服。1周为1个疗程。本方主治低血压。

验证：用本方治疗低血压患者69例，其中显效者53例（血压升至正常，临床症状消失）；好转者12例（血压上升接近正常，临床症状基本消失）；无效者4例（治疗前后无变化）。一般服药1～2周即可收效。

党参地黄煎

党参、熟地黄、枸杞子、山茱萸各20克，黄精、生黄芪各30克，生甘草、当归各15克，淮山药25克，升麻6克。每日1剂，水煎服。6天为1个疗程。本方用于治疗低血压。

加减：阳虚者，加桂枝、附子、淫羊藿；白带量多者，加芡实、海螵蛸；脾虚纳呆、便溏合补中益气汤加减。

验证：用上药治疗低血压综合征60例，用1～3个疗程，其中痊愈48例，好转12例，总有效率为100%。

黄芪官桂煎

生黄芪、党参各15克，黄精20克，官桂8克，大枣10枚，生甘草6克。将上药加适量水煎3次后合并药液，分早、中、晚3次口服，每日1剂。20天为1个疗程。可连服2～3个疗程，直至痊愈为止。本方主治低血压。

验证：用本方治疗低血压患者57例，经用药1个疗程后，症状基本消失，血压升至正常范围者20例；连服2个疗程后，症状基本消失，血压升至正常范围者35例；2例因未坚持用药疗效不明。服药中未见不良反应。

其他疗法治低血压

泡脚疗法

花生叶200克（干品100克），羊角辣椒30克，生姜50克。将以上3味同入锅中，加水适量，煎煮30分钟，去渣取汁，与开水同入泡足桶中。先熏蒸，后泡足，并配合足底按摩。每天1次，每次30～40分钟。20天为1个疗程。本方温阳补气，升提血压。主治各种类型的慢性低血压。

按摩疗法

取头部的太阳、百会、率谷、风池、神庭、攒竹、印堂、人中，背部的脾俞、胃俞，腹部的关元，下肢的足三里，足部的太冲、涌泉，手部的合谷等穴。用双手拇指背节处交替推印堂至神庭25次；用双手拇指指腹分推攒竹至两侧太阳25次；用拇指指腹按揉百会、印堂各30次；用拇指指端点按人中10次左右；拿合谷、太冲各40次；用双手大鱼际按揉太阳30次，按揉时的旋转方向均向前；按揉脾俞、胃俞、关元、足三里各40次；以率谷为重点轻擦头侧面左右各30遍；用力拿捏风池各10次，以局部有较强烈的酸胀感为佳；擦涌泉至热，不拘次数。

高脂血症

高脂血症是人体脂质代谢失常，血浆内脂质浓度超过正常范围的病症。因脂质多与血浆中蛋白结合，故又称高脂蛋白血症。根据病因可分为原发性高脂血症和继发性高脂血症两类。原发性高脂血症系由于脂质和脂蛋白代谢先天性缺陷引起，继发性高脂血症主要继发于某种疾病，如糖尿病、肝脏疾病、肾脏疾病、甲状腺疾病等，以及饮酒、肥胖、饮食与生活方式等环境因素的影响。长期高脂血症易导致动脉硬化加速，尤其是引发和加剧冠心病及脑血管疾病等。

中医学认为，高脂血症是由于肝肾脾三脏虚损、痰瘀内积所致，并分为脾虚湿盛、湿热壅滞、肝火炽热、阴虚阳亢、气血瘀滞、肝肾阴亏6种类型，针对不同类型，辨证采用调理三脏功能、行瘀化痰等方法以达到降低血脂的目的。

民间偏方治高脂血症

干花生壳汤

干花生壳50克。将干花生壳洗净后用适量水煎服。每日1剂。本方降血脂。适用于高脂血症。

玉米南瓜子汤

玉米、南瓜子各30克。每日1剂，水煎2次，早晚分服。本方降血脂。适用于高脂血症。

绿茶蜂蜜酒

绿茶150克，蜂蜜250克，米酒1000毫升。将绿茶、蜂蜜和米酒一同置于洁净容器内，密封，浸泡。置于阴凉处，每日摇动2次，15日后即可过滤去渣取液。口服。每日3次，每次于饭后饮服10～20毫升。本方降压降脂，强心利尿。主治高脂血症。

决明子粥

决明子10～15克，白菊花10克，粳米100克，冰糖适量。先将决明子放入锅内，炒至微有香气时取出，待冷后与白菊花同煮，去渣取汁。入粳米煮粥，粥成入冰糖，煮沸即可。本方清肝明目，消脂通便。主治高脂血症。

菊楂明茶

山楂、杭菊花各9克，决明子15克。将以上3味加水稍煎后，可当茶水饮用。每日1剂。本方能降血压、降血脂，山楂还可帮助食物消化。有效治疗高脂血症。

花生壳粥

花生壳、粳米各60克，冰糖适量。先将花生壳洗净煎汁，然后取汁去渣，加入淘净的粳米和冰糖同煮成粥。每日2次，温热服。本方润肺和胃，降脂降压。适用于高脂血症、高血压病等。

注意：体寒湿滞者慎服。

沙苑子白菊花茶

沙苑子30克，白菊花10克。上2味同入锅，加水煎煮成300毫升。分6次，当茶饮，温服。当日服食完。本方平补肝肾，降低血脂，降压明目。适用于高脂血症，以及高血压病出现头昏、目眩、腰痛、尿频等症，辨证属于肝肾不足类型者。

一味大黄方

生大黄适量。将生大黄研成细末，每次服3克，温开水送下，每日3次。连服2个月为1个疗程。本方降血脂。主治高脂血症。

名医验方治高脂血症

泽泻苦丁茶

泽泻20克，茵陈、丹参各15克，海藻、大腹皮、泽兰、川芎、制何首乌各10克，苦丁茶6克。将上述药物加适量水煎服，每日1剂。1个月为1个疗程。本方治高脂血症。

验证：治疗患者61例，经用药2～3个疗程后，治愈28例，显效15例，好转11例，无效7例，总有效率为89%。

枸杞白银酒

枸杞子50克，白茯苓40克，金银花30克，白酒500毫升。将前3味和白酒一同置于洁净容器中，密封，浸泡。30日后即可过滤去渣取液服用。每日1～2次，每次10～15毫升。本方补精血，益肝肾。主治高脂血症、肥胖症等。

来源：本方来源于《药酒大全》。

三七灵丹酒

三七5克，灵芝片20克，丹参15克，白酒500毫升。将前3味捣碎，和白酒一同置于洁净容器中，密封，浸泡。每日摇匀1～2次，15日后即可过滤去渣取液服用。每日2次，每次15～20毫升。本方活血祛瘀，养心宁神。主治冠心病、高脂血症、动脉硬化等症。

来源：本方来源于《药酒汇编》。

白参荷叶散

白参5克，何首乌、泽泻各10克，荷叶5克。将上药制成胶囊，每粒0.5克，含生药0.2克，每次5粒，每日3次。本方治高脂血症。

验证：治疗患者30例，临床控制4例，显效15例，有效8例，无效3例，总有效率为90%。

首乌甘草煎

制何首乌、枸杞子、泽泻、荷叶、决明子、生黄芪各15克，苍术、白术各10克，陈皮6克，制大黄5克，甘草3克。水煎，每日1剂，分2次服，如便溏者可去制大黄。本方治原发性高脂血症。

验证：治疗34例，其中显效18例，有效12例，无效4例，总有效率为88.2%。

其他疗法治高脂血症

常食猕猴桃

取适量鲜猕猴桃。可洗净吃，亦可榨汁饮用，常食有益。本方可防止致癌物亚硝胺在人体内生成，有降低血胆固醇及三酰甘油的作用。对高血压病等心血管疾病，肝、脾肿大均有疗效。

泡脚疗法

金樱子、决明子、制何首乌、生薏苡仁各30克，茵陈、泽泻各24克，生山楂18克，柴胡、郁金各12克，酒大黄6克。将上药加清水适量，浸泡20分钟，煎数沸，取药液与1500毫升开水同入脚盆中，趁热熏蒸，待温度适宜时泡洗双脚，每天2天，每次40分钟，45天为1个疗程。本方滋阴降火，行滞通脉。主治高脂血症。

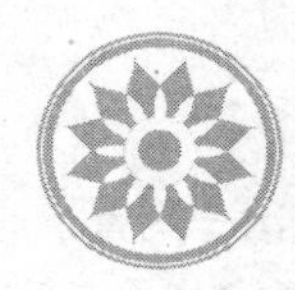

心绞痛

心绞痛是指由于冠状动脉粥样硬化、狭窄导致冠状动脉供血不足，心肌暂时缺血与缺氧所引起的以心前区疼痛为主要临床表现的一组综合征。其特点为阵发性的前胸压榨性疼痛感觉，可伴有其他症状，疼痛主要位于胸骨后部，可放射至心前区与左上肢，常发生于劳动或情绪激动时，持续数分钟，休息或用硝酸酯制剂后消失。本病多见于男性，多数患者在40岁以上，劳累、情绪激动、饱食、受寒、阴雨天气、急性循环衰竭等为常见诱因。

中医学将心绞痛因症状不同分别列入“心悸”“胸痹”“心痛”等症。发病主要与年老体虚、饮食、情志失调及寒邪内侵等有关。发病机制有虚实两方面。虚为心脾肝肾亏虚、心脉失养；实则为寒凝、气滞、血瘀、痰阻等痹阻心阳，阻滞心脉。

民间偏方治心绞痛

栀子桃仁敷

栀子、桃仁各12克，炼蜜30克。将前两味药研末，加炼蜜调成糊状。把糊状药摊敷在心前区，纱布敷盖，第1周每3日换药1次，以后每周换药1次，6次为1个疗程。本方主治心绞痛。

葛根粳米粥

葛根30克，粳米100克。先将葛根洗净切片，经水磨面澄取淀粉，晒干备用。粳米淘洗干净，加入葛根粉，加水适量，同煮为粥。葛根中提取的黄酮苷能扩张脑及心脏血管、增加脑和冠状血管的血液流量，并有降低血糖的作用。对于高血压引起的头痛、项背强痛及冠心病引起的心绞痛有一定疗效。

注意：孕妇不宜食用。出血性疾病慎用。

丹参枣

丹参30克，红枣15枚，生姜片10克。将丹参与红枣、生姜同煎，待枣半熟时用牙签将枣扎数个孔。枣熟后取出，去皮食之，以上为一日量。此方适用于冠心病脾胃虚弱的患者。冬季食丹参枣，可缓解冠心病心绞痛的发作，并可健胃、增进饮食。

鸡蛋米醋

鸡蛋1个，米醋60毫升，红糖适量。将鸡蛋打入碗内，加米醋、红糖调匀饮用。每日1～2剂。本方行气活血，化瘀通络。适用于气滞血瘀型心绞痛。

银杏叶茶

银杏叶5克。将上药洗净，切碎，开水闷泡半小时。每日1次，代茶而饮。主治心绞痛。

黑芝麻白糖散

黑芝麻、白糖各500克。用水将黑芝麻洗净后晒干，然后置于锅内用文火（小火）烤熟，后把黑芝麻倒到一个干燥洁净的大瓷碗里，用木槌把黑芝麻捣得粉碎，加入白糖搅拌均匀。装入干燥洁净的玻璃瓶中，拧紧瓶盖，置于阴凉干燥处，可长期保存。口服，每次3～4勺，每日3次。本方主治心绞痛。病情轻者连续食用2个月就可见效。

注意：烤时火不宜太旺，且要不断用铲子翻动黑芝麻，炒至闻到芝麻香气即可，不要把黑芝麻烤得太过火。

名医验方治心绞痛

四香朱砂丸

苏合香、檀香、青木香、乳香各10克，冰片6克，朱砂3克。共研细末，炼蜜为丸，每次服1丸（每丸含生药1克），每日3次，1个疗程为6日。连服5个疗程。本方治冠心病心绞痛。

验证：治疗患者6例，疗效颇佳。

桂萸温阳酒

吴茱萸3克，桂心30克，白酒500毫升。将上述药入锅内，加白酒同煮，煎成250毫升。每日2次，每次15～30毫升，温服。本方温阳散寒。治疗寒凝血瘀引起的心绞痛。

验证：本方临床使用效果不错。

栝楼薤白白酒汤

薤白12克，瓜蒌24克，白酒适量。将上述材料加适量水煎服。本方通阳散结，行气祛痰。主治冠心病心绞痛、慢性支气管炎。

来源：本方来源于《金匮要略》。

丹参桂枝煎

瓜蒌、丹参各15克，桂枝、甘草各6克，薤白、法半夏、白参、僵蚕各10克。水煎2次，各取汁200毫升，早、晚2次服，每日1剂，连服1个月。本方治自发性心绞痛。

验证：治疗患者40例，其中治愈18例，显效17例，无效5例，总有效率为87.5%。

薤白桂枝煎

薤白15克，桂枝、荜茇、乳香各10克，高良姜、香附、血竭、没药各9克，细辛6克。将上述药材水煎服，日1剂，分2次服。本方温通散寒，活络止痛。适用心绞痛。症状：心胸绞痛，紧缩不舒，受寒易作，或胸痛彻背，畏冷面青，手足不温；苔白或滑腻，舌淡紫，脉沉迟。

验证：治疗患者145例，其中治愈89例，显效34例，有效22例，总有效率为100%。

心痛饮

紫丹参30克，三七粉2克（冲服），真降香5克，薤白10克，远志10克，琥珀粉2克（冲服），醋柴胡5克，杭白芍10克，五味子5克，青橘叶10克，卧蚕草10克，党参10克，炒枳壳5克，桔梗5克，炙甘草5克。将上述药材加适量水煎服，每日1剂，早、晚2次分服。晚间服药时以药液冲服琥珀粉、三七粉。本方活血理气，化瘀通络，宽胸宁神。主治血瘀气机不调之冠心病急慢心绞痛发作，伴心绪不宁之焦虑失眠的患者。

来源：本方来源于《中华当代名医妙方精华》。

其他疗法治心绞痛

服用硝酸甘油

当冠心病心绞痛发作时，应让其坐起，不可多动，立即给予硝酸甘油1片或消心痛1片，嚼碎后含服于舌下。有贴保宁贴敷剂时则可贴于心前区。上述方法不缓解时，可以重复给药，并适当加大药物剂量，也可加服复方丹参滴丸或速效救心丸。

冠心膏

可直接购买市售的冠心膏成品。外用，贴于膻中、心俞及虚里，每次任选两穴，各贴一片，隔12～24小时更换。本方活血化瘀，行气止痛。用于冠心病、心绞痛的预防和治疗。

注意：需要注意的是孕妇及对胶布过敏者慎用。

糖尿病

糖尿病是因为胰腺分泌的胰岛素不足，产生糖代谢异常所致。中医认为本病是由于饮食不节、情志不调、恣性纵欲、热病火燥等原因造成的。本病多见于40岁以上喜欢吃甜食而肥胖的患者，脑力劳动者居多。创伤、精神刺激、多次妊娠以及某些药物（如肾上腺糖皮质激素、女性避孕药等）是诱发或加重此病的因素。

初期的糖尿病患者会觉得口渴，需要大量的水分，所以尿量和次数均会增多，且极易饥饿，特别想吃甜食。稍微有病症发生后，就会变瘦、容易疲劳。继续恶化，则会减弱对疾病的抵抗力，引起血管或视力障碍等并发症。因此，糖尿病患者必须接受专科医生的治疗。不过，糖尿病不能仅以药物治疗，生活方式对病况也有极大影响。基本上，最重要的是接受医生指导，摄取定量的热能并控制血糖。另外，亦需注意充足睡眠，力求消除疲劳，避免紧张。

民间偏方治糖尿病

番薯叶冬瓜饮

鲜嫩番薯叶（带柄）50克，冬瓜250克，植物油、葱花、姜末、精盐、味精各适量。将鲜嫩番薯茎叶洗净，剪下叶柄，切成段。番薯叶切碎成片状备用。冬瓜洗净，切去外皮，切成半厘米厚的小块，放锅中，加植物油，用中火煸透，加适量清水，大火煮沸后加葱花、姜末，改用小火煨煮30分钟，加番薯茎叶，拌和均匀，再继续煨煮10分钟，加少许精盐、味精调味即成。佐餐当汤，随意服食。本方有清热解毒、和中补血、降血糖之功效。

苡仁山药粥

薏苡仁、山药各50克，粳米100克。将前两味洗净，加清水1500毫升。烧开后，不加油盐，慢熬成粥，分3～4次空腹服。本方补中利湿，固肾止泻。适用于糖尿病症见口渴。

菟丝子丸

菟丝子适量。将菟丝子拣净水洗，酒浸3日，滤干，趁润捣碎，焙干再研细末，炼蜜为丸，如梧子大。日服2～3次，饭前服5～10克。或用胶囊灌服，米汤调下。本方主要用治上消饮水不止之糖尿病患者。

生地姜汁

生地黄1500克，生姜250克，麦冬（去心）1000克。共入石臼内捣烂，取自然汁，文火熬，稀稠适度，收贮。每服一匙，不拘时服用，温开水送服。本方主要用治糖尿病症见口渴。

双瓜皮汤

西瓜皮50克，冬瓜皮20克，天花粉15克。将上述材料加适量水煎服。每日1剂。本方主要用治糖尿病。

淫羊藿枸杞子饮

淫羊藿40克，枸杞子30克。将上药放暖水瓶内，开水浸泡2小时，频服代茶饮，第

2天再用开水浸泡一遍。2天1剂，用药期间，可逐渐减量或停用降糖药物。同时要适当控制饮食。30天为1个疗程。本方主治非胰岛素依赖型糖尿病。

一味芹菜方

芹菜300克。将芹菜洗净绞汁，煮沸服。本方醒脾健胃，清热利湿。适用于糖尿病。

枸杞茶

宁夏枸杞子10克。将宁夏枸杞子加水300毫升，煮沸1～2分钟，待冷后，早餐前将浓汁服完，之后反复冲开水当茶饮，每天4～5杯（每杯200毫升），临睡前将残存宁夏枸杞子连水一起细嚼咽下。本方适用于糖尿病。

番茄瓜皮花粉茶

番茄40克，西瓜皮、冬瓜皮、天花粉各30克。番茄洗净切片，同西瓜皮、冬瓜皮、天花粉水煎2次，每次用水500毫升，2次混合，去渣取汁。当茶饮。本方适用于糖尿病。

名医验方治糖尿病

知母川柏煎

知母、川黄柏、牡丹皮、赤芍各10克，枸杞子、沙参、石斛各15克，生地黄20克，生石膏30克，红花6克，绞股蓝50克。将上药水煎2次，分3次空腹服，6日为1个疗程，服2个疗程。本方治非胰岛素依赖型糖尿病。

验证：治疗患者80例，其中治愈15例，显效45例，好转15例，无效5例，总有效率为93.8%。

大黄附子细辛汤加减

大黄、熟附子各6～15克，薏苡仁15克，地龙、佩兰、砂仁、鸡内金各9克，西洋参6克，牵牛子6～12克，细辛、水蛭各3克。将上述材料加适量水煎，去渣取汁，每日1剂，分2～3次温服。本方温阳补肾，益气健脾。主治糖尿病肾病湿浊潴留，上逆犯胃证。

来源：本方来源于《现代名中医肾病治疗绝技》。

生脉散

黄芪、葛根各30克，麦冬15克，茯苓12克，生地黄、牡丹皮、山茱萸、枸杞子、山药、天花粉各9克，五味子3克。将上述材料加适量水煎，去渣取汁，每日1剂，分2～3次温服。本方益气养阴，滋补肝肾。主治糖尿病肾病气阴两虚，肝肾不足证。

来源：本方来源于名医程益春临床用方。

党参天冬煎

党参、北黄芪、怀山药各30克，熟地黄、生地黄、苍术、丹参、桃仁各10克，天冬12克。将上述材料加适量水煎浓汁，分2次服，每日1剂。本方治糖尿病。

验证：用本方治疗患者50例，显效23例，有效22例，无效5例，总有效率为90%。

参地汤

党参50克，生地黄、熟地黄各25克，地骨皮、泽泻、丹参、枸杞子各20克。每日1剂，水煎3次，分3份，于早、午、晚饭前半小时各服1份。本方主治非胰岛素依赖型糖尿病。

加减：若偏于热盛口渴者，加天花粉20克，知母15克；偏气虚者，加黄芪25克，白术20克；兼有阳虚者，酌加熟附子5克，肉桂5克。

验证：用本方治疗患者50例，有效率为81%。本方降低血、尿糖起效时间较慢，需20～30天，但改善"三多"症状起效时间较快，仅2～7天，无副作用。

其他疗法治糖尿病

泡脚疗法

蛇床子50克，苦参、龙胆各40克，白矾20克。将诸药择净，同放锅中，加清水适量，浸泡5～10分钟后，水煎取汁，加猪胆汁2枚拌匀，放入浴盆中，先熏患处，药液温度适宜时再足浴。每日2次，每剂药用2天，连续用2～3剂。本方祛风燥湿，解毒止痒。适用于糖尿病性外阴瘙痒。

柿叶沏水

深秋当柿叶掉落的时候，到公园去捡回若干，洗净切细晒干储存，用时每天早晨抓1大把（50～100克）放入茶盅中沏开当茶喝，长期饮用可以减轻糖尿病。

甲状腺功能亢进症

甲状腺功能亢进症简称"甲亢"，是甲状腺分泌甲状腺激素过多所致的内分泌疾病。本病以20～40岁多见，男女之比为1∶4。本病早期症状较轻，可有烦躁易怒、心悸、乏力、体重减轻等表现。典型表现有甲状腺体轻度或中度肿大、心悸、怕热多汗、性情急躁、情绪不稳定、坐立不安、失眠、紧张、神疲乏力、食欲亢进而体重减轻、手抖、突眼、心率加快。

甲状腺功能亢进症属中医学"肝火""风消""瘿瘤"等范畴。

民间偏方治甲状腺功能亢进症

川贝海带粥

海带、川贝母、丹参各15克，薏苡仁30克，冬瓜60克，红糖适量。将川贝母、丹参先煎汤后去渣，然后加入海带、薏苡仁和冬瓜等共同煮粥。每日晨起空腹温服，连服15～20天。本方用于颈部肿大、恶心、便溏等症。

昆布海藻牡蛎煎

昆布、海藻、牡蛎各15克。将上3物洗净，放入砂锅同煮。也可适当加入猪瘦肉共煎。喝汤食昆布、海藻、牡蛎，每日1次，连服数日。本方主治甲状腺功能亢进症。

青柿子羹

青柿子1000克，蜂蜜适量。将青柿子去柄洗净，捣烂并绞成汁，放锅中煎煮浓缩至黏稠，再加入蜂蜜1倍，继续煎至黏稠时，离火冷却、装瓶备用。每日2次，每次1汤匙，以沸水冲服，连服10～15天。以清热泻火为主，用于烦躁不安、性急易怒、面部烘热者。

佛手粥

佛手9克，海藻15克，粳米60克，红糖适量。将佛手、海藻用适量水煎汁去渣后，再加入粳米、红糖煮成粥即成。每日1剂，连服10～15天。本品疏肝清热，能够调整情绪，缓解精神抑郁。

贝母海藻散

浙贝母、海藻、牡蛎各12克。将上述材料研为细末，每服6克，日服2次。饭前服，白酒1盅送下。本方主治甲亢见甲状腺肿大。

名医验方治甲状腺功能亢进症

太子参夏枯草煎

太子参、夏枯草、生黄芪各15克，生地黄、麦冬各12克，白芍10克，炒枣仁、五味子各20克，煅牡蛎30克，甘草6克。每日1剂，水煎服。本方健脾养阴化痰。治疗甲状腺功能亢进症。

来源：本方来源于李以稳经验方。

柴胡黄连汤

柴胡、黄连、芍药、生地黄、连翘、栀子、夏枯草、酸枣仁各10克，生龙骨、生牡蛎各30克，黄芪15克。每日1剂，水煎服。本方清肝泻火，益气散结。治疗甲状腺功能亢进症。

来源：本方来源于郭宝荣经验方。

甲亢一号

黄芪30克，党参20克，鳖甲15克，龟甲12克，何首乌12克，生地黄12克，白芍12克，淮山药12克，夏枯草30克，制香附12克。每日1剂，水煎，分2次服。本方主治甲亢见甲状腺肿大。

来源：本方来源于《当代中国名医高效验方1000首》。

甲亢消

太子参、麦冬、五味子、黄芪、生牡蛎、酸枣仁、白术、淮山药、茯苓、猫爪草、黄药子、浙贝母、玄参、丹参各适量。将上药另加他巴唑制成片剂，每片含生药1克、他巴唑0.5毫克，口服，每次10片，每日3次。症状控制后逐渐减至维持量每次5片，每日1～2次。必要时随证加服消肿之中药，水煎服，每日1剂。本方养阴清热，补脾益气，化痰祛瘀。主治甲状腺功能亢进症。

验证：用本方治疗93例，缓解61例，好转27例，无效5例，总有效率为94.6%。

其他疗法治甲状腺功能亢进症

按摩疗法

取头部的太阳、百会、率谷、风池、神庭、攒竹、印堂、翳风、睛明、丝竹空、瞳子髎及颈部的桥弓，背部的心俞、肝俞、脾俞、肾俞，上肢的内关，下肢的足三里、三阴交等穴。

用双手拇指背节处交替推印堂至神庭30遍；用双手拇指指腹分推攒竹至两侧太阳30遍。用双手大鱼际按揉太阳30次；以率谷为重点轻揉头侧面各30遍；用拇指指腹按揉百会、攒竹、睛明、丝竹空、瞳子髎、翳风各50～100次；按揉心俞、肝俞、脾俞、肾俞、内关、三阴交、足三里各30～50次。拿捏风池10～20次，以局部有轻微的酸胀感为佳。

神经衰弱

神经衰弱涉及中医学的“不寐”“心悸”“郁证”“虚损”等病症，是大脑皮质兴奋与抑制平衡失调引起的一种功能性疾病。

神经衰弱是神经官能症中的病症之一，多因长期情绪失调，用脑过度或病后体弱所引起。神经衰弱的临床表现较为广泛，涉及人体大部分器官和系统，但与血管、神经系统的关系最为密切。主要表现为容易疲劳、易激动、注意力不集中、记忆力减退、头昏、头痛、失眠、乏力、烦躁、多疑、忧郁、焦虑等。一般病程较长，常反复波动。治疗主要是提高患者对疾病的认识，解除顾虑，树立战胜疾病的信心，进行适当的体育锻炼，给予必要的药物治疗。

民间偏方治神经衰弱

枸杞大枣蛋汤

枸杞子30克，大枣10枚，鸡蛋2个。将上3味放砂锅内加水适量同煮，蛋熟后去壳再共煮片刻，吃蛋喝汤，每天1次，连服数天。本方滋肾养肝。适用于肝肾阴虚所致神经衰弱。

鲜花生叶煎

鲜花生叶40克。将鲜花生叶加水两大碗，煎至1大碗。早晚2次分服，连服3日。本方镇静安神。适用于神经衰弱所致头痛、头昏、多梦、失眠、记忆力减退。对脑震荡后遗症引起的上述症状，亦有较理想的疗效。

蚕蛹米酒方

蚕蛹100克，米酒1000毫升。将蚕蛹用凉开水洗净，放入米酒中浸泡24小时，然后同放砂锅内用小水煮沸，煎取500毫升，待冷瓶装密封备用。每次口服50毫升，每日2次；蚕蛹可食，每次10克，每日2次。本方健脾和胃，安神定志。主治神经衰弱，症见失眠、心烦不宁，属于脾胃虚弱，气血不足者。

百合枣仁煎

鲜百合50克，生、熟枣仁各15克。先将鲜百合用清水浸泡一夜。取生、熟枣仁水煎去渣，用其汁将百合煮熟。连汤吃下。本方长食清心安神。用治神经衰弱和更年期综合征，适于年老少寐者服食。

安神酒

黄精、肉苁蓉各250克，白酒5000毫升。将黄精、肉苁蓉置于干净容器内，倾入白酒，密封浸泡，7～10日即成。每次服25～50毫升，每日2次。本方壮阳益精、安神。适用于神经衰弱、阳痿、遗精等。

百合蜂蜜羹

生百合60～90克，蜂蜜1～2匙。将生百合洗净切碎，拌入蜂蜜，蒸熟，每晚睡前服食。本方清心安神，润燥除烦。适用于神经衰弱、睡眠不宁、易醒。

名医验方治神经衰弱

党参白术煎

党参、白术各10克，白芍、当归、合欢皮、酸枣仁各15克，茯神20克，首乌藤(夜交藤)25克，陈皮、甘草各6克，龙骨、牡蛎各30克。先将上述材料温水浸泡0.5～1小时，武火先煎15分钟，继文火煎15分钟，煎汁约400毫升，下午5时左右服头煎汁，第二日上午10时左右服二煎汁。10日为1个疗程。本方主治神经衰弱。

验证：治疗患者200例，经2个疗程治疗，治愈146例，显效8例，有效42例，无效4例，总有效率为98%。

百麦安神饮

百合30克，淮小麦30克，莲子肉15克，首乌藤（夜交藤）15克，大枣10克，甘草

6克。上药以冷水浸泡半小时，加水至500毫升，煮沸20分钟，滤汁，存入暖瓶内，不计次数，作饮料服用。本方益气养阴，清热安神。主治神经衰弱，神经官能症，以神志不宁，心烦急躁，悲伤欲哭，失眠多梦，善惊易恐，心悸气短，多汗，时欲太息，舌淡红或嫩红，脉细弱或细数无力为主症。中医辨证属心阴不足，虚热内扰，或气阴两虚，心神失养者。

加减：兼气郁者，加合欢花30克；兼痰浊者，加竹茹9克，生姜6克；兼湿邪阻滞者，加藿香梗、荷梗各10克。

验证：用此方治疗患者79例，其中治愈52例，好转25例，无效2例，总有效率为97.5%。

百合安眠汤

百合24克，炒酸枣仁12克，龙骨15克（先煎），柏子仁10克，五味子6克，制何首乌24克，熟地黄15克，当归10克，生黄芪15克，远志10克，龟甲24克（先煎），陈皮6克，冬葵子10克。将上述材料加适量水煎服，每日1剂。主治神经衰弱。

来源：本方来源于《千家妙方》。

验证：临床用于治疗神经衰弱患者，每能在短时期内收到良效。

酸枣仁汤

酸枣仁（炒）15克，甘草3克，知母、茯苓、川芎各6克。用法：酸枣仁，以水8000毫升，煮得酸枣仁水6000毫升，纳余药，煮取3000毫升，温分3次服（现代用法：加水煎成500毫升，临睡前服）。临床常用于治疗神经衰弱、神经官能症、更年期综合征等属于心肝血虚，虚热内扰者。

来源：本方来源于《金匮要略》。

其他疗法治神经衰弱

泡脚疗法

龙眼肉、莲子肉、酸枣仁各30克，米醋30毫升。将前3味加水500毫升煮熟，然后倒入米醋再煮3～5分钟。与1500毫升开水同入盆中，先熏蒸，待温泡洗双脚。每晚临睡前1次，每次30分钟，15天为1个疗程。本方安神催眠。适用于神经衰弱、心悸、失眠。

按摩疗法

取头部的印堂、太阳、百会、风池，腹部的中脘，手腕部的神门，足底的涌泉等穴。中指揉印堂2分钟；中指揉太阳2分钟；屈食指，紧贴印堂，由眉间向前额两侧抹动40次；食中指按揉百会30次；两拇指按风池30次；揉神门1分钟；摩中脘2分钟；以两手紧贴脐旁做上下往返擦热小腹；擦热涌泉；闭目，将两手中指分别横置于两眼球上缘，无名指横置于眼球下缘，然后自内向外轻揉至眼角处，如此反复20次。

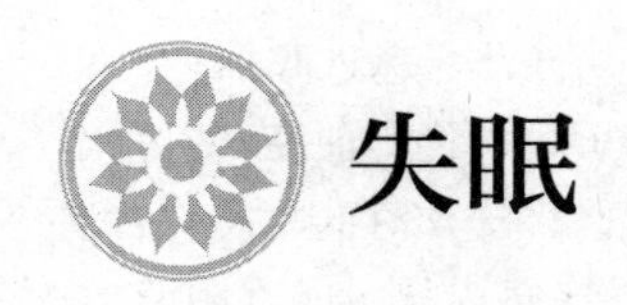

失眠

失眠也叫不寐，是指经常不能获得正常的睡眠。程度轻的入睡困难，睡不实，醒后不容易入睡；严重的可导致整夜睡不着。原因比较复杂，一般认为由于情绪紊乱、精神过度紧张、神经衰弱，外界环境干扰、没有良好的卫生习惯，睡觉时间不规律所致。另外，过饮过饱及肝气郁滞等导致消化功能不调也是主要原因。其症状是：多梦、易惊醒，常伴有头痛、头晕、胸闷、心烦意乱、情绪低落、易激动发怒、疲乏、记忆力明显减退，对声、光的刺激特别敏感、疑心重等。

民间偏方治失眠

一味百合方

干百合12克。将干百合磨成粉，早晚分2次冲服。本方清心安神，养阴润肺。用于治疗伴有心悸、健忘、心神不宁的失眠。平常人久服，可起到保健延年的作用。

糖渍龙眼

鲜龙眼500克，白糖50克。将鲜龙眼去皮和核，放入碗中，加白糖，上笼蒸、晾3次，致使色泽变黑。将变黑的龙眼拌少许白糖，装入瓶中即成。每次服龙眼肉4粒，每日2次。本方养心安神。适用于病后体弱及心血不足所致的失眠、心悸、健忘等。

莲子百合汤

莲子30克，百合15克，冰糖适量。将莲子、百合用清水泡发，洗净，入锅煎汤，加入冰糖调服。每晚睡前1剂。本方补脾益肾，养阴清热，养心安神。用治心肾不交型失眠。

猪心小米粥

猪心1只，小米100克，盐少许。将猪心切成细丝，锅中放油微炒，和小米做成稀粥，加盐少许即可。以粥代饭，早晚各食1次。本方养血安神，健脾胃。主治失眠。

蚕蛹酒

蚕蛹100克，米酒1000毫升。将蚕蛹在米酒中浸泡24小时，然后同入砂锅内煮沸（用小火），煎取500毫升即可。每日2次，每次50毫升，口服。蚕蛹可食，每日2次，每次10克。本方健胃和脾，安神定志。适用于失眠、心烦不宁等。

白糖炖梨

鸭梨3枚，白糖25克。将鸭梨洗净，去皮，切片，加水煎煮20分钟，以白糖调味，分2次服用，饮汤食梨。本方清热化痰，和中安神。适用痰热扰心或热病津伤、心失所养的失眠、烦闷之症。

大枣葱白汤

大枣20枚，葱白10克。将大枣洗净，劈开，与葱白一起入锅，加水煎煮，煮开15～20分钟后取下，滤取汤液；每晚1次，温热饮服。本方补中益气，养血安神。适用于心脾两虚，心慌无力，食少倦怠、烦闷不得眠者食用。

名医验方治失眠

百合夏枯草汤

百合30克，夏枯草10克。将上述药材一起用水浸泡半小时后，煎取汁液，共取汁2次，将2次药液合并。每日1剂，水煎2次，分服。本方养阴平肝，安神。适用于长时间失眠、神情不安、心悸、烦躁者。

来源：本方来源于中医专家魏长春经验方。

注意：本方不宜长期服用。

补脑安神汤

五味子、酸枣仁、茯神、石莲子、生龙齿（先下）各16克，何首乌、熟地黄、柏子仁各13克，远志、乌梅各9克。将上述材料加适量水煎服。每日1剂。本方主治失眠、头痛、口干、入睡困难、脉沉细。

来源：本方是山东中医药大学附属医院原中医郭鸿翔经验方。

百合知母煎

百合20克，知母、炙甘草各10克，浮小麦30克，大枣6枚。将上述材料加适量水煎，温服，每日1剂，连服3周。本方治心烦失眠。

验证：用本方治疗患者60例，其中治愈30例，显效15例，有效9例，无效6例，总有效率为90%。

白芍龙齿饮

白芍12克，柴胡、川芎、牡丹皮各8克，香附、合欢花、枣皮各10克，生地黄12克，首乌藤（夜交藤）15克，炙甘草6克，龙齿15克。将上述材料加适量水煎服，每日1剂。7剂为1个疗程。本方治多梦失眠型不寐证。

验证：治疗患者76例，经3个疗程治疗后，治愈40例，好转30例，无效6例，总有效率为92.1%。

知母石斛煎

知母、川黄柏各10克，制龟甲、熟地黄、酸枣仁、柏子仁各15克，龙齿20克，天冬、石斛各12克。将上药用水煎服，1日1剂，分2次服用，连服7剂为1个疗程，一般治疗2个疗程，治疗期间停用或减量服用地西泮等安眠药。本方主治阴虚火旺型中老年失眠症。

验证：用本方治疗患者50例，其中治愈12例，好转33例，5例未愈，总有效率为90%。

生地麦冬饮

生地黄、麦冬、赭石、珍珠母各15克，沙参、玄参、金银花各12克。每日1剂，水煎，早晚分服。本方补肝肾，平肝安神。主治失眠。

加减：身体虚弱者，加党参、远志、酸枣仁各12克；热盛者，加知母、石膏各12克；有胃寒者，加茯苓12克，半夏12克；头痛者，加荆芥12克，蔓荆子12克。

验证：刘某，男，32岁。失眠2年，经多方医治无效，后按本方服药7剂痊愈。

其他疗法治失眠

掩耳塞耳法

端坐床上，微闭目，用双手掩耳，然后用指头弹击后脑勺，直至自觉微累时，躺下入睡，坚持数日，必有好处。或将卫生棉球塞入两耳，进入异常安静的状态，加之能排除杂念，不做思考，可安然入睡。

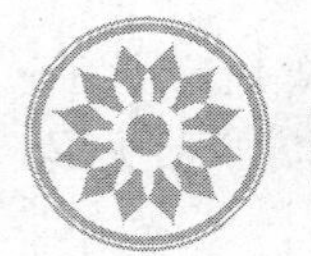

癫痫

癫痫是脑神经细胞的兴奋性增高引起的异常放电所导致的暂时性、发作性的脑功能失调，可表现为运动感觉、意识行为和自主神经等不同障碍或兼而有之。主要表现为意识丧失，抽搐，感觉障碍，自主神经功能紊乱及精神异常，上述症状可单独或同时出现。其发作有突然性、暂时性和反复性三个特点。

该病在中医学中属“痫症”“癫痫”范畴，俗称“羊角风”。中医认为本病主要病因应当在于肝脾肾病。心主血脉，用脉过度而伤心阴，心血不足则神不守舍，肾虚肝失所养，脾虚则运化失调，精微不布，痰涎内结，阻塞清窍，突然发生癫痫。

民间偏方治癫痫

红茶明矾丸

红茶500克，明矾500克，糯米100克。先将糯米加水少许煎煮，待米开花后取用其汁，备用；红茶及明矾捣碎，研为细末，用糯米汁调匀，捏成如黄豆大丸。发病前服49粒，用浓茶水送下。本方凉肝胆，除烦躁。可治癫痫。

橄榄膏

鲜橄榄500克。将鲜橄榄去核，捣碎，放入砂锅加水煮沸后，改文火煮5小时，去渣，再以文火熬至膏状即成，早晚各服一汤匙，温开水冲服。本方清热凉肝，止惊镇静。适用于癫痫。

陈皮天麻粥

陈皮10克，天麻10克，大米100克，白糖适量。用天麻（切成片）、陈皮与大米同煮粥，熟后放入白糖调匀，分2次，一天吃完。本方适用于癫痫。

橘皮人参汤

橘皮10克，人参10克，白糖适量。人参、橘皮先煎，去渣取汁，放入白糖，代茶饮。本方适宜于癫痫。

黄瓜藤粥

嫩黄瓜藤、小麦（打碎）各50克，冰糖15克。将嫩黄瓜藤洗净切段，水煎去渣，再入小麦煮粥，调入冰糖即成。每日1剂，经常服用。本方清热化痰，祛风止痉。用治癫痫。

白矾蝉衣散

雄黄20克，白矾12克，蝉蜕30克，蜈蚣20条。将上药共研细末，成人每次2克，日服2次，开水送服。儿童每次1克，或酌情加减。服药后如有大便稀或吐痰涎，为正常情况，不需停药。本方清热化痰，祛风利窍，清心镇惊，安神止痛。适用于痫病。

竹沥粥

地龙2克，淡竹沥30克，大米100克。干地龙焙干研细末，大米煮粥。粥熟后调入淡竹沥、地龙末，分2次吃完。本方适宜于癫痫。

名医验方治癫痫

痫症丸

天竺黄15克（另碎，研细），沉香9克，天冬60克，白芍90克，茯神120克，炙甘草18克，远志肉60克（蒸熟），麦冬60克（去心），旋覆花45克，苏子30克，制香附90克，姜半夏30克，皂角荚60克（去黑皮，去子炒酥）。将上述材料共为细末，以适量淮山药粉糊和水为丸，朱砂为衣。每次服9克，每日2～3次。本方主治痫症。

来源：本方来源于《千家妙方》。

金箔镇心丹

人参4.5克，茯神6克，紫河车3克，琥珀3克，甘草1.5克，朱砂3克，制胆星3克，珍珠3克。将上药共研细末，炼蜜为丸，金箔5张为衣。分20天化服。本方主治癫痫。

来源：本方来源于《幼科刍言》。

抱胆丸

飞雄黄15克，郁金30克，陈胆南星30克，明矾18克，天竺黄30克（因缺货可以川贝母30克代；真天竺黄效果更佳）。将上药共研极细末，以不落水猪心血捣和为丸，分30粒，如桂圆大，朱砂为衣。每晨空腹时服1粒。本方主治癫痫。

来源：本方来源于《上海老中医经验选编》。

柴胡当归煎

柴胡、当归各9克，白芍、白术各12克，茯苓15克，甘草6克，生姜5克，薄荷（后下）3克。发作期用水煎服，每天1剂，分4次服（临睡前必须服1次）。病情缓解后改丸剂，坚持服半年至1年。本方舒肝解郁，理顺肝气。主治癫痫。

加减：痰涎壅盛，喉中痰鸣者，加石菖蒲、胆南星、远志；气阴不足者，加红参、天冬。

验证：刘某，经某医院神经科确诊为“头痛性癫痫”，每天发作2～3次，每次10多分钟至半小时，经中西医治疗1年多，少效，后以本方加升麻、白芷、川芎治之，服药3剂，发作停止，随访3个月，未见复发。

天麻丹参散

天麻15克，川贝母、胆南星、琥珀、朱砂各10克，姜半夏、陈皮各6克，党参、紫珠草、丹参各20克。麝香0.1克调入药内，将以上10味药共研细末，每次服6克，早、晚各服1次，用生姜、鲜葱各10克，煎汤送服。1个月为1个疗程。本方治成人癫痫。

验证：治疗患者336例，治愈213例，显效51例，有效43例，无效29例，总有效率为91.4%。治疗时间最短者1个疗程，最长者18个疗程。

其他疗法治癫痫

刮痧疗法

取背部肾俞、肝俞、心俞、筋缩；骶部长强；胸腹部鸠尾；手腕部神门；下肢部阳陵泉、丰隆；足部行间；头部百会。先刮背部筋缩，然后刮前胸鸠尾，手法由轻到重，再点按长强，接着刮下肢阳陵泉至丰隆，最后重刮行间。本方主治痰火内盛型癫痫。先用刮痧板角部点按头部百会，然后按从上到下刮心俞、肝俞、肾俞，最后再刮前臂神门。本方主治心肾亏虚型癫痫。

按摩疗法

取头部的百会、印堂、人中、承浆、风池，颈项部的哑门，背部的心俞、脾俞、肾俞、肩井，腹部的气海，手部的合谷、十宣，足部的太冲、三阴交等穴。掐按人中、十宣各15次；按揉印堂、百会、承浆、哑门各80次；拿捏风池、太冲、合谷、三阴交各25次；按揉心俞、脾俞、肾俞各50～100次；振气海1分钟，或按压气海1分钟；拿肩井20～30次。

面瘫

面瘫俗称“嘴歪风”，医学上称为“周围性面神经麻痹”“面神经炎”，是局部营养神经的血管受风寒而痉挛，面神经管内组织急性水肿，面神经受压，或面神经本身的炎症所引起的周围性面神经损害。慢性中耳炎、带状疱疹、乳突炎也可引起本病。本病大多数急性发作，突然一侧面部表情肌瘫痪，前额皱纹消失；眼裂扩大，鼻唇沟平坦，口角下垂，面部被牵向健侧。病侧不能做皱眉、蹙眉、闭目、露齿、鼓颊等动作。闭目不紧，露睛流泪，进食咀嚼时食物常储留在患侧齿颊之间。饮水、漱口时水由患侧口角漏出。本病可发生于任何年龄，男性多于女性。左右侧均可发生，常为单侧面神经受累。

民间偏方治面瘫

牵正散

牛蒡子30～40克，白芷6～10克。先将牛蒡子水煎1小时，再加入白芷共煎3次，每次煎30分钟，每次取药液200毫升，将3次药液合并，分3次温服。每日1剂，直至痊愈。本方疏风散寒，解表通络。用治风邪袭络型面神经麻痹。

防风粥

防风10～15克，葱白2茎，粳米30～60克，前2味水煎取汁，去渣，粳米煮粥，待粥将熟时加入药汁，煮成稀粥，温服。本方可祛风解表散寒，适用于风寒袭络引起的面瘫、肌肉酸楚等。

大枣粥

大枣30克，粳米100克，冰糖适量。三者共煮至熟烂成粥。本方能补气养血，适用于气虚之口眼㖞斜，气短乏力者。

薄荷糖

薄荷粉30克，白糖500克。将白糖放入锅内，加水少许，文火炼稠，后加入薄荷粉，调匀，再继续炼至不粘手时，即成。本方具有疏风清热，辛凉解表的功效，对于突然口眼㖞斜、眼睑闭合不全、咽干微渴等症有效。

独活附子酒

大豆200克，独活50克，白附子10克，米酒1000毫升。先将大豆炒熟，与后两味共捣碎，加入米酒内煎数沸，去渣备用。每日早晚饮酒各1次，每次10毫升。本方主治面神经麻痹。

党参茯苓粥

党参、茯苓各15克，生姜13克，粳米100克。将党参、生姜切为薄片，茯苓捣碎，浸泡半小时，煎取药汁，后再煎取汁，将两煎药汁合并，同粳米共煮为粥。分顿佐餐食用。本方主治面神经炎。

独活白芷丸

独活30克，白芷30克，薄荷30克。将上药共研为细末，炼蜜为丸，每丸重3克，每日3丸，含服。本方主治面神经炎。

名医验方治面瘫

桂枝白芍汤

桂枝、白芍各10克，川芎、防风各9克，当归12克，僵蚕15克，制南星8克，全蝎、甘草各5克。每日1剂，水煎，分2次服。本方养血祛风，化痰通络。治疗面神经麻痹。

来源：本方来源于韩志坚经验方。

僵蚕防风水

葛根30克，僵蚕、荆芥穗、防风、薄荷、白芷、川芎各10克，全蝎6克，白附子15克，蜈蚣（研末冲服）1条。每日1剂，水煎，分2次服。本方搜风活血，化痰通络，缓除挛急。治疗周围性面神经麻痹。

加减：内热者加黄芩；痰多者加浙贝母、竹茹；面肌痉挛者加钩藤、白芍；血虚者加当归；气虚者加黄芪；阴虚者加生地黄；纳少腹胀者加陈皮、砂仁。

来源：本方来源于张长义经验方。

祛风饮

荆芥6克，防风6克，豆蔻6克，地骨皮6克，蜈蚣6克，柏皮肉6克（即柏树皮内层白皮，焙干为药）。将上药烘干，研为细末，炼蜜为丸。上药共做3丸，早餐用黄酒50毫升，加开水适量，空腹送服1丸，卧床休息，待少量汗出为度，连服3天，如病情较重，按上药加倍，配成6丸，连服6天。10岁以下儿童用量减半，每次服半丸。本方主治面神经麻痹。

来源：本方来源于《广西中医药》。

全蝎白芷煎

全蝎、白附子、僵蚕、防风各9克，天麻10克，桃仁、当归、红花、黄芪、菊花、白芷各12克。水煎，头煎加水约500毫升，煎至约300毫升，在药液未滤出之前，用热气熏蒸患侧，然后滤出药液，药渣用布包好，热敷患侧，最后再把药液服下。二煎加水400毫升，煎至约200毫升，均如前法。每日早、晚各1次。本方主治面神经炎。

验证：用本方治疗患者68例，治愈60例，好转6例，无效2例，总有效率为97.1%。

白附子川芎煎

白附子、川芎、当归、钩藤、浙贝母、防风各10克，全蝎、羌活、蝉蜕、甘草、地龙、僵蚕各6克，天麻12克，蜈蚣5条。将上药研成细末，每次6克，1日3次，开水冲服。

针刺穴位：合谷，太冲，牵正，颊车透地仓，地仓透颊车，风池，下关，迎香，承浆或颊承浆。针刺每次选3～5穴，平补平泻，每天1次，7天为1个疗程。休息3天，再进行第2个疗程。

验证：临床治疗36例，一般4～7天痊愈32例，12～14天痊愈3例，1例无效。

其他疗法治面瘫

刮痧疗法

取头颈部翳风、风池、阳白、四白、地仓、颊车、颧髎；手部合谷；足部太冲。先刮拭翳风至风池，再刮拭面部的阳白、四白、地仓、颊车、颧髎，刮拭力度要轻，避免损伤皮肤，可不出痧。然后刮拭手部的合谷，以出现痧痕为度；最后用中等力度刮拭足部的太冲，可不出痧。

拔罐疗法

取头面部阳白、太阳、下关、颧髎、翳风、牵正；颈部大椎。阳白、太阳、下关、颧髎采用闪罐法，拔至皮肤出现潮红为度。颧髎、翳风、牵正、大椎采用留罐法，一般留罐5～10分钟；亦可在阳白、下关、颧髎刺络拔罐，以皮肤出现轻度的红色瘀血为度。

三叉神经痛

三叉神经痛是以三叉神经分布区内反复发作短暂剧烈性疼痛为特征的一种疾病。临床上分为原发性和继发性两类。原发性三叉神经痛的确切病因未明。继发性三叉神经痛多由中耳炎、牙病、脑血管病、鼻窦炎、眼病及肿瘤引起。三叉神经分布区出现阵发性、放射性、电击样、刀剜样或撕裂样剧痛。每次疼痛时间很短，10余秒钟至1～2分钟（疼痛时间较长者称非典型性三叉神经痛），突然发作，突然停止。但可在数日数周内连续反复发作，每次疼痛发作情况相同。疼痛可由口舌运动或外来刺激而引起，如说话、吃饭、洗脸、受风吹等。疼痛常有一起始点或称扳机点。此点一触即诱发疼痛。

民间偏方治三叉神经痛

白芷冰片

白芷60克，冰片0.6克。将上药同研为末，将少许放于患者鼻前庭，嘱均匀吸入。本方治牙痛、三叉神经痛。

葵盘汤

向日葵盘100～200克（去子），白糖适量。将向日葵盘掰碎，分2次煎成500～600克的汤，加白糖。每天早晚饭后1小时服下。若病情较重，可日服3次，服量也可加大一些。可根据病情灵活掌握疗程。为防止复发，病愈后可多服几日，以巩固疗效。本方清热解毒，逐邪外出。用治三叉神经痛。

龙眼煮鸡蛋

龙眼干100克，鸡蛋2枚，白糖适量。将龙眼干、鸡蛋洗净，共置锅内，加水同煮，鸡蛋熟后去壳再入锅煮7～10分钟，调入白糖即成。每日1剂，分2次服。本方滋阴养血，安神益智。用治三叉神经痛。

桑椹煎

桑椹150克。每日1剂，水煎，分3次服。本方补肝益肾，息风止痛。主治三叉神经痛。

地肤子川芎饮

地肤子50克，川芎、菊花各15克。将上述材料加适量水煎服，1日3次。本方清头明目，散瘀止痛。用治偏头痛，三叉神经痛。

川芎白芷散

川芎、白芷各30克，全蝎12克，细辛10克。将上药共研细末，分装3克1包，日服3次，每次1包，温开水送服。本方对血管神经性头痛、三叉神经痛引起的偏头痛疗效显著，对单侧或双侧头痛如刀割，头痛连目、连牙、连耳也有一定的效果。

红花全蝎酒

红花10克，川芎10克，血竭3克，全蝎2克，黄酒100毫升。将前4味放入黄酒中，浸泡3天即可。全蝎可反复使用2次。每次10毫升，早晚服用。本方具有通络活血止痛的作用，适用于三叉神经痛瘀血阻络证。

名医验方治三叉神经痛

葛根栀子汤

生石膏24克，葛根18克，黄芩、赤芍、栀子、荆芥各12克，柴胡、薄荷各9克，全蝎3克，蜈蚣3条。每日1剂，水煎，分2次服。本方清泻肝胆，祛风清火。治疗三叉神经痛。

来源：本方来源于张运凯等经验方。

天麻防风水

天麻、防风、川芎各15克，荆芥穗、怀菊花、全蝎、白芷各10克，蜈蚣2条，首乌藤（夜交藤）60克，细辛3克，白芍30克，甘草6克。每日1剂，水煎，分2次服。本方祛风通络止痛。治疗原发性三叉神经痛。

来源：本方来源于王尚金经验方。

通络清窍方

桃仁12克，红花10克，蜈蚣2条，当归30克，细辛6克，川芎15克，白芷12克，姜黄15克，全蝎6克，牛蒡子20克，地龙12克，延胡索（玄胡）10克。将上述材料加适量水煎服。每日1剂。本方主治三叉神经痛，病程较长，痛如锥刺刀割。

来源：本方来源于《百病良方》第四集。

防风麦冬煎

防风、白芷、秦艽、威灵仙、吴茱萸各10克，全蝎6克，地龙、川芎各12克，当归

25克，生地黄20克，麦冬15克。每日1剂，水煎服。本方主治三叉神经痛。

验证：治疗患者21例，其中治愈15例，显效4例，无效2例，总有效率为90.48%。

天麻钩藤饮

天麻、钩藤、川芎、白芷、藁本、蔓荆子、僵蚕、全蝎、地龙、蜈蚣各10克。每日1剂，水煎，分2次服。7剂为1疗程，并配以西药卡马西平0.1克，每日3次。本方平肝息风，通络止痛。主治三叉神经痛。

加减：肝火偏亢者，加栀子10克，黄芩10克，龙胆3克；痰多，苔腻，脉滑者，加陈皮10克，半夏10克，胆南星10克；若夹有血瘀之症，舌暗红或有瘀斑者，加用桃仁10克，红花10克，赤芍10克；若兼有寒邪，因受寒而加重或诱发病痛者，加细辛10克，桂枝10克。

验证：用此方治疗患者35例，其中治愈10例（疼痛发作消失，随访1年无复发），显效21例（疼痛发作消失，随访半年无复发），有效2例（发作次数减少或发作时疼痛减轻），无效2例，总有效率为94.3%。

其他疗法治三叉神经痛

按摩疗法

取头颈部的百会、神庭、阳白、攒竹、太阳、印堂、四白、颧髎、地仓、大迎、下关、率谷、风池、翳风、颊车、桥弓，下肢的足三里，足部的内庭，手部的合谷等穴。用双手拇指背节处交替推印堂至神庭25次；用双手拇指指腹分推攒竹至两侧太阳25次。用拇指指腹按揉阳白、颧髎、四白、地仓、大迎、下关、颊车、翳风、百会各80次；用双手大鱼际按揉太阳30次，按揉疼痛处3～5分钟，以局部产生温热感为佳；以率谷为重点轻揉头侧面左右各30遍；拿捏风池、合谷、内庭、足三里各20～30次，以局部有较强的酸胀感为宜；用拇指指腹向下直推桥弓，先左后右，每侧10遍。

泡脚疗法

荆芥20克，白芷15克，细辛5克，全蝎10克。将以上4味药同入锅中，加水适量，煎煮30分钟，去渣取汁，与3000毫升开水同入泡足桶中。先熏蒸，后泡足。每晚1次，每次30分钟，7天为1个疗程。本方祛风散寒止痛。主治外感风寒型三叉神经痛，症见面部阵发性剧痛、畏寒肢冷、身倦乏力、舌质淡红、苔白腻、脉浮紧等。

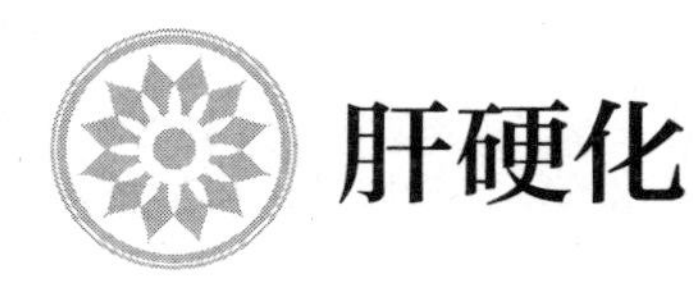

肝硬化

肝硬化是临床常见的慢性进行性肝病，由一种或多种病因长期或反复作用形成的弥漫性肝损害。病理组织学上有广泛的肝细胞坏死、残存肝细胞结节性再生、结缔组织增生与纤维隔形成，导致肝小叶结构破坏和假小叶形成，肝脏逐渐变形、变硬而发展为肝硬化。临床上以肝功能损害和门脉高压症为主要表现，并有多系统受累，晚期常出现上消化道出血、肝性脑病、继发性感染等并发症。

民间偏方治肝硬化

半边莲玉米须

半边莲、玉米须各50克。将上述材料加适量水煎服，每日1剂，分2次服完。本方治肝硬化。

红枣花生红糖汤

红枣、花生、红糖各50克。将上述三物共煎汤。每日1次，连服30天。本方有降低血清谷丙转氨酶的作用。适用于慢性肝炎、肝硬化。

紫珠草煲鸡蛋

鲜紫珠草120克（干品60克），鸡蛋4枚。将紫珠草与鸡蛋一起放入砂锅内，加水文火炖煮至蛋熟，将蛋取出去壳再煮10分钟，使蛋发黑即可，每次吃蛋1枚，每日2次，连续用30天为一疗程。本方适用于肝硬化。

鱼豆汤

鲫鱼（或鲤鱼）1条（约500克），赤小豆500克。将鱼去鳞及内脏，同赤小豆加水共煮至烂熟，不加任何调料。每晨服用，只趁热饮汤，不吃鱼、豆，连续服饮。本方利水消肿。适用于肝硬化腹水，久服排尿量明显增加。

海带牵牛子

海带30克，牵牛子15克。将上2味放入砂锅，加水煎煮，取汁去渣。每日1剂，分2次服。本方软坚散结，清热利水。治疗肝硬化腹水。

荸荠牛奶饮

马蹄100克，牛奶200毫升，白糖20克。将马蹄洗净，去皮，切片。把马蹄片放入炖杯内，加清水100毫升，用武火烧沸，文火炖煮5分钟；牛奶装入奶锅，用中火烧沸，待用。将牛奶、马蹄片、白糖同放炖杯内，烧沸即成。每日1次，每次1杯。本方清热止渴。用于肝硬化患者，症见口渴、黄疸、目赤者。

大戟鸡蛋粥

大戟3克，鸡蛋1枚，粳米100克，白糖适量。先将大戟水煎，去渣取汁；再加粳米煮粥，粥将熟时，打入鸡蛋调匀，稍煮即成。每日2次，温热服食。5天为1个疗程。

本方消痰逐水、解毒补虚。适用于肝硬化腹水、四肢水肿、小便不利及大便干燥秘结者。

注意：妊娠妇女不宜选用。

名医验方治肝硬化

理中汤合真武汤

党参、黄芪、车前子各15克，白术、茯苓、附片、白芍、泽泻、厚朴各10克，干姜6克。将上述材料加适量水煎，去渣取汁，分3次温服，每日1剂。本方健脾益肾，温阳利水。主治肝硬化脾肾阳虚证。

来源：本方来源于《伤寒论》。

软肝名方

鳖甲30克（先煎30分钟），郁金12克，香附12克，佛手12克，当归15克，川芎15克，白芍15克，丹参20克。将上述材料加适量水煎服，每日1剂，连煎2次，所得药液混合，分2次温服。症状消失，肝功检验正常后，将以上药量加倍研细粉制成胶囊，日服3次，每次3～4粒，可连服5～8个月。如肝功正常无症状者可每年服此胶囊6个月。本方软坚散结，柔肝活络。主治肝硬化。

来源：本方来源于王玉生经验方。

益母草山药饮

益母草60克，白茅根、苍术、白术、川牛膝、陈葫芦瓢各30克，汉防己45克，山药15克。将上药加适量水煎服，每日1剂。连续服至症状消失为止。本方治肝硬化腹水。

验证：用本方治疗患者20例，其中腹水消失者19例。

柴胡山楂煎

柴胡10克，青皮、白芍、越墙藤、姜厚朴、茯苓、炒扁豆、三棱各10克，白茅根20克，加神曲、山楂各10克。将上述材料加适量水煎温服，每日1剂。本方主治肝硬化兼便虚者。

验证：利用本方治疗患者30例，其中治愈14例，有效14例，无效2例，总有效率为93.33%。

五参四皮汤

丹参、党参、苦参、玄参、沙参、牡丹皮、黄芪皮、地骨皮、青皮各10克。每日1剂，水煎，分2～3次服。本方益气养阴，养血活血，利水消胀。主治肝硬化腹水。症见腹鼓胀痛，时有潮热，舌深红，脉弦细，症属阴虚气弱、内热水停者。

验证：用此方治疗患者32例。结果：治愈8例（腹水消退，自觉症状消失，血浆总蛋白上升达6.00克/分升以上，白蛋白达3.80克/分升以上，A/G比值≥1.5∶1，停药后3个月内无反复者）；显效14例（腹水消退，自觉症状缓解，血浆总蛋白、白蛋白上升接近正常，原A/G比值倒置转为正常，停药后3个月内有轻度反复者）；有效7例（腹水部分消退，自觉症状减轻，血浆总蛋白、白蛋白均有上升，A/G比值有一定改善者）；无效3例（腹水不减，临床症状无变化或出现严重并发症，血浆总蛋白、白蛋白、A/G比值均无改善者）。

其他疗法治肝硬化

贴敷法

肉桂末、辣椒粉各6克，食醋适量。用食醋将药末混合调匀，拍成三块小饼。分别外敷于神阙（脐窝处）和双侧曲泉（位于膝内侧横纹头之凹陷处），外以胶布或伤湿膏粘贴固定。每日更换药饼1次。一般敷药3次后即可见效。本方温通气血，除滞利水。适用于肝硬化腹水。

泡脚疗法

六月雪100克，丹参30克，车前草50克，生大黄10克。将以上4味药同入锅中，加水适量，煎煮30分钟，与3000毫升45℃左右的温水同入泡足桶中。泡足30分钟。每晚1次，15天为1个疗程。本方逐水攻下，活血利尿。主治瘀结水阻型肝硬化腹水，症见腹部胀大、腹水增多、青筋显露、尿少、大小便减少而难解、苔腻、脉弦数有力等。

慢性肝炎

慢性肝炎包括慢性迁延性肝炎和慢性活动性肝炎。急性肝炎患者迁延不愈，病程超过半年，有疲乏、肝区隐痛、食欲缺乏、腹胀等症状，肝功能轻度异常，以上情况持续数月至数年，则为慢性迁延性肝炎。常见症状有乏力、肝区疼痛、食欲缺乏、腹胀、关节酸痛等。可有轻度出血倾向，如牙龈出血、皮下出血等。当病变明显活动时可出现持续性或逐渐加深的黄疸，肝脾大多肿大，有压痛或叩击痛。可伴有面色暗黑（肝病面容）、蜘蛛痣、肝掌，甚至可出现腹水、下肢水肿、闭经、痤疮等内分泌功能紊乱现象。

民间偏方治慢性肝炎

淮山甲鱼汤

淮山药、龙眼肉各15～25克，水鱼1只（即甲鱼）。先用热水烫水鱼，使其排尿后切开洗净去肠腔，然后将水鱼肉与壳一起连同淮山药、龙眼肉放炖盅内，加水适量，隔水炖熟服用。本方治阴补阳，适用于慢性肝炎之症见气血不足者。

红枣花生汤

红枣、花生仁、冰糖各30克。先将花生放入砂锅中，加水，文火炖煮20分钟，将红枣去核，放入砂锅中共煮，再炖煮20分钟，加入冰糖再煮5分钟，即成，每晚睡前服用，连用30天为1个疗程。本方舒脾益气，祛湿解毒。适用急慢性肝炎、肝硬化。

椰子生地茶

椰子汁50毫升，鲜生地黄汁50毫升，温开水500毫升。将鲜生地黄汁同椰子汁一起加入温开水中，调匀。当茶频服。本方适用于慢性肝炎。椰汁生津利尿、清热去暑，兼有解毒作用；生地黄汁清热凉血、滋阴养血，善于清除肝脏中病毒，起到保护肝脏的功能。

陈醋泡梨

陈醋、梨各适量。将梨削去皮，浸于醋罐中2～3天后可食，常食有效。本方适用于慢性肝炎。

丹参茵陈饮

丹参、茵陈各30克。每日1剂，水煎2次，早晚分服。本方清热利湿，活血祛瘀。适用于慢性肝炎。症见面色晦黯，肝区疼痛，经久不愈者。

名医验方治慢性肝炎

益肾汤

巴戟天、肉苁蓉、制何首乌各20克，淫羊藿（仙灵脾）、菟丝子、丹参、黄芪、白芍、黄柏各15克，虎杖、墨旱莲（旱莲草）各30克，晚蚕沙、郁金各10克。将上述材料加适量水煎服，每天1剂。本方主治慢性乙型肝炎。

验证：用此方治疗患者21例。结果：临床治愈7例，显效9例，有效3例，无效2例，总有效率为90.5%。

五草汤

败酱草10克，龙胆5克，鱼腥草、金钱草、车前草各15克。将上述材料先放锅中用清水浸泡30分钟，然后点火煎煮，共取煎汁2次，将2次药液合并。每日1剂。本方清热利湿。适宜于急慢性肝炎。

来源：本方来源于中医专家乔玉川经验方。

健脾疏肝汤

党参10克，白术5克，茯苓10克，薏苡仁5克，柴胡15克，郁金10克，丹参12克，白芍1.5克，川楝子15克，鸡内金15克，谷芽10克，延胡索15克。将上述材料加适量水煎服，每日1剂，日服2次。本方疏肝健脾。主治肝脾不和慢性肝炎。

来源：本方来源于中医徐兆祥方。

清肝方

郁金12克，香附12克，佛手12克，生地黄30克，丹参20克，虎杖15克，半枝莲30克。按其量加倍研细粉制成胶囊，日服3次，每次3～4粒。乙肝病毒携带者，可单服胶囊，第1年连服6个月，第2年后每年服3个月。急慢性乙型肝炎患者，水煎服，日

1剂，同时服用胶囊，肝功能正常后再单服胶囊6个月。本方凉血解毒，疏肝活络。主治急慢性乙型肝炎。

来源：本方来源于王玉生经验方。

逍遥散

柴胡、当归、茯苓、白芍、白术各30克，炙甘草15克。用量按原方比例酌减至1/3，加煨姜、薄荷各少许，煎汤温服，每日1剂，分上、下午；亦可作丸剂，每次6～9克，每日2～3次。本方疏肝解郁，养血健脾。本方适宜于慢性肝炎。

来源：本方来源于《太平惠民和剂局方》。

方解：方中柴胡疏肝解郁，条达肝气以复肝用，为君药。当归、白芍养血和血，敛阴柔肝以养肝体，为臣药。白术、茯苓健脾益气，既能实土以御木侮，又使营血生化有源，为佐药；加薄荷少许，助柴胡疏达肝经之郁滞；煨姜温胃和中助脾运，也为佐药。甘草健脾益气，调和药性，兼为佐使之用。诸药合用，使肝郁得舒，血虚得养，脾运得健而诸症自除。

其他疗法治慢性肝炎

泡脚疗法

桃仁、赤芍各20克，红花10克，当归15克。将以上4味药同入锅中，加水适量，煎煮30分钟，与3000毫升45℃左右的温水同入泡足桶中。泡足30分钟。每晚1次，15天为1个疗程。本方行气活血，化瘀止痛。主治气滞血瘀型慢性肝炎、肝硬化，症见肋痛如刺、腹部胀大或青筋显露、面色晦黯、面部多血丝、肝脾肿大质硬、唇舌青紫、脉细等。

按摩疗法

取大敦、行间、太冲、足窍阴、侠溪、地五会、足临泣、丘墟、中封等穴位。用拇、食两指，将足大拇指、第4趾连续向右旋转、推压各5～8分钟，按压大敦、行间、太冲、足窍阴、侠溪、地五会、足临泣、丘墟各3分钟，每日1次。需每天坚持，一般1～3个月多可见效。捻掐足大拇指各个面，一般共进行20～30分钟，每日1～2次。点揉中封3～5分钟，每日1次。足部疗法对本病可作为辅助疗法，可以调整或提高机体免疫力，促进肝细胞活性，有利于慢性肝炎患者的康复。

脂肪肝

脂肪肝是遗传—环境—代谢应激相关性疾病，疾病谱包括单纯性脂肪肝、脂肪性肝炎以及脂肪性肝硬化，根据病因则分为酒精性肝病和非酒精性脂肪性肝病两大类。中医学认为，脂肪肝多因过食肥甘厚味、酗酒或缺乏运动所致，致使肝失疏泄，湿热蕴结，瘀血不化。当前酒精性肝病的患病率居高不下，而非酒精性脂肪性肝病的发病率不断攀高，且发病渐趋低龄化，并已成为发达国家和富裕地区第一大肝病，在我国亦有可能成为慢性肝病的首要病因。酒精性和非酒精性脂肪性肝病可以与病毒性肝炎、药物性肝病等其他肝病合并存在。

民间偏方治脂肪肝

鳗鱼脑散

海鳗鱼脑、卵及脊髓各适量。将海鳗鱼卵、脑及脊髓焙干研末。每次3～6克，温开水冲服。本方滋补强壮。辅助治疗肝硬化及脂肪肝。

枸圆膏

枸杞子、龙眼（桂圆）肉、何首乌各等量。将上药加水，小火多次煎煮，去渣取汁，继续煎熬浓缩成膏。每次10～20毫升，沸水冲服。本方补益肝肾，养血安神。主治肝肾阴虚型脂肪肝。

莲子山药粥

莲子50克（去心），山药100克，枸杞子10克，粳米适量。将莲子、山药、枸杞子一起放入锅中先煎20分钟，最后放入粳米一同煮粥即可。每日1～2次。本方健脾补肾，和胃降脂。适宜于脾肾虚弱的脂肪肝患者。

金香茶

郁金、香橼皮、木香各10克。将上述材料加水适量，煎取药汁代茶饮，每日1剂，分早中晚3次服。本方适宜于脂肪肝患者。

三花茶

玫瑰花、代代花、茉莉花各20克。将上述材料加适量水煎取药汁，或沸水冲泡代茶饮，每日1剂。本方适宜于脂肪肝患者。

红花山楂橘皮饮

红花10克，山楂50克，橘皮12克。将上述3味加水煎煮，取汁。分2～3次服。本方适宜于脂肪肝患者。

玉米须冬葵子赤豆汤

玉米须60克，冬葵子15克，赤小豆100克，白糖适量。将玉米须、冬葵子煎水取汁，入赤小豆煮成汤，加白糖调味。分2次饮服，吃豆，饮汤。本方适宜于脂肪肝患者。

名医验方治脂肪肝

降脂益肝汤

泽泻20～30克，生何首乌、草决明、丹参各15～20克，生山楂30克，黄精15～30克，虎杖12～15克，大荷叶15克。将上述材料加适量水煎服，每日1剂，日服2次。

本方清热利湿，活血化瘀。本方主治脂肪肝，症见体胖、肝大、肝区不适、腹胀、乏力、尿黄、舌苔黄腻等。

来源：本方来源于《中医杂志》。

方解：方中重用泽泻利湿；大荷叶升清降浊；草决明、虎杖清肝经之热；丹参、生山楂行肝经之瘀；佐以生何首乌、黄精滋养精血，使之利湿而不伤阴，活血而不耗血。诸药合用，有清热利湿、活血化瘀之功效。

麦芽甘草煎

麦芽、玉米须、茯苓各30克，生山楂、何首乌、白术、当归、赤芍各15克，柴胡、黄芩、牡丹皮、陈皮、青皮、甘草各10克。将上述材料加适量水煎服，每日1剂。1个疗程为20天。随证加减。本方治脂肪肝。

验证：用本方治疗患者50例，其中治愈38例，显效8例，有效4例，总有效率为100%。

莱菔子陈皮饮

莱菔子、丹参、生山楂各30克，何首乌、草决明各20克，泽泻、郁金、半夏、木瓜各10克，陈皮6克。将上述材料加适量水煎，分2次服，每日1剂。本方主治脂肪肝。

加减：如肝郁气滞者可加柴胡、川楝子、延胡索、白芍各10克；如痰湿困脾者可加苍术、茯苓、竹茹各10克；如瘀血内阻者可加泽兰叶、赤芍各10克，桃仁、红花各6克；如肝肾两虚者可加生地黄、桑寄生、杜仲各15克，山药30克。

验证：治疗患者32例，其中治愈5例，显效15例，有效7例，无效5例，总有效率为84.4%。

虎杖首乌煎

虎杖30～50克，生何首乌15～20克，泽泻、茯苓、白术各20～30克，荷叶10～15克，甘草5～10克。将上药水煎3次后合并药液，分早、中、晚3次口服，每日1剂。半个月为1个疗程。本方主治脂肪肝。

验证：用本方治疗脂肪肝患者44例，经用药1～4个疗程，其中痊愈35例（降脂、肝脏回缩及肝功能均恢复正常）；显效6例（降脂、肝脏回缩及肝功能均明显好转）；有效（降脂、肝脏回缩及肝功能均有所好转）2例；无效1例（治疗前后未见变化）。治愈的病例经随访，均未见复发。

枳实党参汤

枳实、党参、鳖甲（先煎）各10克，云苓、川楝子、当归各12克，白术、赤芍各15克，三棱、柴胡、莪术各6克，生山楂30克。每日1剂，水煎服。本方疏肝健脾。主治脂肪肝。

验证：王某，男，45岁。因干呕厌食半年，加重月余，入院。查：身高168厘米，体重78千克。肝功能正常，胆固醇8.20毫摩尔/升，三酰甘油4.09毫摩尔/升，β-脂蛋白15.10克/升，B超提示脂肪肝。拟疏肝健脾、和胃软坚之法，依上方加陈皮15克，竹茹12克，砂仁6克。治疗35天，体重下降6.5千克，干呕厌食症状消失；略加减续服25剂，自觉症状消失。胆固醇5.4毫摩尔/升，三酰甘油1.52毫摩尔/升，β-脂蛋白5.9克/升，B超提示肝脏正常。随访1年未见复发。

其他疗法治脂肪肝

敷脐疗法

麝香0.6克，阿魏、硼砂各6克，白酒500毫升，猪膀胱1具。将上药共研细末，与白酒同放进猪膀胱内，用细线扎紧外敷脐部，固定3天即可见效。

穴位针灸法

穴取足三里、丰隆、三阴交、中脘、太冲。患者取舒适体位并暴露需针刺穴位处。常规消毒后，毫针直刺足三里1.5寸，丰隆2寸，三阴交、中脘各1寸，太冲0.8寸。丰隆、太冲施大幅度提插泻法，足三里、三阴交、中脘施大幅度提插捻转平补平泻法。留针30分钟，期间足三里、三阴交、中脘隔10分钟加强手法一次。15次为一个疗程，休息10天后再继续下个疗程。

胆囊炎

胆囊炎是伴有胆囊纤维组织增生的慢性炎症性疾病，是最常见的胆囊疾病。临床表现为上腹或右上腹不适感，持续性钝痛或右肩胛区疼痛、腹胀、胃灼热、嗳气、泛酸和恶心顽固不愈，在进食油煎或脂肪类食物后可加剧，也可有餐后发作的胆绞痛。中医学认为，本病属“腹痛”“胃脘痛”范畴，常因饮食不节、情志失调、湿热内蕴、虫积瘀阻、外邪侵袭而致肝胆气滞，疏泄失常。

民间偏方治胆囊炎

泥鳅散

泥鳅适量。将泥鳅焙干，研末。每次冲服9克，每日3次。本方主治急性胆囊炎，腹痛，呕吐。

大黄芒硝散

大黄、芒硝各30克。将上述材料共为细末。每次服10克，每日3次。本方主治急性胆囊炎。

蒲公英粳米粥

蒲公英30克（鲜品60克），粳米60～100克。将蒲公英洗净，加水煎汤，将粳米淘净，加入药汁，用文火煮成稀粥，加适量白糖调味即可，每日早餐食用。本方主治胆囊炎。

嫩柳枝猪苦胆

嫩柳枝20克，猪苦胆1具。将嫩柳枝煎成约50毫升的溶液，然后趁热将猪苦胆汁混入，用白糖水送服，每次25毫升，每日2次。

赤小豆绿豆饮

赤小豆50克，绿豆30克，鲜芦根100克，白糖适量。将鲜芦根洗净，切段，水煎后去渣，加入洗净的赤小豆、绿豆煮至烂熟，调入白糖即成。每日1剂。本方清热解毒，利湿通淋。适用于胆囊炎。

蒲公英汤

蒲公英90克。将蒲公英洗净加适量水煎，去渣。顿服，每日1～2剂。本方治急性胆囊炎。

小麦秆煎

鲜嫩小麦秆100克（采取春天已灌浆，尚未成熟的小麦），白糖少许。鲜嫩小麦秆加水煮半小时左右，加白糖使之微甜，代茶饮，每次半小碗，1日3次。本方消炎利胆。适用于胆囊炎。

蛋清米汤

粳米100克，鸡蛋3个（只取蛋清），白糖适量。粳米淘净，注入清水600毫升烧开，待米将熟时，取出米汤150毫升，另行用锅加热，冲入鸡蛋清并慢慢搅拌，加入白糖，调溶。每日1次服完。本方适用于胆囊炎。

利胆丸

猪苦胆10个（连同胆汁），绿豆250克，甘草50克。将绿豆分别装于猪苦胆中，用线缝紧，洗净苦胆外污物，放入锅内蒸约2小时，取出捣烂，再用甘草煎汁，混合为丸10克，烤干备用。每日早、中、晚各服1丸，10天为1疗程。本方适用于各种类型的胆囊炎、胁肋疼痛。

名医验方治胆囊炎

二金茵枳黄汤

金钱草、郁金、茵陈（茵陈蒿）、枳壳各15克，生大黄9克。将上述材料加适量水煎，去渣取汁，每日1剂，分3次温服。本方清热解毒，利湿退黄。主治急性胆囊炎。加减：疼痛剧烈，加制香附、延胡索；发热重，加牡丹皮、土茯苓；呕吐，加半夏、紫苏梗；湿重，加苍术、白术、厚朴；丙氨酸氨基转移酶升高，加白花蛇舌草。

来源：本方来源于张志雄《古今名医临证金鉴》。

大黄煎

大黄40～60克。将上药加水煎2～3分钟后，取滤液200～250毫升，每2～3小时服1次，每日服4～6次，直至腹痛减轻；再减量为每日服3～4次。本方为1剂量。

本方主治急性胆囊炎。

验证：用此方治疗急性胆囊炎患者45例，经用药6～8剂，均获治愈。

甘草茯苓汤

穿山甲5克，甘草10克，柴胡、茯苓、白术、茵陈、青蒿、苦参各15克，白芍、黄芪、蒲公英各20克。每日1剂，水煎，分2次服。本方理气排毒。主治慢性胆囊炎。

加减：有胆结石者加金钱草、郁金、鸡内金；脂肪肝者加山楂、桃仁；病程长者加赤芍、半枝莲；食少纳呆者加党参、陈皮、砂仁。

来源：李凤华曾用此方治疗慢性胆囊炎。

苦菜蒲公英汤

苦菜、蒲公英各30克。将上述材料加适量水煎服。每日1剂。本方清热解毒，凉血消肿。主治胆囊炎、胆道感染。

来源：刘俊好医师治病良方。

生地首乌汤

生地黄、茵陈、虎杖、生山楂、麦芽各12克，何首乌、枸杞子各9克，生大黄6～9克（后入），鸡内金（研粉，分吞）、玫瑰花各3克，佛手、绿萼梅各6克。每日1剂，水煎，分2～3次服。本方养肝柔肝，疏肝利胆。主治慢性胆囊炎、胆石证证属肝阴不足者。临床以胁痛隐隐、体倦乏力，口干咽燥，头晕目涩，舌质红、体瘦小，苔薄黄或少苔，脉弦细为特征。

验证：用此方治疗患者92例，其中痊愈49例，好转38例，无效5例，总有效率为94.6%。

其他疗法治胆囊炎

敷贴法

大黄30克，冰片1.5克。研成细末，用适量醋调成糊状，敷于胆囊区（右乳直下肋缘处），1日数次。本方主治慢性胆囊炎。

敷脐法

连翘、龙胆、枸杞子各15克，清阳膏1贴。前3味药混合共研细末，贮瓶密封备用。取药末10克，以水调和成膏状，涂于患者脐孔内，外用清阳膏封固，每2天换药1次。本方主治胆囊炎。

胆石证

胆石证是指胆囊或肝内外胆管任何部位发生结石的一种疾病。胆石形成与代谢紊乱、胆汁瘀滞引致胆汁成分异常和胆道系统感染有关。胆石按成分可分为纯胆固醇、胆色素钙盐及混合性三类。我国以胆色素结石最多见。可呈单个、多个或泥沙样。常伴有胆囊炎及胆管炎，两者互为因果。平时无症状，病发时突然发生剧烈难忍的右上腹阵发性绞痛，称为胆绞痛。有时可伴黄疸和发热。中医认为本病由肝胆气滞、湿热瘀积所致。可采用清热利湿、行气止痛、利胆排石的中药为主的中西医结合治疗，如屡有发作，必须手术治疗。

民间偏方治胆石证

麻油胡桃

胡桃仁、冰糖各500克，麻油500毫升。将胡桃仁、冰糖、麻油同放入搪瓷或陶瓷器皿中，隔水蒸3～4小时。每日服3次，饭前服用，服时加温，于7～10天服完；老年人或慢性胆囊炎患者剂量由小到大；脾虚泄泻患者，麻油用量可减少250毫升。本方补肾润肠。适用于胆石证。

玉米须郁金饮

玉米须30克，鸡内金、广郁金各10克，将上述材料一同加水煎汁，每日2次。本方对胆囊炎、胆石证有一定疗效。

鲜萝卜汁

鲜萝卜250克，将鲜萝卜洗净，切碎略捣，绞取汁液即成。亦可加适量蜂蜜或白糖调服，每次服2汤匙，每日2～3次，冷服。本方治疗胆结石。

茵陈玉米须茶

玉米须30克，茵陈、蒲公英各15克。将上药方药量加大10倍，共研为末。每次用50～60克，置于保温瓶中，冲入沸水适量，盖闷20分钟，代茶频饮。每日1剂。本方清热利湿，利胆消黄。适用于胆囊炎、胆石证，症见恶寒发热、右上腹疼痛，有时伴皮肤、巩膜黄染、皮肤瘙痒。

注意：低血糖、低血压患者不宜长期服用。

大黄木香茶

大黄10～20克，木香10克。将上述材料一起用沸水冲泡当茶饮用。本方理气活血，止痛。主治胆石证。

金钱草内金饮

金钱草30克，鸡内金10克。将上述材料加适量水煎服。本方主治胆石证。

茵陈枳实饮

茵陈30克，海金沙15克，枳实10克。将上述材料加适量水煎服。本方适用于胆石证。

鸡内金粥

粳米100克，鸡内金6～10克，白糖适量。先将鸡内金洗净，沥干，置锅内，用文火炒至黄褐色，研成细末。再将粳米淘净，放入锅内，加水800毫升，文火煮至米开汤还未稠时，加入鸡内金、白糖同煮。煮开一沸后，视粥稠汤黏时即可停火，不宜久煮。每日2次，可作早、晚餐服用。以温热为宜，忌冷服。本方补中益胃，缓急止痛，化石排石。主治胆石证。

名医验方治胆石证

胆道排石汤

太子参15克，金钱草30克，郁金草12克，白芍15克，柴胡9克，失笑散（蒲黄6克，五灵脂6克），甘草3克。将上述材料加适量水煎服，每日1剂，日服2次。本方利胆排石，益脾止痛。主治肝胆湿热郁结，横逆中土胆石证。

来源：本方来源于邓铁涛经验方。方中所用的失笑散出自宋代《太平惠民和剂局方》。

金钱草虎杖茶

大金钱草30克，虎杖根15克。将上药研成粗末，置保温瓶中，以沸水500毫升冲泡20分钟，代茶饮用。本方消炎利胆，排石止痛。主治急性胆囊炎，胆石证。

加减：疼痛者加郁金15克。

来源：本方来源于《中药药理与应用》。

疏肝利胆汤

柴胡10克，黄芩8克，海金砂15克，金钱草15克，鸡内金10克，川郁金8克，炒金铃子10克，白芍10克，炒枳实10克，赤茯苓15克，车前子10克。将上述材料加适量水煎服，每日1剂，日服2次。本方疏肝利胆，清热除湿，理气和营，止痛散结。主治肝胆湿热蕴结型胆石证。

来源：本方来源于李培生方。

一味威灵仙方

威灵仙60克。将上药水煎，每日1剂，早晚分服。本方主治胆石证。

验证：用本方治疗患者120例，其中治愈60例，好转44例，无效16例，总有效率为87%。

金钱草饮

鲜金钱草30～60克。将上药开水泡服当茶饮，每天数次，不拘时。本方主治胆石证、胆囊炎。

验证：用本方治疗患者28例，最短服用45天，最长服用1年，其中显效18例，有效8例，无效2例，总有效率为93%。

其他疗法治胆石证

针刺疗法

取胆囊穴、足三里、中脘、阳陵泉、胆俞、太冲、支沟等穴，采用强刺激泻法。耳穴取神门、交感、胆囊、胰、十二指肠穴，每次两侧各选穴2～3个，捻转中、强刺激，留针20～30分钟。

耳压疗法

经耳穴探查找出阳性反应点，结合病情确定主、辅穴位后，以酒精棉球轻轻擦拭消毒，左手手指托持耳郭，右手用镊子夹取割好的方块胶布，中心粘一粒王不留行子，对准穴位紧紧贴压其上，并轻轻揉按1～2分钟。每次以贴压5～7穴为宜，隔1～3天换一次，两耳交替。并嘱患者经常自己按压，以增强刺激，提高疗效。

急性胃炎

急性胃炎主要是指因食物中毒、化学品或药物刺激、腐蚀、严重感染等引起的胃黏膜急性病变。主要诱因有烈酒、浓茶、咖啡、辛辣食物、药物、物理因素（粗糙食物）、细菌等。在夏秋季，起病急，主要表现为发热、恶心、呕吐、腹泻、腹痛、脱水休克、脐周压痛等，有时与溃疡相似，应及时治疗。中医认为，本病属于湿热下注，脾胃失调所致。治疗时应清热利湿，解痉止痛，调理脾胃。

民间偏方治急性胃炎

韭菜汁

连根韭菜适量。将韭菜洗净捣烂取汁约100毫升，温开水冲服，每日2～3次，连服3～5天。本方温阳祛寒。适用于虚寒所致的急性胃肠炎。

薤白粥

大蒜30克，薤白10克，粳米100克，将大蒜剥去皮，与薤白同煮15分钟，去渣取汁后加入粳米和适量水煮成粥，每日早晚分食。本方主治急性胃炎。

芹菜甘草冲鸡蛋

鲜芹菜根10克，甘草15克，鸡蛋1个。前2味加水共煎，沸后去渣，再将鸡蛋打入碗中，用滚沸的药汁冲鸡蛋，顿服。本方适宜于急性胃炎。

番薯藤

番薯藤60～90克，盐少许。将番薯藤加盐炒焦，冲水煎服。本方解毒，消炎。用治急性胃肠炎之上吐下泻。

龙眼核散

龙眼核（即桂圆核）适量。将龙眼核焙干研成细粉。每次25克，每日2次，白开水送服。本方补脾和胃。治急性胃肠炎。

炒车前子

炒车前子适量。将上药研为细末，装瓶备用。用时，饭前服4.5克，每日3次。本方主治急性胃肠炎。

核桃仁

青核桃适量。把青核桃放入炭火中烧热，去外皮取仁备用。熟核桃仁蘸蜂蜜，小儿吃3个，成人吃5个以上。每日2～3次，连服2～3天。本方主治急性胃肠炎。

生姜黄连茶

生姜120克，黄连30克。将生姜捣烂取汁，黄连研末，小火炒干。每次6克，绿茶送，1日3次。本方主治急性肠胃炎。

名医验方治急性胃炎

马齿苋蒲公英汤

马齿苋30克，黄芩15克，蒲公英20克，藿香、川黄连各10克，木香、生甘草各6克。将上药加水煎3次后合并药液，分2～3次口服，每日1剂。本方主治急性胃肠炎。

验证：用本方治疗急性胃肠炎患者87例，均获治愈。其中，服药2～3剂痊愈者32例；4～5剂痊愈者28例；6～7剂痊愈者20例；8～10剂痊愈者7例。

橘皮酒

橘皮90克，米酒1000毫升。将橘皮制成粗末，装入纱布袋内，和米酒一同置于洁净容器中，密封，浸泡。7日后即可过滤去渣取液备用。口服。每日2次，每次30毫升。本方健脾理气，燥湿化痰。主治急性胃炎，症见恶心呕吐、食少腹胀者。

验证：用本方治疗患者3例，均取得良好效果。

甘草泻心汤

炙甘草12克，黄芩9克，干姜9克，法半夏12克，大枣4枚，黄连3克，人参9克。将上述材料加适量水煎服。每日1剂。本方降逆和胃。适宜于急性胃炎。

来源：本方来源于《伤寒论》。

其他疗法治急性胃炎

外敷方

去皮大蒜6克，盐适量。将上述材料共捣烂。温开水冲服，日服2～3次。另用大蒜适量捣烂，外敷脐孔和足心。用治急性胃肠炎、腹泻、腹痛。

拔罐疗法

取中脘、梁门、三阴交。患者仰卧位，先用三棱针在中脘和双侧梁门各点刺3下，然后将口径适合的玻璃火罐用闪火法分别拔在点刺的穴位上，留罐5～10分钟；再在患者三阴交拔罐10分钟，每天1次。本方适宜于暑湿犯胃型急性胃炎。

慢性胃炎

慢性胃炎属中医胃脘痛、痞满等病症范畴。中医认为由气滞、脾虚、血瘀，诸邪阻滞于胃或胃络失养所致。该病以胃黏膜的非特异性慢性炎症为主要病理表现，病因可能除急性病外，还与胃黏膜受理化因素、细菌或毒素反复刺激和直接损害有关，其中尤以青壮年男性为多。临床表现为上腹部慢性疼痛、消化不良、食欲缺乏、恶心、呕吐、泛酸、饱胀、嗳气、纳差、大便不调，胃镜检查胃黏膜充血、水肿、糜烂、变薄。本病从病理表现可分为浅表性胃炎、慢性萎缩性胃炎、糜烂性胃炎和肥厚性胃炎四种，第一种为多见。本病预后良好，但严重者可有癌变的可能。胃痛及炎症与肝、脾密切相关，肝、脾气失常易导致胃病。治疗本病以理气和胃为主。若属虚者，应温中补虚，养阴益胃；若属实者，应疏肝、泄热、散瘀为主。

民间偏方治慢性胃炎

红糖蒸大葱

大葱4棵，红糖120克。将上述材料共捣烂，放锅内隔水蒸熟。每日服3次，每次9克。本方用治慢性胃炎。症见胃痛、胃酸过多、消化不良。

牛奶鹌鹑蛋

牛奶200毫升，鹌鹑蛋1个。将牛奶煮沸，打入鹌鹑蛋再沸即成。每日早晨空腹服1次，连续饮用。本方补胃，益胃。适用于慢性胃炎。

三白煎

绵白糖50克，白酒40克，2个鸡蛋的蛋清，放在碗中搅匀，倒入铁锅中用文火煮至水分蒸发完，呈杏黄色（不可糊了），中午饭前1小时服下，口服1次，一般连服3～5天可愈。主治慢性胃炎。

小茴香粥

小茴香5克，粳米100克，红糖适量。先将小茴香用盐在锅中炒至焦黄研成细末，然后将粳米洗净放入砂锅中，加水熬成粥，撒入小茴香末和红糖，再煮片刻即成。本方行气止痛，健脾开胃。适用于慢性胃炎，疝气，胃寒呕吐。

木瓜姜汤

生姜30克，木瓜500克，米醋300克。将上述几味同放瓦锅中加水煮汤。分2～3次服完。2～3天1剂，可常服。本方健脾益气，温中和胃。适用于慢性胃炎属脾胃虚寒型，见胃脘隐痛、喜暖喜按、食欲减退、饭后饱胀、神疲乏力等症。

生姜大枣汤

生姜120克，大枣500克。将生姜洗净切片，同大枣一起煮熟。每日吃3次，每次吃大枣10余枚，姜1～2片，吃时用原汤炖热，饭前饭后吃均可。数次后煮枣汤渐甜，每次服此汤更好。本方健脾温胃。适用于慢性胃炎属脾胃虚寒型。

牛奶山药糊

牛奶250克，山药、面粉各30克。将山药切成丁，加水文火炖煮，至汤浓后再加入牛奶，调入面粉糊，煮沸。以上为1次量，日1～2次，空腹服用。1个月为1疗程。本方有补脾益胃、健脾止泻的功效。适于慢性胃炎、慢性肠炎等。

米醋生姜饮

生姜100克，米醋250毫升。将生姜洗净切丝，浸入米醋内，密闭贮存2～3日即成。每次空腹饮10毫升，每日2次。本方健胃消食，温中散寒。适用于虚寒型慢性胃炎。

名医验方治慢性胃炎

白芍白术煎

白芍（炒）、白术（炒）、莪术、当归、山楂（炒）、八月札各12克，党参、黄芪、菝葜各15克，陈皮6克，砂仁、甘草（炙）各3克，失笑散（包）、刺猬皮、延胡索各适量。将上述材料加适量水煎，分早、晚2次温服，每日1剂。1个月为1个疗程。本方主治胃痛型慢性胃炎。

验证：用本方治疗患者52例，其中显效26例，有效21例，无效5例，总有效率为90.4%。

党参桂枝煎

党参、桂枝、延胡索、干姜、佛手各10克，黄芪30克，茯苓、白芍各20克，大枣6克，炙甘草5克，丹参15克。将上述材料加适量水煎，分早、晚2次服，每日1剂，4周为1个疗程。随证加减。本方治浅表性慢性胃炎。

验证：治疗患者50例，其中治愈12例，显效19例，有效16例，无效3例，总有效率为94%。

胃舒方

黄芪20克，高良姜3克，桂枝10克，白芍10克，黄连3克，姜半夏10克，陈皮10克，延胡索（元胡）10克，煅瓦楞子30克，甘草3克。每日1剂，每剂煎2次，头煎取汁300毫升，分别在上午9点、下午3点左右服150毫升；二煎取汁150毫升，晚上8点左右服下。本方益气温中，理气泻火。主治慢性胃炎、消化道溃疡属寒热夹杂证，有胃痛、嘈杂、胀满、嗳气、呕恶者。

来源：本方来源于杨泽民经验方。

其他疗法治慢性胃炎

敷脐疗法

吴茱萸、白胡椒各10克，陈皮30克。将上药共研为极细末，用酒调适量敷脐，再以热水袋温熨半小时，每天1次，7天为1个疗程。一般连用2个疗程。本方主治慢性胃炎。

加减：若寒凝头痛者，加吴茱萸15克，煎汤熏洗，每天2次，7天为1个疗程。

拔罐疗法

取上脘、中脘、下脘、天枢、内关、足三里。单纯拔罐法，各穴留罐10～15分钟，每日1次，10次为1个疗程。主治胃气壅滞型慢性胃炎。

消化道溃疡

消化道溃疡，又称胃及十二指肠溃疡，属中医“胃脘痛”范畴。是临床常见多发病，且病程缠绵，治疗上颇难。多因饮食失调，或忧思愤怨，肝郁化火，热灼胃阴，致胃黏膜受损；或脾虚失运，湿邪凝聚，湿郁日久，腐蚀胃体，日久不解，均可导致溃疡病的发生。

民间偏方治消化道溃疡

胡桃酒

青皮胡桃3000克，白糖500克，60°烧酒5000毫升。在农历六月上旬，采摘未成熟的青皮胡桃，洗净打碎后，放置于干净的玻璃瓶中，加入烧酒，密封曝晒20～30日，待酒与胡桃成黑色时，用纱布压榨过滤去渣，加入白糖溶解后，装瓶备用。每日2次，每次10毫升，口服。本方和胃止痛。适用于胃及十二指肠溃疡、胃炎。

姜韭牛奶羹

韭菜250克，姜25克，牛奶250毫升。将韭菜、姜洗净，将韭菜切成段，姜切成片。韭菜段、姜片放在一起捣烂，再用洁净纱布绞汁。将牛奶、姜韭汁放入锅内，烧沸即成。每日1次，热服。本方暖胃，健胃。适用于胃寒型溃疡、慢性胃炎胃脘疼痛、呕恶等症。

旱莲草红枣汤

鲜墨旱莲50克，红枣8～10枚。用鲜墨旱莲、红枣加清水两碗煎至一碗。每日2次。去渣饮汤。本方补肝肾，滋阴补血，止血。对胃及十二指肠溃疡出血、失血性贫血等症有良好的辅助治疗作用。

土豆淀粉末

土豆2000克。将土豆洗净，去除芽眼，切碎捣泥，装入净布袋内，放入1000毫升清水内，反复揉搓，便生出一种白色的粉质。把含有淀粉的浆水倒入铁锅里，先用旺火熬，至水将干时，改用小火慢慢烘焦，使浆汁最终变成一种黑色的膜状物，取出研末，用容器储存好。每日服3次，每次饭前服1克。本方主治胃溃疡。

蚌贝散

淮蚌粉90克，贝母50克，甘草30克，红糖60克。将上述材料共为细面。日服3次，每次3克。本方主治胃及十二指肠溃疡。

甘陈汤

生甘草12克，陈皮6克，蜂蜜60毫升。先煎前2味药至200～400毫升，冲入蜂蜜，每日3次分服。本方主治胃及十二指肠溃疡。

小白菜汁

小白菜2棵，白糖少许。将小白菜全棵洗净，绞汁加白糖。每日饮1小杯。本方清热，解毒。对胃溃疡有较好的治疗作用。

西瓜番茄汁

西瓜1个，番茄适量。西瓜取瓤、去子，用洁净纱布绞汁液。番茄用沸水冲烫，剥皮，去子，也用洁净纱布绞挤汁液。二液合并，代水随量饮用。本方适用于胃及十二指肠溃疡。

名医验方治消化道溃疡

通腑降逆汤

炒柴胡、陈皮各6克，法半夏、枳实各12克，赤芍、苍术、厚朴、制大黄各9克，炒黄连2.4克，炒吴茱萸4.5克。将上述材料加适量水煎，去渣取汁，分3次温服，每日1剂。本方疏肝泄热，化痰除湿。主治十二指肠球部溃疡并发不完全性幽门梗阻。

来源：本方来源于《千家名老中医妙方秘典》。

疏肝和胃饮

当归、柴胡、瓜蒌、薤白、法半夏、煅瓦楞子各10克，陈皮5克，枳实6克，白芍、蒲公英各15克，甘草3克。将上述材料加适量水煎，去渣取汁，分3次温服，每日1剂。本方疏肝和胃，制酸止痛。主治胃及十二指肠溃疡所致的胃脘疼痛，属于肝胃不和证。

来源：本方来源于《名老中医秘方验方精选》。

百合陈皮煎

百合、丹参、白及各20克，太子参15克，白术、茯苓、法半夏各10克，陈皮5克。将上述材料加适量水煎，3次取汁450毫升，每日1剂，分3次温服。1个疗程为50日。随证加减。本方治胃肠溃疡。

验证：用本方治疗患者55人，经2个疗程的治疗后，治愈32例，显效16例，好转7例，总有效率为100%。

三七白及煎

三七粉、白及粉、生大黄粉各6克（冲），仙鹤草、煅瓦楞子各20克，枳实9克，陈皮、茯苓各15克，清半夏10克。每日1剂，水煎服。30剂为1个疗程。本方消肿定痛，收敛止血。主治胃、十二指肠溃疡。

验证：用本方治疗胃及十二指肠溃疡35例，临床痊愈34例，好转1例，平均止血时间为4天。

其他疗法治消化道溃疡

喝蜂蜜

蜂蜜1杯（100～150毫升），隔水蒸熟后，于饭前空腹1次服下，每天3次，连服2～3星期，溃疡壁会逐渐消失。蜂蜜每天服用，能使胃液总酸度降低，红细胞、白细胞恢复正常值，疼痛消失，大便正常。

胃痛

胃痛，又称胃脘痛，是由外感邪气、内伤饮食情志、脏腑功能失调等导致气机郁滞，胃失所养，以上腹胃脘部疼痛为主的病症。一般表现为胃脘疼痛，伴食欲缺乏、痞闷或胀满、恶心呕吐、吞酸嘈杂等。胃痛是一种非特异性症状，最好是食疗，药物只是辅助性的，不能根治只能应急，平时少吃辛辣刺激性食物，要穿暖，不要受凉。

民间偏方治胃痛

胡椒大枣散

胡椒9粒，大枣3枚，去皮杏仁5粒。将上述材料研末，用热米酒服下，疗效佳。本方尤对虚寒胃痛有特效。

桂皮山楂汤

桂皮6克，山楂肉10克，红糖30克。先用水煎山楂肉，后入桂皮，待山楂肉将熟去火，滤汁入红糖，调匀，热饮。本方治饮食寒凉的胃痛。

土豆粥

土豆（不去皮）250克，蜂蜜少许。将土豆洗净，切成丁，用水煮至粥状。服时加蜂蜜。每日晨空腹食用，连服半月。本方和中养胃。用于胃脘隐痛不适。

洋白菜粥

洋白菜500克，粳米50克。将洋白菜洗净，切碎，煮半小时，捞出菜不用，下粳米煮粥。日食2次。本方缓急止痛。用于胃脘拘急疼痛。

高良姜粥

高良姜30克，粳米50克。高良姜加适量的水，在沙罐内煎取药汁；再用药汁和粳米煮粥，空腹食之，1日1次，连服3～7天。本方适用于胃寒性胃痛。

名医验方治胃痛

百乌荔楝芍草麦芽汤

生百合40克，乌药15克，荔枝核15克，川楝子20克，生白芍20克，生甘草10克，生麦芽30克。将上药加适量水煎3次，混匀后，分别于早饭前30分钟，晚饭后40分钟2次温服。本方养胃阴，理胃气，降胃浊。主治胃脘痛。

来源：本方来源于长春中医药大学教授程绍恩。

安胃煎

蒲公英30克，生白芍10克，徐长卿12克，大贝母12克，红花8克，陈皮8克，生甘草6克。上述材料加适量水煎服。本方安胃，散结，止痛。主治胃脘痛，滞胀纳呆属气滞络阻证。

胃痛方

黄连、高良姜各5克，吴茱萸3克，黄芩、香附、陈皮、半夏各10克。将上述材料加适量水煎服，每日1剂。本方温中散寒，清热止痛。适用于胃脘疼痛。证见胃脘疼痛，因受寒或饮食生冷而诱发加重，得温痛减，舌红苔黄。

加减：腹胀，加大腹皮、香橼皮；热重，加酒大黄；泛酸，加煅瓦楞子。

来源：本方来源于董建华医师祖传秘方。

胃痛汤

延胡索（玄胡）30克，炙甘草25克。将上述材料加适量水煎，每日1剂，分2次服，每次100毫升。本方活血散郁，温中止痛。适用于胃脘痛。

来源：本方来源于王心春医师良方。

其他疗法治胃痛

按摩疗法

胃痛时，用双拇指按揉患者双腿足三里（外膝眼下3寸，胫骨外侧1横指的地方），待患者感到酸麻胀痛后5分钟，症状可明显减轻乃至消失。

贴敷疗法

将1片伤湿止痛膏贴在脐或上脘，20分钟可止胃痛。上脘在腹正中线，脐上5寸处。

胃下垂

胃下垂是指站立位时胃的下缘触及盆腔，胃小弯弧线最低点降到髂嵴连线以下的疾病。轻度胃下垂者多无症状。下垂明显者可伴有相关的症状，多数患者有上腹部不适、隐痛等，常于餐后、站立过久及劳累后症状加重。多因饮食不节、七情内伤、劳倦过度导致形体消瘦。加上脾胃失和，食量减少，身体过分消瘦，腹壁肌肉无力，韧带张力低下、松弛。其病理以虚证为主，以女性较为多见。此类患者常伴有肾下垂、子宫下垂及其他内脏下垂。

民间偏方治胃下垂

荷叶蒂莲子汤

鲜荷叶蒂4个，莲子60克，白糖适量。将荷叶蒂洗净，对半切开；莲子洗净，用开水浸泡1小时，剥衣去芯。把两者倒入钢精锅内，加冷水2大碗，以文火慢炖2小时，加白糖1匙，炖片刻即可。当点心佐膳服食。本方补益心脾，健胃消食，升举清气，消暑止血。适于脾虚气陷、胃虚食滞之胃下垂者常食，亦是暑热天的药膳佳品。

蜂蜜红茶

蜂蜜30克，红茶6克。将红茶放入有盖的瓷杯中，用沸水冲泡，加盖闷5分钟，加蜂蜜搅匀服用即可。代茶频饮。本方生津止渴，滋养脾胃。对胃阴不足所致的胃下垂有很好的食疗效果。

砂仁枳青茶

砂仁、枳壳、青皮各10克。将砂仁、枳壳、青皮加水适量煎煮，连煎2次，取药汁200毫升。每日1剂，代茶饮。本方疏肝行气，和胃。适用于肝胃不和型胃下垂。

苓桂甘术汤

茯苓12克，桂枝9克，白术6克，炙甘草6克。将以上四味加2碗水煎煮到1碗，煎取3次汤液，混匀。分3次温服，每日1剂。本方温阳化饮，健脾利湿。适用于脾虚饮停型胃下垂。

猪肚枳壳砂仁

猪肚1个，炒枳壳20克，砂仁10克。将猪肚洗净，纳入2味中药，扎好，加水煮熟。趁热食猪肚饮汤，分4～6次用完。本方温中和胃。适用于胃下垂的辅助治疗。

仙人球煮肉

鲜仙人球60克，猪瘦肉50克。先将猪瘦肉剁碎制成肉饼后，与鲜仙人球一起煮熟，晚上睡前顿服，每日1剂。1个月为1个疗程。本方主治胃下垂。

鸡肝粥

鸡肝1副，粳米50克，姜末、精盐各适量。将鸡肝洗净、切碎，粳米洗净，二者同入锅中，加精盐、姜末和适量水一同煮成粥。早、晚餐温服。本方补脾养肝。适用于肝胃不和型胃下垂。

名医验方治胃下垂

当归苁蓉汤

当归、肉苁蓉各20克，麻子仁30克，太子参、沙参、麦冬各12克，杏仁、枳壳各10克，厚朴18克，大黄6克。每日1剂，水煎服。本方甘凉濡润，通腑降浊。治疗胃下垂。

来源：本方来源于孙建平等经验方。

升胃汤

红参、甘草10克，黄芪50克，升麻15克，白术20克，枳壳、牡蛎各30克。将上述材料加适量水煎服，每日1剂。本方益气，升阳，提胃。适用于胃下垂。

来源：本方来源于刘唐尧医师良方。

补元复胃汤

党参12克，白术、云茯苓、豆蔻、砂仁各10克，陈皮、枳实、厚朴、麦芽、谷芽、神曲、大枣、山楂各6克，木香3克，山药15克。将上述材料加适量水煎服，每日1剂。本方补中益气，健脾消食。适用于胃下垂。

来源：本方来源于《名医偏方秘方大全》，刘士俊医师良方。

胃下垂汤

党参、白术、陈皮、当归、山楂、枳实、郁金、莪术、云茯苓、桃仁、炙黄芪各10克，柴胡、炙升麻、炙甘草各5克。每天1剂，水煎温服。主治胃下垂。

来源：本方来源于陕西中医易维祥。

验证：临床此方治疗胃下垂23例，痊愈15例，有效6例，无效2例。

柴胡黄连煎

柴胡、枳实、黄芩、法半夏、厚朴、陈皮、苍术各10克，蒲公英、芦根、白芍各15克，大黄6克，甘草5克，黄连5克。将上述材料加适量水煎服。每日1剂，分2次服，1个疗程为15天。间隔3日，3个疗程后观察疗效。本方治胃下垂兼胃脘部灼热。

验证：用本方治疗患者190例，其中治愈66例，显效82例，好转35例，无效7例，总有效率为96.3%。

其他疗法治胃下垂

按摩疗法

取头部的百会，腹部的中脘、气海、关元，背部的脾俞、肾俞、胃俞，下肢的足三里等穴。以百会为中心，用拇指指端叩击头部3分钟；按揉胃俞、脾俞、肾俞、中脘、气海、关元、足三里各50次；轻拍腹部1～2分钟。重复3～5遍。

泡脚疗法

人参叶、柴胡各20克，枳实30克，白术15克。将以上4味药同入锅中，加水适量，煎煮40分钟，去渣取汁，与3000毫升开水同入泡足桶中。先熏蒸，后泡足。每晚1次，每次30分钟。本方补中益气，升阳固脱。主治中气下陷型胃下垂，症见身体虚弱消瘦、胃部坠胀不适、头昏眼花、少气倦息、舌淡苔白、脉细弱。

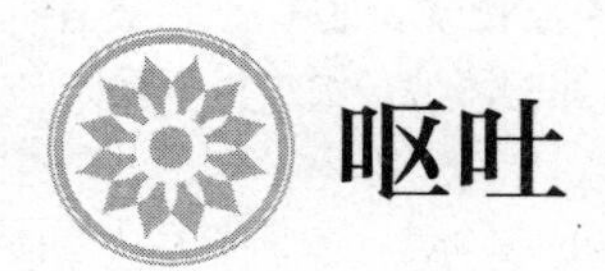

呕吐

呕吐是指胃内容物和部分小肠内容物通过食管反流出口腔的一种反射性动作。多由胃寒、胃热、伤食、痰浊、肝气犯胃等导致。胃寒多见呕吐清稀、口中多涎、喜热恶冷、舌苔白润等，治宜温胃降逆。胃热多见食入即吐、吐物酸苦、口臭、喜冷恶热、舌苔黄腻等，治宜和胃清热。伤食引起的多见胃脘胀满不舒、嗳气腐臭、呕吐宿食、舌苔厚腻等，治宜消导和胃。痰浊引起的多有眩晕、胸闷、心悸、呕吐痰涎或清涎、舌苔清腻等，治宜和胃化痰。肝气犯胃，多见胁痛脘胀、呕吐酸苦等，治宜泄肝和胃。本症可见于胃炎、幽门梗阻、颅内压增高等多种疾患。

民间偏方治呕吐

蜂蜜姜汁

蜂蜜2汤匙，鲜姜汁1汤匙。将上述2味加水1汤匙调匀，放锅内蒸熟。稍温，顿服。本方和胃止呕。用治反胃呕吐。

藿香荷叶粥

藿香15克，荷叶50克，冰糖20克，粳米100克。将荷叶洗净，与藿香一同加水煎取药汁，粳米淘洗干净，加入药汁一同武火烧开后转用文火熬煮成稀粥，加入冰糖稍煮即成。本方健脑益智，行气和胃，止呕，凉血止血。用于胃寒呕吐、中暑、胃炎等症。

韭菜根方

韭菜根适量。将韭菜根洗净，捣烂绞取汁约一小酒杯。用少许开水冲服。本方健胃止呕。用治呕吐、恶心。

山药半夏饮

鲜山药30克（捣碎），清半夏30克，白砂糖适量。先用温水淘洗半夏数次，使无矾味，煎取清汤2杯半，去渣，加入山药调匀，再煎成粥，加白砂糖调味服之。本方主治胃逆上气，呕吐不止。

生姜莲子心煎

生姜6克，鲜竹茹30克，莲子心3克。将上述材料加适量水煎服。每日1剂。主治胃热呕吐。

高良姜香附丸

高良姜、醋香附各等份，共研为末，水泛为丸。每服6克，每日2次。本方主治寒凝气滞，胀痛呕吐。

名医验方治呕吐

蒲猬饮

蒲公英15克，炒刺猬皮、甘松香、枳壳、白芍、胡黄连、石斛各10克，海螵蛸（乌贼骨）12克，甘草5克。每日1剂，水煎2～3次，分2次服。本方化湿行气，制酸止痛。主治呕吐。

验证：治疗吐酸嘈杂40例，痊愈33例，好转5例，无效2例，总有效率为95%。其中痊愈者用药时间最短7天，最长1个月。

和胃止呕汤

川黄连（姜炒）6克，吴茱萸5克，姜半夏9克，竹茹9克，生姜5克。将上述材料加适量水煎徐徐温服。本方和胃止呕。主治呕吐如胆汁，或入食即吐。

来源：本方来源于许玉山经验方。

安胃降逆汤

金石斛12克，半夏9克，甘草3克，橘红10克，竹茹15克，茯苓12克，生姜5片。将上述材料加适量水煎服，1日1剂，分2次服。本方主治呕吐。

来源：本方来源于《评琴书屋医略》。

芦根绿豆粥

绿豆100克，芦根100克，生姜10克，紫苏叶15克。先煎芦根、姜、紫苏叶，去渣取汁，入绿豆煮作粥。任意食用。本方止呕利尿。用于湿热呕吐及热病烦渴、小便赤涩，并解鱼蟹毒。

验证：用此方治疗患者29例，除2例无效外，其余27例均在短期治愈，有效率为93.1%。

其他疗法治呕吐

泡脚疗法

莱菔子、橘皮各30克，生山楂20克。将以上3味中药入锅，加水适量，煎煮30分钟，去渣取汁，与3000毫升开水同入泡足桶中。先熏蒸，后泡双足。每晚1次，每次30分钟。3天为1个疗程。本方消食导滞，和胃止吐。主治食滞停积型呕吐，症见呕吐酸腐食物、脘腹胀满、嗳气厌食、大便不畅、苔黄腻、脉滑。

艾灸疗法

取中脘、内关（双）、建里、涌泉（双）、足三里（双）、丰隆（双）。①艾条温和灸：每次选用3～5个穴位，每穴每次灸15～20分钟，以穴位表面皮肤出现红晕为度，每日灸1次。②艾炷隔姜灸：每次选用2～4个穴位，每穴灸5～7壮，每日灸1次，重证可每日灸治2次。本方主治实证呕吐。

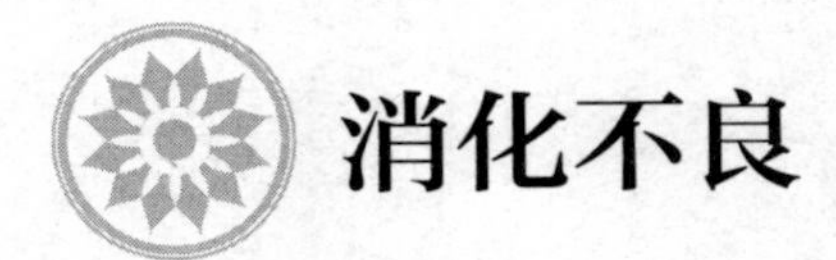

消化不良

消化不良实际上是胃部不适的总称，是消化过程受到某种因素的干扰。现代医学认为，消化不良是由消化系统本身的疾病或其他疾病所引起的消化功能紊乱。本病常因暴饮暴食、时饱时饥、偏食辛辣肥甘或过冷、过热、过硬之食物而引起。临床主要表现为腹胀、恶心、呕吐、嗳气、食欲缺乏、腹泻或便秘、完谷不化等。

中医学认为，本症是因肝郁气滞、饮食失节、久伤脾胃、久病体虚、营养不良、脾胃功能减退所致。

民间偏方治消化不良

麦芽神曲汤

大麦芽、六神曲各20克。将上述材料加适量水煎。早、晚各1次空腹服。本方益气调中，化食下气。用治胃肠虚弱而致的消化不良、饱闷腹胀。

山楂开胃饮

山楂（山里红）、怀山药各250克，白糖100克。怀山药、山楂晒干研末，与白糖混合，炼蜜为丸，每丸重15克。每日3次，温开水送服。本品补中，化积。用治脾胃虚弱所致的消化不良。

西谷米粥

西谷米（又称莎木面）适量。将西谷米按常法煮粥，加糖服食。每日1～2次。本方温中健脾。主治脾胃虚弱，消化不良。

醋茶

醋15毫升，细茶叶1～3克。将细茶叶、醋置于杯中，加开水冲泡，浸5分钟，分3次服。本方健胃消食。适用于食积消化不良。

猪肚粥

猪肚一具，粳米100克。猪肚洗净切碎，与米同煮成粥，每日1～2次，空腹温热食效佳。本方主治消化不良。

山楂炒枳壳煎

焦山楂30克，炒枳壳15克。将上述材料加适量水煎取汁，分3次服完，饭后服用。本方主治饮食积滞型消化不良，表现为不能按压，按压会加重不舒服症状，呃逆恶心，呃逆后有腐臭味。

名医验方治消化不良

双白香附煎

白芍、白术（炒）、茯苓各15克，党参、姜半夏各12克，砂仁、木香、甘草（炙）各6克，黄连、吴茱萸各3克，陈皮9克，香附、高良姜各适量。将上述材料加适量水煎3次，饭前半小时服。每日1剂。本方主治腹痛偏寒型消化不良。

验证：用本方治疗患者159例，其中治愈113例，有效34例，无效12例，总有效率为92.4%。

大黄橘皮汤

番泻叶3克，生大黄1.8克，橘皮3克，黄连1.5克，丁香1.8克。将上药温浸于沸水中2小时，去渣取汁，3次分服，每日1剂。本方主治胃弱消化不良，便秘腹膨胀，胸闷。

来源：本方来源于《现代实用中药》。

苍术甘草煎

苍术、柴胡、茯苓、党参、半夏、槟榔、乌药各10克，黄连4克，蒲公英15克，吴茱萸3克，甘草6克。将上述材料加适量水煎取汁300毫升，分2次温服，每日1剂。本方治消化不良。

验证：用本方治疗患者35例，其中治愈11例，显效19例，有效3例，无效2例，总有效率为94.3%。

香附乌药汤

香附、乌药、当归、槟榔、苍术、法半夏、神曲各10克，砂仁（后下）、川芎各6克。每日1剂，水煎，分2次服。本方理气开郁，散结开胃。本方主治疗功能性消化不良。

加减：脾胃亏虚加太子参20克，干姜6克；肝气郁结甚者加柴胡、郁金各10克；湿阻气滞者加茯苓15克，厚朴10克。

来源：本方来源于宋跃龙经验方。

其他疗法治消化不良

泡脚疗法

芫荽子、陈皮各10克，茅苍术15克。将上述材料加适量水煮好后泡脚。本方治消化不良。

按摩疗法

在左上腹部（大致相当于胃区）用手掌做轻微的擦摩，节律适中，也可以加用震颤手法（以手指操作）；然后，围绕脐部，从右下腹起做环形揉按（用掌指操作，但主要用中间三指的指力），从下而上，从右到左；在揉按的同时，有节律地施以轻轻的压力。全部操作时间大约20分钟，可以自我按摩，也可以由他人按摩。

呃逆

呃逆系膈肌痉挛，属膈肌功能障碍性疾病，吸气时声门突然闭合产生一种呃声，这种膈肌异常的收缩运动是由于迷走神经和膈神经受到刺激所引起。临床上呃逆是一种症状，引起呃逆的原因很多，如平常进食过快，进刺激性食物和吸入冷空气等产生呃逆，轻者间断呃逆，重者可连续呃逆或呕逆，腹胀、腹痛，个别小便失禁等。

民间偏方治呃逆

鸡蛋壳甘草

鸡蛋壳6克，甘草1.5克，米醋适量。将鸡蛋壳、甘草研为细末。每日1剂，分3次用醋调服。本方降逆止呃。适用于呃逆频作。

韭子散

韭菜子18克。将韭菜子洗净焙干，研成细末。分2次用温开水送服。本方温肾，固阳。适用于神经性呃逆。

米醋红糖水

米醋半杯，红糖9克。将米醋与红糖搅匀，徐徐服下。每日1剂，连服数日。本方温中散寒，止呃。适用于受寒所致之呃逆。

山楂汁

山楂适量。取生山楂榨汁口服，成人每次15毫升，每日服2次。本方适用于呃逆。

酒浸柠檬

柠檬3个，白酒适量。将柠檬洗净晾干，浸入白酒内，密封贮存3～5日。每遇呃逆时吃酒浸柠檬（去皮）1个。本方止呃。适用于呃逆。

名医验方治呃逆

刀豆生姜汤

老刀豆（豆粒带壳）15～30克，生姜3片，红糖适量。将老刀豆、生姜加水煎汤，去渣，调入红糖饮服。每日1剂，2次分服。本方温中散寒，和胃降逆，止呃。主治虚寒呃逆。

来源：本方来源于刘俊好医师治呃良方。

沉香砂仁汤

沉香、砂仁各3克，白胡椒2克。将上药水煎，分2次服，每日1剂。一般服本方1剂，多能治愈。严重者，可重复剂量，并适当配合治疗引起呃逆的急、慢性病，常能收到较满意的效果。本方主治呃逆。

验证：用上药治疗呃逆患者30例，其中治愈28例，好转1例，无效1例。

韭菜子萝卜子散

韭菜子、莱菔子（萝卜子）各10克。将上述2味炒黄，研成粉，冲服，1日2次。本方主治呃逆。

验证：患者，女，34岁。呃逆3日，肌注阿托品治疗，虽可取效一时，但易复发。嘱用韭菜籽、莱菔子（萝卜子）各10克炒黄，研成粉冲服，服2次而愈，至今未发。

降逆止呕方

姜半夏10克，黄连6克，党参20克，干姜10克，桂枝10克，砂仁6克，枳壳6克，旋覆花10克，茯苓10克，甘草10克，玉竹10克，炒麦芽10克。将上述材料加适量水煎服，日1剂，共服7剂。本方温中补虚，降逆止呃。主治中焦虚弱，胃气上逆证之呃逆。

验证：患者陶某，女，45岁。患者近4个月来，每于食后出现呃逆不止，胃脘胀满，偶有反酸。平素畏寒，胃脘部得温则舒，受寒则痛，大便溏薄。7剂过后，诸症好转，已不呃逆反酸，稍有胃胀，大便已调，舌暗改善，苔中心微黄。上方去桂枝，加柴胡10克，予7剂继服。

其他疗法治呃逆

喝水

饮1大口水含在嘴中，然后将其分7口咽下，中间不换气。

敷脐疗法

丁香、沉香、吴茱萸各15克，生姜汁、葱汁各5毫升。先将前3味药共研细末，加入姜汁、葱汁调匀如软膏状，装瓶备用。用时取药膏适量，敷于脐孔上，外以纱布覆盖，胶布固定。每日换药1次。

点穴疗法

呃逆时，用食指或中指在脖后第五与第六颈椎骨间按上数秒钟后，呃逆即止。找穴的方法是可先找比较突出的第七颈椎骨，由此处再往上摸找。

腹痛

腹痛是由腹部、胸部、全身性疾病引发的腹部疼痛，有急性与慢性之分。现代医学中的急性阑尾炎、肠结核、胆道蛔虫症、急性腹膜炎等均可出现本症。

中医学认为，腹痛的发生主要为外感时邪、饮食不节、情志失调及素体阴虚等导致气机郁滞、脉络痹阻或经络失养、气血运行不畅所致。并将其分为实寒、实热、虚寒、食滞、气滞、瘀血几种类型，根据病因及症状的不同，分别采用理气祛邪、清热化湿、消食导滞、行气化瘀、温中补虚等治疗方法。

民间偏方治腹痛

鲜姜葡萄酒

鲜姜100克，葡萄酒1000毫升。将鲜姜洗净切片，浸入葡萄酒内，密封贮存，5日后即成。每次服50毫升，每日2～3次。本方健胃祛湿，散寒止痛。适用于寒性腹痛、嗳气呃逆等。

银花莲子粥

金银花15克，莲子10克，粳米100克。先将金银花煎取药汁，去渣。将莲子、粳米淘洗干净，加药汁，加适量清水煮成粥。每日食1～2次，温热食之。本方清热解毒，祛湿止泻。用于急性肠炎腹痛、腹泻、心烦口渴、感染性疾病辅助治疗。

一味延胡索方

延胡索9克。将延胡索研末，米汤送下。本方主治下痢腹痛。

咖啡粉

咖啡粉10克，白糖少许。将咖啡粉与白糖拌匀。用开水1次冲服，日服2次。本方消食化积，止腹痛。主治食积腹痛。

茴香良姜汤

茴香子、高良姜、乌药根各6克，香附9克。将上述材料加适量水煎服。本方用治胃气痛、腹痛。

当归桂枝煎

当归、白芍各12克，桂枝9克。将上述材料加适量水煎服。本方主治虚寒腹痛。

名医验方治腹痛

天台乌药散

天台乌药、茴香各10克，木香6克，青皮、高良姜各12克，槟榔、川楝子各15克（与巴豆、麸皮同炒，去巴豆、麸皮不用），荔枝核20克，升麻3克。将上述材料共研细末，温酒调服19克；或水煎，去渣取汁，每日1剂，分2次温服。本方疏肝理气，散寒止痛。主治疝气之寒凝腹痛。

来源：本方来源于《医学发明》加减。

良附丸

高良姜500克，香附（醋制）500克。将上两味粉碎成细粉，过筛，混匀，用水泛丸，干燥，即得。口服，一次3～6克，一日2次。本方温胃理气。用于寒凝气滞，脘痛吐酸，胸腹胀满。

来源：本方来源于《中国药典》。

其他疗法治腹痛

敷脐疗法

白芷10克，面粉25克。将白芷研成细末，与面粉一起，用醋调成糊状，敷脐。本方适宜于腹痛。

拔罐疗法

中脘、神阙、关元。采用灸罐法。用艾条温和灸灸3穴15分钟，以皮肤感觉温热、舒适为度，后留罐10分钟，每日1次。另外，拔罐后可将250克食盐置锅内炒热，用布包好，趁热置于脐上热熨15分钟。热度以患者能耐受为度，每日1次，5次为1个疗程。本方适宜于腹痛。

腹泻

腹泻又称泄泻，是指排便次数增多，粪便稀薄或伴有黏液、脓血、未消化的食物。有急性腹泻与慢性腹泻之分。

起病急，病程在2个月以内者称为急性腹泻，常由急性肠道传染病、食物中毒、胃肠功能紊乱及饮食不当所致。起病缓慢，常反复发作，病程超过2个月者称为慢性腹泻，常由胃部疾病如慢性萎缩性胃炎致胃酸缺乏、慢性肠道感染、慢性肠道疾病、肝与胆及胰腺病变、内分泌及代谢性疾病、神经功能紊乱等引起。腹泻严重者可造成胃肠分泌液的大量丢失，产生水与电解质平衡的紊乱以及营养物质的缺乏所带来的各种后果。

中医学认为，腹泻是由于脾胃功能障碍，脾虚湿盛，传导失常而致的一种常见疾患。可根据感受外邪、饮食所伤、脾胃虚弱、肾阳虚等不同病因而辨证施治。

民间偏方治腹泻

茯苓酒

白茯苓60克，米酒1000毫升。将白茯苓制为粗末，用纱布包好，浸入米酒内，密封贮存，7日后即成。每次服20毫升，每日2次。本方补益脾胃，利水渗湿。适用于慢性腹泻、慢性胃炎以及病后体虚、周身无力等。

荔枝扁豆汤

荔枝10枚，扁豆30克。将荔枝去壳取肉，与扁豆一起入砂锅，加水，文火炖煮1小时，喝汤吃荔枝肉。本方健脾渗湿，理气止痛。适用于脾虚泄泻。

柚姜止泻茶

老柚壳9克，细茶叶6克，生姜2小片。先将前两味同研成细末，再把生姜煎汤，候温送服前两味细末。不拘时服。本方温中，理气，止泻。适用于腹中冷痛、腹泻如水样。

石菖蒲煎

轻者，石菖蒲研末10克，装入胶囊，每天3次口服，7天为1个疗程。重者，石菖蒲30克，水煎服，每天3次，7天为1个疗程。本方治腹泻。

金橘干止泻方

白胡椒4～5粒，金橘干2个，放碗中，倒少许高度白酒，将酒点燃，待酒精燃烧完，趁热将其吃下，所剩液体喝下。本方对止泻有奇效。

扁豆煎

扁豆50～100克。将扁豆煮成汁液，分2～3次饮服。治急性肠胃炎引起的上吐下泻有效。

无花果鲜叶炒红糖

无花果鲜叶100克，红糖适量。将无花果鲜叶切碎，加入红糖同炒研末。以开水送服，1次喝下。适用于经年腹泻不愈。

名医验方治腹泻

扁豆粥

白扁豆60克，粳米150克，红糖适量。按常法煮粥服食。每日1剂。本方健脾止泻，清暑化湿。主治脾胃虚弱所致的慢性腹泻、食欲缺乏等。

来源：本方来源于刘俊好医师主治良方。

虚寒泄泻汤

淮山药、党参、薏苡仁各15克，茯苓12克，焦白术、枳壳、焦山楂各9克，干姜（或炮姜）、槟榔各6克，甘草5克。将上述材料加适量水煎服，每日1剂。本方温补脾肾，行气化滞。适用于慢性泄泻。

加减：对肾阳虚甚者，酌加香附、肉桂，但量宜小，肉桂2～3克即可；小儿慢性泄泻，加生脉散；如大便稀薄如水，淮山药、山楂、干姜均宜炒用。

来源：本方来源于黄惠安医师治泻良方。

人参附子煎

人参12克，白术15克，干姜10克，甘草、附子各9克。将上药水煎取汁200毫升，分2次口服，每日1剂。同时也可灸治：取穴神阙、肾俞、命门、足三里（双侧）。神阙用隔盐灸。肾俞、命门用隔附子灸，每穴3壮，每壮6～7分钟。足三里用艾条温和灸，每侧灸7～10分钟，每日治疗1次，连续15日为1个疗程，1个疗程后休息2日，2个疗程后判断疗效。本方治中老年性慢性腹泻。

验证：治疗患者32例，其中治愈23例，好转6例，无效3例，总有效率为90.6%。

旱莲当归饮

墨旱莲（旱莲草）20克，当归、毛姜、阿胶、白术各10克，黄连、木香、防风、炙甘草各6克，干姜3克。每日1剂，头煎、二煎药液合并约400毫升，早晚2次空腹分服。其中阿胶应烊化，分2次兑入药液中。症状缓解取得疗效后，可按上方剂量比例，研末（阿胶烊化）为丸，每服10克，日2次空腹吞服，以资巩固，以2～6个月为宜。本方燮理阴阳，祛邪厚肠止泻。主治慢性腹泻（慢性结肠炎等）。症见腹泻经久反复不已，大便溏薄，日二三次，夹赤白黏液，腹痛隐绵，按之不减，形体消瘦，四末不温，神疲倦怠，纳谷不馨，脘腹不适，口干黏或苦，不甚喜饮，舌质淡红或暗红，多细裂纹，苔薄白微腻，脉虚濡或细弦略数。

验证：用此方治疗患者117例，其中痊愈87例，好转25例，无效5例，总有效率为95.7%。

其他疗法治腹泻

外敷方

胡椒8克，大蒜数枚。将大蒜捣如泥，胡椒研细，调匀作饼，贴于脐上。适用于腹泻。

泡脚疗法

葛根50克，白扁豆、车前草各150克。上药水煎20～30分钟去渣取汁，兑入温开水适量，使水温在30℃以上，水面超过脚踝，浸泡双足30～60分钟，每日2～3次，连续3天，每日1剂。本方清热利湿。此方对温热型泄泻疗效最佳。

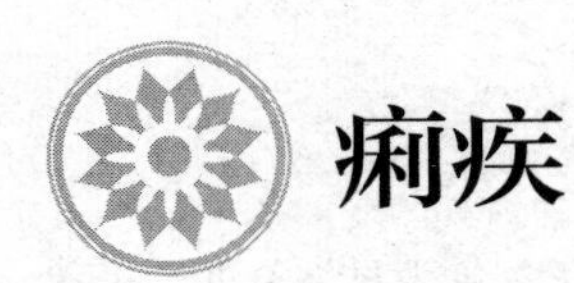

痢疾

痢疾是由痢疾杆菌、溶组织阿米巴所引起的肠道传染病的总称，分为细菌性痢疾和阿米巴痢疾两类，前一类常见。中医称为肠澼、滞下，因症状不同分为赤痢、白痢、赤白痢、噤口痢、休息痢等。初起时多属湿热积滞，久痢多属虚寒。病菌从口中进入，在肠中发展，引起结肠炎、溃疡和出血等。

中医认为，气分热而腐化成汁，下泻为白痢；血分热而下渍则为赤痢；肠胃热灼，津液不升，舌干咽涩，不能进口就成噤口痢；肝气太盛就成为暴注，瘀热留在腹膜内成休息痢。虽然变化多端，不外乎表里寒热之分。一般赤痢为热，白痢为寒。头痛身热、筋骨疼痛、胀满恶食、渴饮、畏热喜冷、脉强都是“实”，反之则为“虚”。

民间偏方治痢疾

生姜红糖茶

鲜生姜45克，红糖30克。将上药共捣为糊状，每天分3次服，7天为一个疗程。本方主治急性细菌性痢疾。

葛根凤尾草煎

葛根15克，鲜凤尾草30克。将上述材料加适量水煎服。每日1剂。本方主治痢疾。

豆蔻当归饮

豆蔻、橘皮各100克，诃子60克，当归50克。将上药同研为细末，瓶装备用。用时，取出10克，配大枣7枚，水煎冲服，每日2次。本方主治虚寒痢疾。

山楂茶

生山楂60克，茶叶5克。将上述材料加适量水煎服，每日1剂。1～3剂可愈。本方治痢疾。

胖大海饮

胖大海15克，开水200毫升。将胖大海放碗中冲开。如红痢加白糖15克，白痢加红糖15克，服汁并食胖大海肉。本方主治痢疾。一般1～3剂可愈。

大蒜白糖

大蒜1头，白糖适量。将大蒜去皮切细，拌入白糖，饭前空腹服食。每日2～3剂。本方破瘀除湿，解毒杀虫。适用于痢疾初起。

生姜绿豆汤

生姜10克，绿豆30克。将上述材料加适量水煎服，每日2剂。本方清热利湿，和胃止呕。用治湿热型细菌性痢疾。症见畏寒发热、腹痛腹泻、里急后重、下痢赤白、呕吐不止、口渴等。

旱莲草甜饮

墨旱莲（旱莲草）120克，糖30克。将上述材料加适量水煎，温服。本方治急性细菌性痢疾。一般服1剂后，可见效，服3～4剂多可痊愈。

名医验方治痢疾

槐花甘草汤

槐花（微炒）10克，白芍（炒）6克，枳壳（麸炒）3克，甘草1.5克。将上药加适量水煎，分2次温服。本方主治赤白痢疾。

来源：本方来源于《本草汇言》。

黄芩汤

甘草6克，大枣4枚，芍药、黄芩各9克。将上述材料加适量水煎服，每日1剂。本方和中止痛，清热止利。适用于痢疾、泄泻，肠热所致的身热口苦、腹痛下利等。

来源：本方来源于《伤寒论》。

仙鹤草桔梗汤

仙鹤草30克，桔梗6克，乌梅炭4克，白槿花9克，炒白术9克，广木香5克，生白芍9克，炒槟榔10.2克，甘草4克。每日1剂，水煎2次，分2次服。本方补脾敛阴，清化湿热。主治久泻，包括慢性菌痢、阿米巴痢疾及慢性结肠炎，经常泄泻，时轻时剧，时作时休，作则腹痛，腹胀，大便溏薄，夹有黏液，间见少许脓血，反复发作，久治不愈者。

加减：本方用治阿米巴痢疾时，应另加鸦胆子14粒，去壳分2次吞服；慢性痢疾、慢性结肠炎肝郁脾滞症较甚者，去炒槟榔，加柴胡4.5克，萆薢15克，秦艽9克；腹痛甚者，应加重白芍与甘草用量：白芍15～30克，甘草9～15克；泄泻日久，体虚气弱，而腹胀不显者，去广木香、炒槟榔，加炙升麻4.5克，党参12克，炙黄芪15克。

验证：用此方治疗患者98例，其中痊愈者71例（占72.4%），好转25例（占25.5%），无效2例（占2%），总有效率为98%。

白头翁甘草散

白头翁、败酱草、秦皮、川黄连各6克，赤芍5克，生甘草4克。将上药共研为极细末，装瓶密闭备用。用时，每次口服2克，以红糖水送服。本方主治小儿细菌性痢疾。

验证：用此方治疗小儿细菌性痢疾患者109例，用药2～5天治愈107例，显效2例，有效率为100%。

其他疗法治痢疾

盐敷脐法

将适量盐炒熟，用布包好，趁热放在脐周围，可治痢疾引起的泄泻、腹痛、肛痛。

敷脐疗法

鲜大蒜2～5克，去皮，捣烂，经霜黄瓜藤15～20克烧烤存性研末，两者混合为饼状。用酒精棉球或温沸淡盐水擦洗干净患者脐部，将药饼包敷脐上，外用伤湿止痛膏固定，次日再换。

便秘

便秘是指大便次数明显减少，或排出困难，也指粪便坚硬或有排便不尽的感觉。一般来说，如粪便在肠内停留过久并超过48小时以上者，即可认定便秘。根据有无器质性病变，可将便秘分为器质性便秘和功能性便秘两种。器质性便秘可由多种器质性病变引起，如结肠、直肠及肛门病变，老年营养不良、全身衰竭、内分泌及代谢疾病等均可引起便秘；功能性便秘则多由功能性疾病如肠道易激综合征、滥用药物及饮食失节、不良生活习惯所致。便秘的临床表现除有大便秘结以外，还可伴见腹胀、腹痛、食欲减退、嗳气反胃等症状。

中医学认为，便秘多与大肠的传导功能失常有关，并且与脾胃及肾脏的关系也较为密切。其发病的病因可分为燥热内结，津液不足；情志失和，气机郁滞；以及劳倦内伤、身体衰弱、气血不足等。根据便秘症状的不同，又可分为热秘、气秘、气虚、血虚、阴虚5种。治疗原则应根据不同的病因，有针对性地采取不同的方法，辨证施治。

民间偏方治便秘

生吃花生仁方

生花生仁30克（1次量）。空腹咀嚼生吃，早、晚各1次。忌食辛辣及饮酒。本方润肠通便。用治大便干燥费力，大便间隔时间延长的习惯性便秘。

香蕉炖冰糖

香蕉1～2个，冰糖适量。将香蕉去皮，加冰糖适量，隔水炖服，日1～2次，连服数日。本方适用于津枯肠燥之便秘。

奶蜜葱汁

牛奶250克，蜂蜜、葱白各100克。先将葱白洗净，捣烂取汁。牛奶与蜂蜜共煮，开锅下葱汁再煮即成。每早空腹服用。本方补虚，除热，通便。用治阴虚肠燥之便秘及老人便秘。

蜂蜜酒

蜂蜜500克，红曲50克。将蜂蜜加水1000毫升，再加入红曲（研末），混匀装入干净的瓶中，用牛皮纸封口，发酵1个半月，经过滤后便可饮用。随量饮之。本方滑肠通便，润肺补中，缓急解毒。适用于肠燥便秘、肺虚久咳，特别适宜于老年人，长期饮用对身体大有裨益。

蒸蜂蜜

蜂蜜100～150克。将蜂蜜放入炖盅内，隔水蒸15分钟，于饭前空腹时1次服下。每日3次，连续食用2～3周。本方润肺补中，滑肠通便。用于慢性胃炎、肠燥便秘等症。

韭菜汁酒

韭菜汁1杯，白酒半杯，开水半杯。将上述3味混匀，分3次服下。本方散结，滑肠通便。适用于习惯性便秘。

蜂蜜蛋花汤

蜂蜜30克，麻油15毫升，鸡蛋1个。先将鸡蛋打入碗内，用筷子搅散，备用。将蜂蜜加适量水放于瓷缸内，煮沸，将碗中的蛋液冲成蛋花，再放入适量的麻油即成。每日晨起饮1碗。本方补虚润肠。适用于肠燥便秘。

注意：寒凝便秘者不宜服用。

名医验方治便秘

柴胡人参汤

柴胡20克，人参（或党参15克）、桃仁、木香、生姜各10克，炒莱菔子30克，半夏、当归、白芍各15克，炙甘草6克，大枣5枚。每日1剂，水煎，早、晚分服。本方和解气血，行滞通便。本方治疗老年性便秘。

加减：若热象明显加败酱草30克，黄芩12克；腹痛较甚者加延胡索10克，白芍增至20克；腹胀较重者加川厚朴15克，大腹皮12克。

来源：本方来源于刘旺经验方。

加味滋阴润燥方

生何首乌15克，玉竹9克，大腹皮12克，青、陈皮各6克，生枳壳9克，乌药9克，青橘叶9克。将上述材料加适量水煎服，每日1剂，日服2次。本方调气畅中，和胃润肠。主治肠燥失润，气滞作胀便秘。

来源：本方来源于黄文东经验方。

一味紫草煎

紫草15克。每日1剂。冷水浸泡半小时后，煮沸2～3分钟，候温饮服。每剂水煎2次。本方凉血活血，清热解毒。主治习惯性便秘。

验证：王某，男，68岁。患习惯性便秘10年，常服麻仁丸、清宁丸等通便药。近年来虽药量日增但效验日减，常因大便秘结而致血压升高。改用本方服药后大便通畅，血压也趋于正常。后隔日1剂又服月余。追访1年，未见复发。

槟榔当归煎

槟榔、胖大海、海藻各10～15克，枳壳、莱菔子各10～30克，玄明粉（冲服)3～5克，当归30克。将上述材料加适量水煎取汁，每日1剂，分3～5次服完，饭后2小时服药。本方治血虚型便秘。

验证：经本方治疗患者200例，其中治愈128例，有效68例，无效4例，总有效率为98%。

其他疗法治便秘

泡脚疗法

党参20克，山药30克，郁李仁40克。将上药放入锅中，加水适量，煎煮30分钟，与3000毫升开水一同去渣取汁，倒入泡足桶中。先熏蒸，后泡足，并配合足底按摩。每天1次，每次30～40分钟。15天为1个疗程。本方益气补中，润肠通便。主治气虚型习惯性便秘，症见大便不干硬、但临厕努挣难出、排便不尽、伴头晕乏力等。

按摩疗法

取穴：中脘、天枢、承山。右手中指按于中脘，其余四指贴附于腹部。然后做顺时针揉动30次。两手掌心按于天枢，余指贴附于腹部，按揉50次。右手在下，左手叠于其上，按于脐部，稍用力作顺时针揉动30次，然后逐渐扩大范围，摩全腹50次。再由上而下推左腹30次。大拇指按压承山1分钟，再捏拿承山周围腓肠肌30次。

口臭者揉按足三里1分钟。腹冷痛者揉按三阴交1分钟。

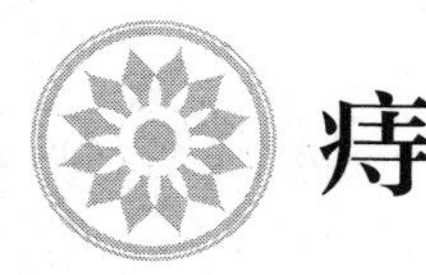

痔

俗话说“十人九痔”。痔是成年人极为常见的疾病，会随着年龄的增长而令发病率增高。痔是在肛门或肛门附近因为压力而伸出隆起的血管，这些由于扩大、曲张所形成的柔软静脉团，类似腿部的静脉曲张，但痔常常会产生出血、栓塞或团块脱出。

得痔的原因很多，如习惯性便秘、妊娠和盆腔肿物、年老久病、体弱消瘦、长期站立或久坐、运动不足、劳累过度、食辛辣饮食过多、冬季缺乏蔬菜、肠道慢性炎症等。其中不良饮食习惯是引致持续便秘及造成痔的主因，也可能因为用力排便而使压力增加造成团块。也有不少年轻女性为了身材苗条，追求“纤纤细腰”，常常不惜将裤带勒得紧紧的，即使吃饱饭后也不“松绑”。其实，这种做法不仅对胃肠消化极为不利，而且还会使整个腹部压力增加，从而导致痔的发生。

中医认为，痔的发生主要是由于饮食不节，燥热内生，下迫大肠，以及久坐、负重、远行等，致血行不利，而血液瘀积，热与血相搏，则气血纵横，筋脉交错，结滞不散而形成痔。

民间偏方治痔

金针菜红糖饮

红糖100克，金针菜120克。将金针菜用水2碗煎至1碗，加入红糖，温服，每日1次。本方活血消肿。适用于痔初起。

苦参红糖鸡蛋

苦参60克，红糖60克，鸡蛋2个。先用水煎苦参，去渣，取汁液加入红糖，煮鸡蛋至熟。吃蛋喝汤，顿食，每日1剂，连用1周。本方适用于湿热型痔。

海参阿胶汤

海参、阿胶各适量。将海参焙焦存性，研成细末备用，取15克，加阿胶6克，用半杯水炖至溶化。空腹用米汤冲服，每日3次，连服5天。本方适用于血虚型痔。

忍冬甘草丸

忍冬花、甘草各40克，共研细末，加少许水调和，制成梧桐子大小的丸剂。每次服

8克，晚饭前用开水送下。本方适用于痔。

桑椹冰糖粥

桑椹30克，冰糖25克，粳米100克。按常法煮粥食用。每日1剂，2次分服，连服5～7日为1个疗程。本方滋阴清热，益气养血。适用于痔。

血三七酒

血三七（红三七）100克，白酒1000毫升。将血三七浸入白酒内，密封，每日摇荡1次，7日后即可饮用。每次服20～25毫升，每晚睡前1次。本方活血通络，祛瘀止痛。适用于痔。

僵蚕莲藕汤

僵蚕7个，莲藕500克，红糖120克。将莲藕洗净，切碎；与僵蚕同煮，加红糖调味服食。吃藕喝汤，每日1次，连用7天。本方适用于血虚型痔。症见便血日久，面色苍白。

木耳柿饼汤

木耳6克，柿饼50克，红糖50克。将上3味同置锅中，加水适量，煮汤食。日服1剂，连服5～6日。本方活血祛瘀。适用于痔、痔核初发、黏膜瘀血、肛门瘙痒不适、伴有异物感或轻微出血、疼痛等症。

名医验方治痔

朱砂甘草煎

朱砂15克，草决明20克，煅牡蛎、马勃、黄柏各15克，甘草6克。布包马勃与它药同煎30分钟，去渣留汁内服，每日3次，每次约160毫升。本方清热解毒，活血止血，软坚收敛，散肿止痛，对消除痔有效。

来源：本方为中医彭显光经验方。

槐花消痔煎

槐花、地榆各10克，仙鹤草、墨旱莲（旱莲草）、侧柏叶各15克，枳壳10克，黄芩5克，胡麻仁15克，勒莱苋30克。水煎服，每日1剂，日服2次。另外，可用此药煎液熏洗肛门。本方清肠利湿，止血。适用于痔。

来源：本方为黄洪坤经验方。

槐花散

侧柏叶（炒）、槐花（炒）各12克，黑荆芥（炒）、枳壳（炒）各6克。将上述材料加适量水煎服。本方清肠止血，疏风行气。主治痔出血。

来源：本方来源于《普济本事方》。

蚕蝎散

全蝎、僵蚕各6克，鸡蛋适量。全蝎、僵蚕（中药店有售）研成细末，共分为15

份。每日早晨取新鲜鸡蛋1枚，在蛋壳上打一个小孔，将1份全蝎僵蚕粉从小孔内装入鸡蛋，搅匀后用面粉将鸡蛋上的小孔糊上，放入锅内蒸熟。服用时将鸡蛋去皮整个吃下，每日1个，连吃15天为1个疗程。如1个疗程未能痊愈，可再吃1～2个疗程，以巩固疗效。本方理气血，除热毒。主治痔。

丝瓜肉片汤

丝瓜200克，猪瘦肉120克，调料适量。按常法煮汤服食。每日1剂，2次分服，连服5～7日。本方清热解毒，凉血止血。用治初期内痔便血。

来源：本方来源于刘俊好医师祖传方。

其他疗法治痔

按摩疗法

取头部的百会，颈部的大椎，腰骶部的三焦俞、肾俞、会阳、长强，上肢的孔最，下肢的足三里等穴。按压头部的百会30～50次，力度适中。按压颈部的大椎、腰骶部的三焦俞、肾俞、会阳、长强各50～100次，力度稍重，以有胀痛感为宜。点按上肢部的孔最和下肢部的足三里各30～50次，力度以胀痛为宜。

泡脚疗法

黄芩、黄柏、金银花、马鞭草、车前草、败酱草、延胡索、赤芍、蒲公英各30克，明矾、朴硝各5克。将上药（除明矾、朴硝外）加清水适量，浸泡20分钟，煎数沸，取药液与1500毫升开水同入脚盆中，纳入明矾、朴硝，趁热熏蒸肛门，待温度适宜时泡洗双脚，每天2次，每次40分钟，10天为1个疗程。本方清热解毒，消肿止痛。适用于痔。

咳嗽

咳嗽是机体对侵入气道之病邪的保护性反应。古人以有声无痰称咳，有痰无声称嗽。临床上两者常并见，所以通称为咳嗽。本症常见于支气管炎、支气管扩张、感冒、肺炎等疾病。

中医认为本症多为外邪侵袭、肺气失宣所致，也可由于脏腑功能失调累及肺脏、肺气失其肃降而发生。由外感邪气引起的咳嗽，称外感咳嗽，一般起病多较急，病程较短，常伴有畏寒、发热、头痛等症，治以宣肺祛邪为法。由脏腑功能失调引起的咳嗽，称为内伤咳嗽，一般起病较慢，往往有较长的咳嗽病史和其他脏腑失调的证候，当以调理脏腑为主。外感咳嗽失治或治之不当，日久不愈，耗伤肺气，易发展为内伤咳嗽。内伤咳嗽者脏腑受损，气血亏虚，常因气候变化而易感外邪，可使咳嗽复发或加剧。

民间偏方治咳嗽

苏叶陈皮酒

陈皮15克，紫苏叶20克，黄酒200毫升。将好陈皮制为粗末，与紫苏叶一同浸入白酒内，密闭3日即成。每次服1小杯，每日3次。本方健脾理气，燥湿化痰，止咳。适用于支气管炎之咳嗽、气急、痰多色白等。

橘姜蜜膏

橘红60克，生姜30克，蜂蜜250克。先将橘红、生姜两味用水煎煮，15分钟取煎液1次，加水再煎，共取3次。合并煎液，以文火煎熬浓缩，至黏稠时，调入蜂蜜，煮沸即离火，稍凉后，装瓶备用。每日服3次，每次3汤匙。本方主治风寒咳嗽。

丝瓜花蜜饮

洁净丝瓜花10克，蜂蜜适量。洁净丝瓜花放入瓷杯内，以沸水冲泡，盖上盖浸10分钟。再调入适量蜂蜜。趁热服，每日3次。本方用于治疗肺热咳嗽。

杏仁蜂蜜

甜杏仁10个，蜂蜜30克。将上述材料加水30毫升，蒸20分钟，1次吃下，每日1次。本方主治咽喉发痒，干咳少痰，口咽干燥，胸闷不适。

鸡蛋白糖

白糖50克，鸡蛋1个，鲜姜适量。先将鸡蛋打入碗中，搅匀。白糖加水半碗煮沸，趁热冲蛋，搅和，再倒入已绞取的姜汁，调匀。每日早、晚各服1次。本方补虚损。治久咳不愈。

萝卜葱白煎

萝卜1个，葱白6根，生姜15克。用水3碗先将萝卜煮熟，再放葱白、生姜，煮剩1碗汤。连渣1次服。本方宣肺解表，化痰止咳。治风寒咳嗽，痰多泡沫，伴畏寒、身倦酸痛等。

橘红酒

橘红30克，白酒500毫升。将橘红加工粗碎，浸入白酒中封固，7天后即可饮用。每日晚间睡前服10～15毫升。本方理气散寒，化痰止咳。适用于肺脾不和、湿痰久蕴而引起的咳嗽痰多。

芥菜姜汤

鲜芥菜80克，生姜10克。将鲜芥菜洗净切碎，生姜切片，加清水4碗，文火炖煮至2碗，加调料即成。本方宣肺止咳，疏风散寒。适用于风寒咳嗽。

名医验方治咳嗽

天门冬丸

天冬60克，甘草、阿胶、南杏仁、川贝母各30克。将上药共研为细末，炼蜜为丸服。本方止咯血，养肺阴。主治肺阴亏虚之咳嗽。

来源：本方来源于《太平圣惠方》。

止咳散

荆芥、炒桔梗、蒸百部、蒸白前、蒸紫菀各9克，陈皮6克，炒甘草3克。将上述材料加适量水煎服，分早、晚2次服，每日1剂。本方疏风止咳，宣利肺气。主治外感咳嗽、风邪犯胃等症。

来源：本方来源于《医学心悟》。

芦根杏仁饮

芦根、杏仁、桔梗各6克，桑叶8克，菊花、薄荷、甘草各3克。将上药加适量水煎，温服。本方宣肺止咳，疏散风热。主治风温初起、发热、咳嗽等症。

来源：本方来源于《温病条辨》。

小青龙汤加减

炙麻黄、干姜、桂枝、炒白芍、炙甘草各10克，细辛3克，清半夏、五味子、桔梗、杏仁、当归、蝉蜕、僵蚕各10克。将上述材料加适量水煎服，每日1剂，日服3次。本方宣肺解表，化痰降气，祛风解痉，止咳定喘。主治顽固性咳嗽，咽痒，痰稀白多沫，或哮喘痰白者。

来源：本方来源于《伤寒论》。

银翘清热散

金银花、连翘各30克，桔梗、牛蒡子、薄荷各18克，生甘草、淡豆豉各15克，竹叶、荆芥穗各12克。将上药杵为散，每服18克，加鲜芦根煎服；轻者日服3次，重者日服4次。亦可作汤剂，水煎服，用量可按原方比例酌性增减。本方辛凉透表，清热解毒，宣肺祛痰。适用于温病初起、微恶风寒、发热无汗、头痛、咽痛、咳嗽有痰等症。

来源：本方来源于《温病条辨》。

其他疗法治咳嗽

贴敷疗法

紫皮大蒜1头。紫皮大蒜去皮，捣成烂泥。每晚睡前洗足后，敷于两足底涌泉处（足底必须先涂上凡士林），上面盖一层纱布，足心有较强刺激感时可揭去。如足底无不适感，可连敷3～5次。本方解毒，镇咳。用治风寒咳嗽、燥咳以及小儿百日咳。

刮痧疗法

取颈背部大椎、身柱、风门、肺俞、肾俞；胸部膻中、中府。先刮颈背部的大椎、风门、肺俞、肾俞、身柱，手法从轻到重，反复刮痧，直至出现痧痕为止。刮胸腹部的中府、膻中。手法由轻到重，反复刮痧，直至皮肤出现潮红为度，注意刮拭的手法采用补法。

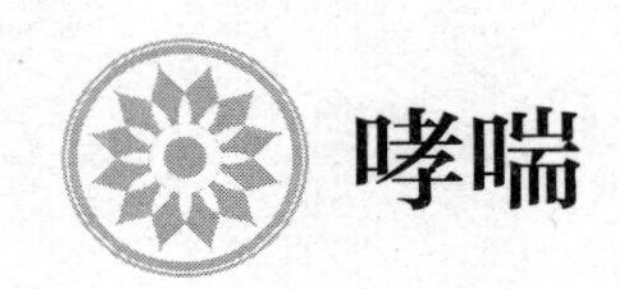

哮喘

哮喘是因气管和支气管对各种刺激物的刺激不能适应，而引起的支气管平滑肌痉挛、黏膜肿胀、分泌物增加，从而导致支气管管腔狭窄。喘证以呼吸困难，甚至张口抬肩、鼻翼翕动、不能平卧为特征；哮证是一种发作性的痰鸣气喘疾患，发作时喉中哮鸣有声、呼吸气促困难，甚则喘息难以平卧。

中医学认为，哮和喘，虽同是呼吸急促的疾病，但所不同者，哮以呼吸急促，喉间有哮鸣音为特征；而喘则以呼吸急促困难，甚至张口抬肩为特征。临床所见，哮必兼喘，而喘则未必兼哮。

哮证分为发作期和缓解期，而发作期又有冷哮和热哮之分，缓解期则有肺、脾、肾亏虚之别。喘证有实喘与虚喘之分，实喘有风寒、肺热、痰浊之异，而虚喘则有肺、肾虚损之不同。但临床上喘证多为实中有虚，虚中有实，虚实相杂。故中医的治疗原则是：哮证发作时以祛邪为主，未发作时则以扶正为主；喘证则祛邪与扶正两相兼顾，并各有侧重。

民间偏方治哮喘

生姜酒膏

生姜、冰糖各500克，陈酒1500毫升。生姜洗净切成末，放入陈酒中煮，煮沸20分钟后投入冰糖，并用筷子不停地搅拌，呈膏状即可。少年哮喘者每日早上1匙，中老年哮喘者每餐前1匙，温开水冲服。本方温中散寒，润肺化痰，止咳平喘。适用于慢性支气管哮喘。

冬瓜蒸冰糖

小冬瓜（约300克）1个，冰糖150克（粉碎）。先将冬瓜洗净切开（不用去瓤），再放入冰糖，煮熟食用，连用7天。本方对于哮喘有很好的辅助治疗作用。

芝麻生姜蜜

冰糖120克，白蜜120克，生姜120克，黑芝麻（炒熟）250克。将冰糖捣碎，加白蜜蒸熟；将生姜捣烂去渣取汁，将上述三味与炒熟的黑芝麻调匀，每次1汤匙，每日2次，连续服用，本方可治老年哮喘。

核桃仁炒芝麻

核桃仁250克，黑芝麻100克，蜂蜜适量。将核桃仁、黑芝麻上锅微炒，不能炒煳，然后将其捣碎，再取蜂蜜1饭勺，水2饭勺，在炉火上煮沸，趁热倒入捣碎的核桃仁和黑芝麻，用筷子搅拌均匀，放在笼屉上蒸20分钟即可食用。本方主治哮喘。

百合枸杞丸

百合500克，枸杞子120克。将上述材料共研细末，炼白蜜为丸，如梧桐子大，每次服9克，开水送下。本方养阴润肠，清心安神。适用于伴有干咳少痰，心神烦躁之燥热性哮喘。

甜杏仁梨

甜杏仁9克，鸭梨1个。将鸭梨洗净挖一小洞，纳入杏仁，封口，加少许水煮熟。吃梨饮汤，每日1次。本方润肺止咳。用治慢性气管炎咳喘，肺虚久咳、干咳无痰等症。

名医验方治哮喘

射干麻黄汤

射干、款冬花、紫菀、半夏各10克，五味子、麻黄各6克，细辛3克。将上述材料加适量水煎，去渣取汁，分3次温服，每日1剂。本方温肺散寒，化痰平喘。主治寒哮证。

加减：痰涌喘逆不得卧，加葶苈子泻肺涤痰；若痰稠胶固难出，哮喘持续难平，加猪牙皂、芥子豁痰利窍以平喘。

来源：本方来源于《金匮要略》。

乌贼骨散

海螵蛸（乌贼骨，墨斗鱼骨）500克，砂糖1000克。放海螵蛸（乌贼骨）于锅内焙干，捣碎，研成粉末。加砂糖调匀，装入瓶内封存。成人每服15～25克，儿童按年龄酌减，每日3次，开水送服。本方收敛，定喘。用治哮喘有明显疗效。

验证：据《祖国医学》介绍，有一位病史长达27年的哮喘患者，经服本方半月而愈，后未复发。

麻黄半夏汤

炙麻黄、半夏、杏仁、甘草各8克，白果、紫苏子各6克，款冬花、黄芩、地龙、黄芪各12克，桑白皮15克。每日1剂，水煎服。本方主治过敏性哮喘。

验证：据报道，任桂芳用上药治疗过敏性哮喘56例，症状消失41例，减轻15例。

补骨脂麻黄汤

补骨脂20～30克，蝉蜕8克，熟地黄、淫羊藿、菟丝子、白术各15克，黄芪30克，川芎10克，麻黄、橘红、甘草各6克。将上药加适量水煎，每日1剂，分2～3次口服。10天为1个疗程。本方主治支气管哮喘。

验证：用本方治疗支气管哮喘患者35例，经用药2～3个疗程，其中痊愈21例，显效13例，无效1例。治愈病例经随访2年，均未见复发。

其他疗法治哮喘

敷贴疗法

炙芥子、延胡索各21克，细辛、甘遂各12克，共研细末，用生姜汁调制成膏。在夏季三伏天贴于背部双侧肺俞、心俞、膈俞4～6小时，每10天贴敷1次，每年贴3次。本方用于缓解期喘息型支气管炎和支气管哮喘。

泡脚疗法

蒲公英100克，鱼腥草60克，车前草50克，苏子30克，地龙20克。将以上5味药入锅，加水适量，煎煮20分钟，去渣取汁，与3000毫升开水同入泡足桶中，先熏蒸，后温洗双足，每天熏泡1次，每次40分钟。7天为1个疗程。本方清热宣肺，平喘化痰。主治热痰所致的哮喘。

支气管炎

支气管炎分为急性与慢性两种，属于中医学“咳嗽”范畴。急性支气管炎多属于外感咳嗽，慢性支气管炎多属于内伤咳嗽。

急性支气管炎是由于细菌和病毒感染，物理或化学因素以及变态反应等因素所引起的支气管黏膜的急性炎症，是一种常见的呼吸系统疾病。一年四季均可发病，但以春冬气候多变的季节较为多见。小儿和年老体弱者较易患发本病，如果反复发作，迁延不愈，可以转为慢性。中医学将急性支气管炎分为风寒、风热、燥热3种类型。

慢性支气管炎多由急性支气管炎未能及时治疗转变而成，临床以咳嗽、咳痰、喘息为主要症状。早期症状轻微，多在冬季发作，晚期症状加重，可长年存在。随着病情的进展，可并发肺气肿、肺源性心脏病。本病是一种常见多发病，机体抵抗力降低、感染、过敏、理化刺激（如吸烟、粉尘、寒冷等），常是本病的诱发因素。中医学认为，若饮食不节，脾失健运，生湿聚痰，上犯于肺；或郁怒伤肝，情志不和，气郁化火，肺受干扰，皆可导致本病的发生。

民间偏方治支气管炎

苏叶陈皮酒

陈皮15克，紫苏叶20克，黄酒200毫升。将好陈皮制为粗末，与紫苏叶一同浸入白酒内，密闭3日即成。每次服1小杯，每日3次。本方健脾理气，燥湿化痰，止咳。适用于支气管炎之咳嗽、气急、痰多色白等。

蜂蜜萝卜汁

白皮大萝卜1个，蜂蜜100克。将白皮大萝卜洗净，掏空中心，放入蜂蜜，置大碗内，加水蒸煮。每日2次，随量服。本方润肺，止咳，化痰。适用于急、慢性支气管炎，肺结核。

蜜饯百合雪梨

干百合100克，雪梨1个，蜂蜜150克。将干百合洗净，放入大瓷碗内；雪梨去皮、核，切片同放碗内，加入蜂蜜，上笼蒸1小时，趁热调均匀，晾凉后，装入瓶内即成。每日早、晚各服10克。本方润肺止咳、清心安神。适用于慢性支气管炎以及秋天肺燥或热邪伤及肺胃之阴所致咳嗽等。

芝麻糖浆

黑芝麻250克，白蜜、生姜、冰糖各120克。将黑芝麻炒熟，摊冷；将生姜捣烂取汁，去渣；将白蜜蒸熟，冰糖捣碎蒸溶后，与白蜜混合调匀。将芝麻与生姜汁拌后，再炒，摊冷；再拌白蜜冰糖，装瓶收贮。每日早、晚各服1匙。本方补肾纳气，止咳平喘。适用于老年慢性气管炎以喘咳为主者。

蜂蜜鸡蛋

蜂蜜40克，鸡蛋1个。先将蜂蜜用锅微炒，然后加水少许，待沸后打入鸡蛋。每日早、晚空腹各服1次，吃蛋饮汤。本方治慢性支气管炎。

蜜橘姜茶

橘红（橘皮）20克，生姜10克，蜂蜜适量。将橘红、生姜洗净切丝，放入杯内，冲入沸水，加盖闷10～15分钟，调入蜂蜜，代茶饮用。每日2剂。本方温肺散寒，化痰止咳。主治风寒型急性支气管炎。症见咳嗽初起，痰白稀薄，鼻塞流涕，不发热或低热，舌苔薄白，脉浮。

名医验方治支气管炎

茄根红糖汤

茄子根、红糖各适量。将茄子根洗净，切碎，煎成浓汁，调入适量红糖。每服50毫升，日服2～3次；10天为1个疗程，连服3个疗程。本方止咳化痰。用治慢性气管炎。

验证：据《汉中新医药通讯》介绍，用此方试治68例，近期控制42例，显效20例，无效6例。

柴胡桔梗汤

柴胡、桔梗、甘草各10克，葛根、杏仁各15克。每日1剂，水煎服。本方散寒解表，宣肺清热。本方治疗急性支气管炎。

加减：风热加黄芩、生石膏、沙参、麦冬；风寒加麻黄、羌活、荆芥、防风。

来源：本方来源于卫建业经验方。

穿心莲汤

穿心莲叶10克。将穿心莲叶加适量水煎服，去渣取汁，每日1剂。本方主治支气管炎、肺炎。

来源：本方来源于《江西草药》。

芦根鱼腥草汤

芦根、鱼腥草各15克，金银花、胆南星、连翘各10克，陈皮6克，蒲公英、沙参、瓜蒌、丹参、桃仁、竹茹、麦冬、茯苓各9克。将上述材料加适量水煎，分3次服，每日1剂。本方治慢性支气管炎。

验证：用本方治疗患者508例，显效122例，有好转383例，无效3例。

桔梗止咳汤

桔梗、紫菀各10克，桑白皮15克，百部、款冬花、瓜蒌皮各12克，甘草6克。每日1剂，水煎服。本方清肺理气，化痰止咳。用于急性气管炎、支气管炎患者。

加减：如发病初期恶寒发热、头痛鼻塞者，加麻黄、荆芥、紫苏叶；肺热蕴热、咳吐黄痰者，加炒黄芩、鱼腥草；剧咳无痰者，加炙麻黄、杏仁、全蝎。

验证：用此方治疗150例，治愈115例，好转35例，对寒热不甚者有效率100%。

其他疗法治支气管炎

贴敷疗法

支气管炎患者晚睡前可将伤湿祛痛膏贴于气管炎发痒处，几天可缓解。如果不知道哪里痒，可用手触摸气管，触到哪儿咳就贴在哪儿。

肺炎

肺炎是肺实质的急性炎症，为临床最常见的感染性疾病。肺炎病原体中以细菌为多见，也见于病毒、真菌、寄生虫等，以肺炎球菌肺炎为常见。临床以高热、寒战、咳嗽、血痰和胸痛为特征，起病急骤。部分病例有呼吸困难、发绀或消化道症状。治疗一般需卧床休息，加强全身支持疗法。选用敏感的抗菌药物治疗。

肺炎临床表现各异，可分属于中医之“咳嗽”“肺痈”“发热”“咯血”等范畴。临床常见风热犯肺、痰热郁肺、肺阴亏虚等证型。

（1）风热犯肺型　症见咳嗽频剧、气粗声嘶、咽喉肿痛、咳痰不爽、痰黏稠色黄、咳时汗出、伴身热口渴、恶风、头痛、肢楚、鼻流黄涕、舌苔薄黄、脉浮数或浮滑等。治宜疏风清热，宣肺化痰。

（2）痰热郁肺型　症见咳嗽气息粗促或喉中痰声、痰多黄稠、咳吐不爽或有热腥味、吐血痰、胸胁胀满、咳时引痛、面赤、身热、口渴、舌质红、苔薄黄腻、脉滑数等。治宜清热化痰，肃肺平喘。

（3）肺阴亏虚型　症见发病日久干咳、咳声短促、痰少黏白或痰中带血、或声音逐渐嘶哑、口干咽燥、或午后潮热颧红、手足心热、盗汗、起病缓慢、日渐消瘦、神疲、舌红、少苔、脉细数等。治宜滋阴润肺，止咳化痰。

民间偏方治肺炎

蔗浆粟米粥

甘蔗500克，粟米60克。将甘蔗切碎捣取汁，加入粟米煮成稀粥，随意服用。本方滋阴降火，生津止咳。适用于肺阴亏虚型肺炎。

百合枇杷藕茶

百合、枇杷（去核）、鲜藕（洗净、切片）各30克，糖（白糖或冰糖）适量。先将百合、枇杷和藕片合煮汁，调入适量白糖，若冰糖更佳。代茶频频饮之。本方清热养阴，润肺止咳。适用于燥热伤肺、虚热扰胸所致肺炎干咳不止，甚或咳痰带血、口干舌燥、面颊及唇红赤、舌苔薄干、脉细数无力等症。

冰柑蒸食

广柑1只，冰糖15克。将广柑切下1小块，装冰糖于柑内，盖上原皮。以竹签插下固定，置碗内蒸食。本方清热润肺，生津止咳。主治风热犯肺型肺炎，症见咳痰不爽，痰黏稠色黄，身热口渴。

石仙桃饮

石仙桃全草（又名石上莲）200克，冰糖100克。将上述材料加水适量煎浓汁。日服2次。本方用治肺炎。

丝瓜茄子叶

丝瓜100克，茄子叶20克，金银花30克。将上述材料加适量水煎服。本方清热消炎，通络。适用于肺炎患者。

鱼腥草蒲公英煎

鱼腥草、蒲公英各30克。将上述材料加适量水煎，分2次口服。本方治支气管肺炎。

名医验方治肺炎

蒿芩清胆汤

青蒿10克（后下），赤茯苓15克，滑石20克，薏苡仁30克，竹茹、法半夏、黄芩、炒苦杏仁、郁金各10克，陈皮、青黛（包煎）、苍术各6克。将上述材料加适量水煎2次，去渣取汁，每日1剂，分2次服。本方清泻少阳，分消湿热。主治传染性非典型肺炎中期邪阻少阳证。

来源：本方来源于《通俗伤寒论》加减。

泻肺通腑汤

苦杏仁、生大黄（后下）各10克，生石膏（先煎）、鱼腥草、败酱草各30克，枳实、桃仁、知母各12克，瓜蒌、黄芩、浙贝母各15克。将上述材料加适量水煎，去渣取汁，分3次温服，每日1剂。本方通腑泄热，清肺化痰。主治肺炎肺热腑实证。

来源：本方来源于《通俗伤寒论》。

僵蚕栝楼皮汤

僵蚕、瓜蒌皮、马鞭草各15克，蝉蜕、片姜黄、生大黄（后下）各10克，杏仁9克，生石膏、鱼腥草各30克。每日1剂，水煎服。本方疏风泄热，清肺化痰。治疗大叶性肺炎。

来源：本方来源于周宁经验方。

叶景华治肺炎方

黄连6克，桔梗、黄芩各15克，鱼腥草、金银花、薏苡仁、冬瓜子各30克，甘草4克，桃仁、象贝母各10克。将上述材料加适量水煎，去渣取汁，分3次温服，每日1剂。本方清热解毒，化痰祛湿。主治肺炎，热毒盛而高热持续不退者。

来源：本方来源于《名医治验良方》。

苇茎汤

鲜苇茎、生薏苡仁、鱼腥草各30克，冬瓜子15克，桃仁、黄芩各9克，桔梗、甘草各4.5克。每日1～2剂，水煎服。本方清热解毒，排脓泄热。主治大叶性肺炎。

验证：用此方治疗38例，痊愈24例，好转4例。退热时间多数在1～5天，X线阴影多数在2周内完全吸收。

其他疗法治肺炎

贴敷疗法

芥末20～40克，面粉40～80克。芥末加面粉，和成糊状。摊贴胸背5～10分钟，皮肤发红取下。本方刺激性较弱，适宜于1岁以下小儿呼吸困难的肺炎。

泡脚疗法

取芥菜子末适量。将39℃左右热水盛于盆内，纳入芥菜子末1匙。于睡前浸脚3～5分钟。用治1岁以下小儿呼吸困难的肺炎。

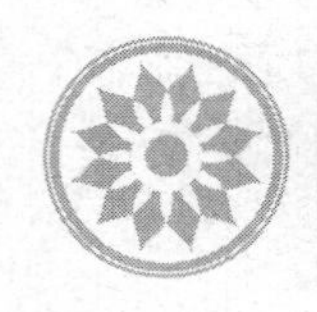

肺结核

肺结核俗称“痨病”，是结核杆菌侵入体内引起的感染，是一种慢性和缓发的传染病，潜伏期4～8周。期中80%发生在肺部，其他部位（颈淋巴、脑膜、腹膜、肠、皮肤、骨骼）也可继发感染。主要经呼吸道传播，传染源是排菌的肺结核患者。随着人们的生活水平不断提高，结核病已基本控制，但近年来，结核病又卷土重来，发病率呈上升趋势。

中医认为，本病外因即“痨虫”传染，是致病的条件；内因指人体气血虚弱，阴精亏损，正气不足。

民间偏方治肺结核

百合蜜

鲜百合、蜂蜜各适量。将鲜百合与蜂蜜共放碗内蒸食。每日2次，可常服食。本方清热，润肺，生津。能抑制结核菌扩散，促使结核病灶钙化。

白及冰糖燕窝

燕窝10克，白及15克，冰糖适量。燕窝加工如食法，与白及同放瓦锅内，加水适量，隔水蒸炖至极烂，滤去滓，加冰糖适量，再炖片刻即成。每日服1～2次。本方补肺养阴，止嗽止血。适用于肺结核咯血、老年慢性支气管炎、肺气肿、哮喘。

酸石榴方

酸石榴（甜者无效）3克。将石榴子取出，捣碎，绞取其汁液。每晚睡前服下，或口嚼石榴子咽液。石榴子汁有小毒，不可过量饮用。本方清热敛肺。用治肺结核喘咳，夜不能寐，以及老年慢性支气管炎。

百合醋汁

鲜百合2～3个，米醋适量。将鲜百合洗净，捣汁，以米醋调水冲服。本方润肺止咳，杀虫。适用于肺痨咳喘、咯血，午后低热。

南瓜藤汤

南瓜藤（即瓜蔓）100克，白糖少许。将上述材料加水共煎成浓汁，每次服60克，每日2次。本方清肺，和胃，通络。用于肺结核之潮热。

石榴方

石榴（开白花的）1个，冰糖20克。将石榴剖成莲花状，置冰糖于其中，蒸蓉去渣，做成糖浆，每日1个，连服3～5次。本方收敛消炎，止咳止血。主治肺结核。

名医验方治肺结核

朱良春保肺丸

土鳖虫、紫河车120克，制何首乌、白及各450克，百部、生地榆、葎草、黄精各180克。先将前5味共研为末，再以生地榆、葎草、黄精煎取浓汁泛丸，烘干或晒干。每次服9克，每日2～3次。本方补肺益气，滋阴化痰。主治肺结核。

来源：本方来源于《朱良春杂病廉验特色发挥》。

四汁丸

生藕汁、大梨汁、白萝卜汁、鲜姜汁、蜂蜜、香油、飞罗面各120克，川贝母18克。

将川贝母研细面，和各药共置瓷盆内，以竹箸搅匀，再置大瓷碗或砂锅内，笼中蒸熟，为丸如红枣大。每服3丸，日3次夜3次，不可间断，小儿减半。本方散瘀止血，养阴清热，化痰润肺。主治肺痨之喘咳、吐痰吐血等。

验证：据《中医验方汇编·内科》（第1集）介绍验例：张某，10岁时患咳，食纳减少，呼吸困难，四肢无力，面黄肌瘦，久治不愈。服此方3日好转，10日病愈，后未再发。曾用此方治愈33人。

注意：服药后如厌食油味、恶心者，急食咸物可止。忌食葱、蒜。

黄精青蒿饮

黄精、青蒿、白及各20克，百部、夏枯草、九龙草、玄参、麦冬、地骨皮各10克。将上述材料加适量水煎，每日1剂，3次分服。随证加减。本方主治肺结核。

验证：用本方治疗患者61例，其中治愈51例，显效7例，有效2例，无效1例，总有效率为98.4%。

牡蛎夏枯草汤

牡蛎30克，夏枯草、浙贝母、玄参、白及、天冬、北沙参各15克，百部10克，甘草6克。每日1剂，水煎分2次服。40天为1个疗程。并可随症加减。本方化痰散结，滋阴生津，润肺止咳。主治肺结核。

验证：用此方治疗46例肺结核患者，用药3～4个疗程，结果：痊愈26例（肺部一切正常）；显效16例（空洞愈合，浸润吸收，尚有少量斑片状阴影）；好转2例（空洞缩小，浸润部分吸收）；无效2例。

其他疗法治肺结核

吸服疗法

大蒜1～2头。捣烂为泥，吸其挥发气味，每日1～2次，每次1～3小时。本方用治肺结核。

肺癌

肺癌又称原发性支气管癌，是最常见的肺部原发性恶性肿瘤。肺癌的大体类型分为管内型、管壁浸润型、球块型、弥漫浸润型。常见症状有持久性咳嗽、胸痛、痰中带血、气短、喑哑、发热、乏力、消瘦等，体征上有锁骨上淋巴结肿大，呼吸短促，胸廓变形，有压痛点，肺脏病灶区叩诊浊实，听诊异常。

在中医古籍的“肺积”“肺痿”“咳嗽”等症中，可见到同肺癌相似的临床表现。其病机为六淫外邪，内犯于肺，或痰毒瘀邪，内结于肺，阻滞气机，宣肃失司，肺脉瘀阻、痰湿不化，瘀毒内结，正气耗伤，脏腑耗损，阴阳俱亏。肺癌病程绵延，病变复杂，其辨证特点为早期以邪盛为主，晚期以正虚为主。可以早期发现，通过影像、病理、镜下、放射、免疫生化等方法确诊。

民间偏方治肺癌

川贝雪梨煲猪肺

川贝母10克，雪梨2个，猪肺200克，冰糖适量。将猪肺洗净，切成小块。雪梨去皮及核，切成小块。将川贝母、雪梨、猪肺一同放入砂锅中，加水适量，先用武火烧沸，再用文火熬煮2小时，加入冰糖熬煮1小时即可食用。每2日1剂，分2次食用。本方止咳化痰，生津养肺。用于阴虚燥热型肺癌辅助治疗。

仙枣赤豆粥

仙鹤草60克，大枣20克，赤小豆50克，生薏苡仁100克，白糖适量。取生薏苡仁、赤小豆加温水浸泡半日；仙鹤草用纱布包好；大枣去核备用；取上述诸药加水常法共煮成稀粥，加入白糖调味即可。佐餐食用，连服15日。本方清热解毒，活血止血。适用于肺癌血热证。

银花抗癌茶

金银花10～25克，绿茶2克，甘草5克。先将金银花、甘草加水500毫升，煎沸10分钟，加入绿茶，再沸半分钟即可。每日1剂，分2次温饮。本方清热解毒，抗癌。适用于肺癌、胃癌的辅助治疗。

银杏蒸鸭

银杏200克，白鸭1只，清汤适量。银杏去壳，开水煮熟后去皮、心，再用开水焯过，混入杀好去骨的鸭肉中，加清汤，上笼蒸2小时，至鸭肉熟烂后食用。佐餐，可经常食用。本方补虚平喘，利水退肿。适宜晚期肺癌喘息无力、全身虚弱、痰多者。

垂盆草白英煎

垂盆草、白英各30克。每日1剂，水煎服。本方主治肺癌。

名医验方治肺癌

六味地黄汤

山药、山茱萸、熟地黄、牡丹皮、泽泻各10克，麦冬、茯苓各15克。将上述材料加适量水煎，去渣取汁，每日1剂，分3次温服。本方滋肾润肺。主治肺癌肺肾阴虚证。

来源：本方来源于《小儿药证直诀》。

导痰汤

半夏、枳实、制天南星各10克，茯苓15克，陈皮6克，甘草5克，生姜4克。将上述材料加适量水煎，去渣取汁，每日1剂，分3次温服。本方清热化痰，祛湿解毒。主治肺癌痰湿毒蕴证。

加减：若伴悬饮，喘咳闷甚，可加葶苈大枣泻肺肠；如咯血，可加白及、栀子、牡丹皮、白茅根；如烦渴伤津，可加天花粉、知母、沙参。

来源：本方来源于《严氏济生方》。

泽兰百部煎

泽兰、生薏苡仁各30克，虻虫3克，川贝母、郁金、苦杏仁、黄芩各12克，瓜蒌皮、合欢皮、百部各15克。首煎取汁300毫升，次煎取汁200毫升，将2次水煎液混合后分早、中、晚3次，于饭后温服。1个疗程为20日，1个疗程结束后停药2天，继服，治疗4个疗程。本方治肺癌合并胸腔积液。

验证：本方既能消除胸水，又抑制了肿瘤的发展，并减轻了化疗药物的副作用。总有效率为80.3%。

生地玄参汤

生地黄、熟地黄各15克，天冬、麦冬、玄参各12克，黄芪、党参各20克，漏芦、土茯苓、鱼腥草、升麻各30克。每日1剂，水煎服。本方扶正养阴，清热除湿，解毒消肿。主治原发性肺癌。

验证：用此方治疗原发性肺癌50例，显效3例，有效34例，有效率74%。存活1年者22例，3年者4例，5年者2例。

其他疗法治肺癌

针刺疗法

取穴尺泽、肺俞、膏肓俞、足三里。配穴：纳少加脾俞、中脘；潮热加大椎、太溪；盗汗加阴郄、复溜；咯血加鱼际、膈俞。毫针刺，平补平泻，不灸，每天1次。本方适宜于肺癌证属阴虚内热者。

肾炎

肾炎分急性和慢性两种。肾炎是机体（特别是肾小球）对某些致病原的免疫与感染反应，两侧肾脏非化脓性的炎性病变。通常指肾小球肾炎。急性肾炎多见于幼儿及青少年，一般见有眼皮和面部水肿、血尿、尿少、低热、血压升高等症状。急性肾炎治疗不当或不彻底可演变成慢性肾炎。慢性肾炎多见于成人，病程迁延。其表现为全身水肿、少尿、腰痛、蛋白尿、血尿、疲乏、消瘦或贫血等症状，以及不同程度的肾功能减退。此病属于中医的“水肿”“虚劳”等范畴。

民间偏方治肾炎

柿叶速溶饮

鲜柿叶3000克，白糖适量。将鲜柿叶洗净，切碎，加水浓煎，去渣取汁1000毫升，慢火浓缩至黏稠，加白糖收干药汁，轧粉装瓶。每次冲服15克，每日3次。本方涩肠止血，清热润肺。适用于肾炎顽固蛋白尿症。

注意：柿叶速溶饮稍涩，10日为1个疗程，然后停药，久服伤气。

莲子红糖茶

莲子50克，茶叶3克，红糖30克。将茶叶泡茶备用；莲子用温水浸泡5小时左右，捞出后放入砂锅中，加红糖和适量的水，煮烂后再加入茶水，即可饮用。每日1剂。本方养心健脾，益肾固精。适用于肾炎水肿等。本茶对肾炎水肿兼见血瘀症的患者有益，但要坚持饮用，方能见效。

花生蚕豆汤

花生仁120克，蚕豆200克，红糖50克。将花生仁、蚕豆一起放入砂锅中，加水文火炖煮至蚕豆烂熟，加红糖调匀即成，日服2次。本方益脾健胃，止血消肿。适用于慢性肾炎。

鲜茅根玉米须饮

鲜茅根250克，玉米须60克。将上述材料加适量水煎服，代茶饮。本方治急性肾炎。

西瓜汁

西瓜适量。将西瓜肉绞取汁液饮服。亦可生食西瓜肉，每日2次。或取鲜西瓜皮200克，加水煎汤服用。本方清热解暑，除烦止渴，利尿消肿。适用于急、慢性肾炎。

冬瓜子汤

去壳冬瓜子30克。将去壳冬瓜子加适量水煎服。每日1剂。本方清热化痰，利湿排脓。用治慢性肾炎。

名医验方治肾炎

胃苓汤

苍术、厚朴、泽泻、陈皮、猪苓各10克，生姜6克，大枣3枚，甘草、肉桂各3克，白术、茯苓各12克。将上述材料加适量水煎，去渣取汁，分3次温服，每日1剂。本方利水消肿，理气健脾。主治急性肾炎水湿浸渍证。

来源：本方来源于《丹溪心法》。

麻黄连翘赤小豆汤加减

麻黄、苦杏仁各6克，桑白皮、连翘、金银花、野菊花、紫背天葵各10克，蒲公英、益母草、赤小豆、泽泻各15克。将上述材料加适量水煎，去渣取汁，分3次温服，每日1剂。本方宣肺解毒，利湿消肿。主治急性肾炎湿毒浸淫证。

来源：本方来源于《伤寒论》。

防己黄芪汤合三仁汤加减

黄芪30～60克，白茅根30克，薏苡仁20克，茯苓、滑石各15克，白术、厚朴各12克，防己、苦杏仁、桔梗、法半夏、通草各10克。将上述材料加适量水煎，去渣取汁，每日1剂，分3次温服。本方补脾益肺，宣畅气机，渗利湿热。主治慢性肾炎虚实夹杂证。

加减：若尿蛋白经久不消，加玉米须、谷精草各60克，生山药30克；如舌苔厚腻者，可加广藿香梗、佩兰各15克；如腰背酸痛，可加杜仲、续断、菟丝子各15克。

来源：本方来源于《现代各中医肾病治疗绝技》。

牛黄肉桂

人工牛黄0.6克，肉桂粉2克，田七粉3克，琥珀粉4克。每日1剂，分2次冲服。本方解毒散结，活血祛瘀。主治慢性肾炎。症见血尿，尿蛋白顽固不消，伴头晕、乏力、口苦、口干、水肿、腰痛等。

验证：用此方治疗慢性肾炎17例，其中临床治愈6例，疗效显著者5例，有效者5例，无效1例，总有效率为94.1%。

其他疗法治肾炎

按摩疗法

取颈部的风池，腰部的命门、肾俞、大肠俞，腹部的关元、中极，腿部的足三里、三阴交，足部的内庭、太冲、太溪、涌泉，上肢的曲池，手部的合谷等穴。顺时针摩腹5～10分钟；掌根按揉关元、拇指指端按揉中极各50～100次。掌振下腹部1～2分钟；用㨰法在腰骶部操作5～10分钟；用拇指指端按揉肾俞、命门、大肠俞各30～50次；掌根按揉腰骶部2～3分钟，然后擦热腰骶部；拿曲池、合谷、风池、太溪、三阴交、太冲、内庭、足三里各10～20次；擦涌泉100次，以热为度。

第四章

骨科疾病特效偏方验方

腰椎间盘突出症

腰椎间盘突出症是好发于青壮年、以腰腿痛为主要表现的病症，尤其是体力劳动者较多见。由于持续及强度较大的体力劳动，体位需要随时变换，腰背部肌肉较长时间处于紧张状态，椎间盘受到挤压、牵拉及扭转的机会较多，容易引起脊椎内外的平衡失调，造成纤维破裂、髓核突出，形成神经根、马尾或脊髓的压迫症状。疼痛可随步行、弯腰、伸腰、坐起及咳嗽、喷嚏等加剧。严重者，影响坐卧翻身、站立，甚至出现步态跛行。疼痛的出现，可以呈持续状，也可以呈间歇状。

由于人体下腰部的活动最多，负重量也最大，所以临床中以腰4、5椎及腰5骶1椎间盘突出的发病率最高。

民间偏方治腰椎间盘突出症

一味艾叶方

艾叶100克。用适量醋将艾叶炒至焦黄。趁热布裹敷患处，每日1次。本方主治风寒型腰椎间盘突出症。

生鳖甲煎

生鳖甲50克，煅自然铜10克，杜仲15克，土鳖虫10克。将上述材料共研细末。每日2次，每次25克，黄酒冲服。本方主治肾虚型腰痛、腰椎间盘突出症。

薏米附子散

薏苡仁30克，附子10克。将上述药材洗净后，水煎，温服，每日1剂，分3次服。此方可缓解腰间盘疼痛的症状。

双乌桂枝散

生川乌、生草乌各30克，桂枝15克。将上述材料共为细末，炒至变黄色，加少量白酒，将上药共分5等份。每早服一份，连服5天。此方具有温经散寒止痛之功效，适用于寒湿型腰椎间盘突出症，症见腰腿部冷痛，转侧不利，遇阴雨天加重。

名医验方治腰椎间盘突出症

活瘀舒筋汤

桂枝、赤芍、丹参各15克，延胡索（元胡）、当归各10克，鸡血藤、伸筋草、刘寄奴、续断、桑寄生、王不留行各15克，川乌、草乌各6克。将上述材料加适量水煎服，每日1剂。本方具有活血舒筋，通络止痛的作用，主治腰椎间盘突出症经牵引复位后的神经压迫症状。

来源：本方来源于《腰腿痛、腰椎间盘突出症防治200问》。

柴胡香附汤

柴胡、制香附、延胡索、土鳖虫各10克，红花、枳壳、小茴香、木香、制乳香、制没药各6克，炙穿山甲片、桃仁、川牛膝各12克。每日1剂，水煎，分早、中、晚3次服。

本方补气活血，通络止痛。治疗腰椎间盘突出症。

来源：本方来源于刘杰经验方。

马钱子煎

制马钱子1克，独活、秦艽、白芍、当归、茯苓、党参、杜仲各12克，桑寄生、熟地黄各20克，防风、川芎、桂枝各10克，细辛3克，牛膝15克，甘草6克，制附子10克。将上述材料加适量水煎，早、晚分2次服，每日1剂，4周为1个疗程。本方主治瘀血型腰椎间盘突出症。

验证：治疗患者180例，治愈45例，显效63例，有效72例，总有效率为100%。

其他疗法治腰椎间盘突出症

按摩疗法

取腰部的肾俞、大肠俞，臀部的承扶、环跳，下肢的委中、承山、昆仑、阳陵泉、足三里、悬钟，足部的太冲等穴。用㨰法在腰部操作10分钟左右；用拇指指端弹拨腰椎两侧的肌肉各10～20次；用掌根按揉腰椎两侧的肌肉1～2分钟；按压大肠俞、肾俞、承扶、环跳、委中各20～30次；拿捏委中、阳陵泉、悬钟、承山、昆仑、足三里、太冲各10～20次。

拔罐疗法

取腰部的大肠俞、下肢部的殷门以及足太阳膀胱经在腰部的两条侧线。在大肠俞、殷门处采用闪火法。选用适当大小的玻璃罐，使其吸拔于穴位上，留罐10～15分钟。闪火法将罐吸拔于皮肤上，沿着腰部膀胱经来回走罐，拔至皮肤出现红色瘀血为止。

颈椎病

颈椎病是指因颈椎间盘退行性变及其继发病理改变（包括器质性改变和动力性改变）刺激或压迫邻近的神经根、脊髓、椎动脉等组织，并引起各种症状和体征者。本病发病以男性为主。目前一般将颈椎病分为颈型、神经根型、脊髓型、椎动脉型等类型。

颈椎病属中医学的“痹证”范畴，属于人到中年，气血渐亏，阳气渐衰，血脉空虚，阳气不用，卫外不固，风寒湿邪乘虚而入，阻滞经脉；或因跌打损伤，经络受损，瘀血内停；或因积劳成疾，肝肾亏损，督阳不运，痰凝血瘀，而成颈椎病。颈椎病的预防保健，应重视保持颈部良好的姿势，防止颈部外伤，避免颈部过度疲劳，并防止颈背部受凉。

民间偏方治颈椎病

桑椹芝麻蜜膏

桑椹、黑芝麻各500克，蜂蜜200克。将以上3味加水适量，小火煎熬成膏。每日早、晚各2匙，温开水冲服。本方主治颈椎病属精血不足者。

桃仁葛根粉

桃仁、葛根各150克。将以上2味研为细粉，混合调匀后瓶装备用。每次用10克，加少量开水调成糊状，兑入适量白糖吞服。早晚各服1次。本方可活血舒筋通络。主治颈椎病。

半夏甘草煎

姜半夏6克，陈皮10克，茯苓12克，炙甘草10克。将上述材料加适量水煎服。本方理气化痰，通经活络。主治痰湿凝阻、经络瘀滞型颈椎病。

桃仁决明子饮

桃仁10克，决明子12克，蜂蜜适量。将桃仁和决明子同煎取汁，兑入蜂蜜调制。每次适量服用，每日2次。本方主治脊髓型颈椎病引起的颈部疼痛。

生姜丁香糖

丁香粉5克，生姜末30克，白糖50克。将白糖放入砂锅内，文火煮沸，再加丁香粉、生姜末调匀，继续煮至挑起不粘手为度。放一瓷盘，涂以香油，将糖倾入摊平，稍凉后趁软切成小块，经常食用。本方降逆化痰。适用于颈椎病。

名医验方治颈椎病

葛根甘草饮

葛根25克，威灵仙、鸡血藤各15克，白芍15～30克，甘草6克，炙蜈蚣2条（研水冲服）或全蝎8克。本方每日1剂，水煎服，可随症加减。适用于颈椎病。

来源：本方来源于《陕西中医》。

颈病汤

鹿角胶、当归、羌活、秦艽、葛根各20克，黄芪30克，川芎10克，姜黄、桂枝、地龙各15克，细辛5克。每日1剂，水煎，分2次服。本方滋补肝肾，益气活血，疏风通络，散寒除湿。主治颈椎病。

来源：本方为王文斌教授经验方，同时还强调内外兼治，除口服颈病汤之外，颈椎病患者还应做颈部功能锻炼。只有动才能使气血疏通，肌肉得以滋润，痉挛得以缓解，并滑利颈椎关节使局部症状缓解。

白芍木瓜煎

白芍、木瓜、葛根、威灵仙、桑枝、鸡血藤各20克，怀牛膝5克，川芎、陈皮各9克。每日1剂，水煎，分2次服，5剂为1个疗程。治疗时可随证加减。本方柔筋，通络，止痛。治疗颈椎病。

来源：本方来源于庞国明等经验方。

白芍甘草煎

白芍30克，甘草15克，酸枣仁、牡蛎各10克，威灵仙、延胡索（元胡）各12克。将药加水煎煮2次，取药汁混合，每日分2次饮服。本方对颈椎病有效。

来源：本方来源于《中医骨伤科杂志》。

其他疗法治颈椎病

牵引疗法

患者坐在牵引椅上，戴上牵引带，将牵引带固定于患者枕部和下颌部，头部前倾15度，首次牵引重量为3～5千克，之后根据患者情况适量增加牵引重量。每次20～30分钟，牵引最大重量不超过10千克，不能长时间牵引。

按摩疗法

取颈部的大椎、肩中俞、风池、风府、天柱，头部翳风，肩部的肩井，上肢的曲池，手部的合谷、后溪，腋下的极泉，足部的内尾骨、外尾骨、肩、颈椎、腰椎、胸椎等反射区和足部的昆仑、悬钟等穴。按揉天柱、风池、风府、翳风各穴位30～50次，力度轻缓平稳，以酸胀为宜；按压肩井、大椎、肩中俞各30～50次，力度适中；掐按肘部的曲池，腋下的极泉，手部的合谷、后溪和足部的悬钟、昆仑各穴位30～50次，力度稍重，以酸痛为佳；推压足部的颈椎、腰椎、肩、胸椎及内、外尾骨各反射区50次，力度适中，平稳，以有胀痛感为宜。

骨折

骨折是一种常见病、多发病。因骨折的类型、部位、程度不同，其临床表现各有不同。较大的复杂性骨折，可引起全身的不同表现；单纯性骨折，可表现为局部的疼痛，肿胀、功能障碍，骨折的错位，可致局部畸形，骨擦音、异常活动等特征。经X线正、侧、斜或特殊位拍片，可予以诊断。

民间偏方治骨折

二花冰糖饮

玫瑰花瓣10克，开败的月季花5朵，冰糖30克。将二花洗净，加水两杯，小火煎至1杯，加冰糖溶化。温服，每日3次，连服30日。本方适于骨折初期，骨折处肿胀、疼痛，可有畸形和骨擦音。

蟹肉粳米粥

新鲜湖蟹2个，粳米50克，生姜、醋和酱油各适量。先取出蟹肉和蟹黄，另将淘洗干净的粳米入锅，加水500毫升，用旺火烧开，再转用文火熬煮，加入蟹肉和蟹黄，放入适量的生姜、醋和酱油，稍煮即成。佐餐食用。本方滋养气血，接骨续筋。适用于骨折等。

月季花汤

开败的月季花3～5朵，冰糖30克。将月季花洗净，加水2杯，小火煎至1杯，加冰糖。候温顿服。每天1～2次，连服3～4周。本方活血化瘀。适用于骨折初期患者服用。

红花赤小豆饮

赤小豆60克，红花10克，红糖适量。将赤小豆加水煮熟，再加红花水煎取汁，加红糖调味。分2次饮服。本方活血化瘀，行气止痛。适用于骨折初期。

骨碎补酒配方

骨碎补60克，黄酒500毫升。将骨碎补浸入黄酒中，密封贮存，7日后即成。每次服30毫升，每日2次。本方补骨、治折伤。适用于骨折、跌打损伤等。药渣晒干，研末外敷患处，可接骨续断。

名医验方治骨折

生骨方

黄芪30克，鹿角胶12克，三七12克，土鳖虫15克，丹参20克，当归12克，川芎12克，延胡索15克，牛膝12克，骨碎补15克，生甘草9克。将上述材料加适量水煎服，每日1剂，分早晚2次温服。本方活血，生血，生骨。主治各种骨缺血性坏死、骨折、骨不连及骨延迟愈合等。

来源：本方来源于《中国中医药报》刘德玉名医方。

梁氏正骨贴

麻黄、山柰、高良姜、补骨脂、骨碎补、地黄、紫丹参、牡丹皮、三七、川牛膝、陈皮、甘草各50克。诸药用1000克麻油炼焦后，加入500克红丹收膏摊纸备用。5日1

贴。本方温经和营，接骨续筋。主治骨折延迟愈合。

验证：在治疗骨折迟缓愈合以及骨不连方面疗效显著。

接骨汤

土鳖虫、续断、骨碎补、自然铜、桃仁、当归、赤芍、生地黄各12克，川芎6克，血竭1.5克（冲服）。每日服1剂，水煎，分2次服，共服60剂。本方补肝益肾，接骨续筋。治骨折。

验证：曾运用接骨汤治疗66例新鲜闭合性肱骨干骨折，并对32例进行随访，结果优28例，良2例，尚可1例，差1例。

当归尾桃仁

当归尾、桃仁、红花、苏木、炮穿山甲各15克，瓜蒌、生地黄、自然铜、杜仲、骨碎补、枳实、乳香、没药、生甘草各10克。将上药水煎3次后合并药液，分2～3次温服。每日1剂。1个月为1个疗程。本方主治骨折。

验证：用此方治疗骨折患者49例，一般用药2～3个疗程，均可痊愈。

其他疗法治骨折

贴敷疗法

五灵脂30克，茴香3克，醋适量。将前两味研细，用醋调匀，敷于患处，以布包扎。本方活血散瘀。适用于骨折。

刺血疗法

取阿是穴。阿是穴位置：局部肿胀处。以消毒三棱针直刺血肿处以达骨膜下为度；骨折日久者，刺血后加拔火罐，待瘀血流出后再行手法整复，局部用夹板固定。本法用于关节附近骨折。

肩周炎

肩周炎是一种肩周围关节软组织的慢性退行性病变，又称五十肩。多见于50岁左右的人，发病原因是因人到中年后，肾气不足，气血渐亏，加之早期劳累，肩部露外受凉，寒凝筋膜，机体新陈代谢功能减弱，各种组织出现退化性变化，肩关节功能性活动减弱等阶段。

本病起病缓慢，患者常感肩部酸痛，不能持重物，初发1～2周后，疼痛渐增，肩关节外展、外旋功能开始受限。重症者肩臂肌肉萎缩，疼痛较重。常不能举臂梳头、穿衣和背手擦背，夜间尤甚。

民间偏方治肩周炎

韭菜子艾叶汤

韭菜子15克，艾叶、小茴香各10克。将上述材料加适量水煎服。每日1剂。本方温经散寒，除湿止痛。适用于肩周炎。

薏仁酒

薏苡仁500克，白酒500毫升。蒋薏苡仁碾细，放入瓶中，加白酒封固，每日振摇1次，半月后即可饮用。每日3次，每次口服30毫升。本方除湿散寒，温阳通痹。适用于肩周炎。

桑枝汤

桑枝一把。将桑枝切细，以水煎2碗。1日服尽，可连服数次。本方适用于肩周炎。

桂枝生姜汤

桂枝、炙甘草各12克，白芍15克，生姜6克，大枣5枚。每日1剂，水煎服。本方益气养阴，通络止通。主治肩周炎。

桑枝鸡汤

老桑枝60克，老母鸡1只，盐少许。将老桑枝切成小段，与老母鸡共煮至烂熟汤浓即成，加盐调味，饮汤吃肉。本方具有祛风湿、通经络、补气血之效。适用于肩周炎慢性期而体虚风湿阻络者。

名医验方治肩周炎

温经通络汤

制川乌、丹参、生香附、透骨草、延胡索各15克，桂枝、干地龙、寻骨风、片姜黄各9克。将上述材料加适量水煎服，每日1剂，日服2次。本方温经散寒，祛风湿，活血通络止痛。本方主治肩凝症（肩周炎），症见关节疼痛或酸楚，活动受限，屈伸不利，日久不愈。得温稍舒，遇寒冷天气尤著。

来源：本方来源于《临床验方集》程爵棠。

验方：临床治疗患者150例，结果痊愈122例，显效21例，有效7例。总有效率达100%。

加味逍遥散

柴胡、当归、炒白芍、云茯苓、秦艽、黄芩、制附片、陈皮、法半夏各9克，甘草、芥子各6克。将上述材料加适量水煎服，每日1剂，日服2次，白酒为引。本方祛风除痰，温经止痛，舒肝和脾。主治肩周炎。

来源：本方来源于《中国中医秘方大全》葛植厚。

肩凝汤

当归、丹参各30克，桂枝15克，透骨草30克，羌活18克，生地黄30克，香附15克。将上述材料加适量水煎服，每日1剂，日服2次。本方活血通络，祛风解凝。主治肩周炎。

来源：本方来源于《中国中医秘方大全》类多峰。

当归甘草汤

当归、黄芪各20克，白芍、桂枝各15克，细辛3克，羌活、独活、通草、姜黄各10克，甘草6克。将上述材料加适量水煎服，每日1剂，同时配合功能锻炼，1个月为1个疗程。本方治肩脊重痛型肩周炎。

验证：治疗患者51例，其中治愈38例，显效8例，好转5例，总有效率为100%。

其他疗法治肩周炎

贴敷疗法

川乌、樟脑各10克，米醋适量。将上两味研为细末，用米醋调成糊状，均匀地摊在纱布上，涂药层约5毫米厚，贴敷于疼痛部位，外用胶布固定，同时用热水袋热敷30分钟。每日1次，连用4～6次可见疗效。

刮痧疗法

取肩部的肩髃、肩贞、阿是穴，上肢部的臂臑、曲池、外关、手三里。先刮肩部的阿是穴，然后刮拭肩髃、肩贞，再刮上臂臂臑，手法由轻到重，以皮肤出现潮红为度。最后刮拭上肢的曲池、手三里、外关，以皮肤微出痧为度。

关节炎

关节炎的病因复杂，主要与炎症、自身免疫反应、感染、代谢紊乱、创伤、退行性病变等因素有关。不同类型的关节炎症状有所区别，风湿性关节炎表现为游走性关节痛，类风湿关节炎表现为关节红肿痛和僵直。外伤性关节炎表现为关节发肿、发痛和活动障碍。骨性关节炎表现为关节疼痛、僵硬。化脓性关节炎主要是局部红、肿、痛、热与全身中毒现象。

本病中医称“痹证”或“痹病”，是指人体营卫失调，感受风寒湿热之邪，合而为病；或日久生虚，内生痰浊、瘀血、毒热，正邪相搏，使经络、肌肤、血脉、筋骨，甚至脏腑的气血痹阻，失于濡养，出现肢体关节与肌肉疼痛、肿胀、酸楚、麻木、重着、变形、僵直及活动受限等症状，甚至累及脏腑的一类疾病的总称。

民间偏方治关节炎

木瓜丝瓜络饮

木瓜10克，丝瓜络15克。将上述材料加适量水煎服。本方舒筋活络。适用于风湿性关节炎早期。

独活乌豆汤

独活12克，乌豆60克，米酒适量。将乌豆泡软，与独活同置砂锅中，加水2000毫升，文火煎煮至500毫升，去渣取汁，兑入米酒，每日分2次温服。本方祛风除湿，通络止痛。适用于风湿性关节炎，腰膝疼痛。

樱桃酒

鲜樱桃500克，米酒1000毫升。将鲜樱桃洗净晾干，浸入米酒内，密封贮存，每日摇荡1次，10日后即成。每次饮50毫升，每日2次。本方滋养肝肾，祛风除湿。用于风湿性关节炎、四肢麻木等。

玫瑰茴香汤

玫瑰花、小茴香各10克，陈皮12克。每日1剂，水煎2次，早、晚分服。本方祛风湿，止痛。适用于风湿性关节炎。

杜仲脊骨汤

杜仲10～15克，黑眉豆10～15克，猪脊骨250克。将猪脊骨洗净和杜仲、黑眉豆一起置于砂锅中，加水煮至黑眉豆烂熟，调味后喝汤食豆。本方补肝肾，活筋骨。适用于老年性关节炎、肾虚腰痛。

生姜醋

生姜、醋各适量。将生姜洗净切片，放醋佐餐食用。长期坚持有特效。本方用治关节炎。

名医验方治关节炎

防风汤

防风、白术、秦艽、羌活、独活、桂枝、当归、茯苓各10克，黄芪15克，甘草5克，生姜2片，大枣5枚。将上述材料加适量水煎，去渣取汁，分2～3次温服，每日1剂。本方祛风除湿，散寒通络。主治类风湿关节炎风湿痹阻证。

来源：本方来源于《严氏济生方》。

独活寄生汤

桑寄生30克，独活、秦艽、防风、当归、白芍、川芎、白术、地黄各10克，党参、杜仲、牛膝、茯苓、黄芪各15克，肉桂3克，甘草、细辛各5克。将上述材料加适量水煎，去渣取汁，每日1剂，分2～3次温服。本方益肝肾，补气血，除痹痛。主治类风湿关节炎肝肾气血两亏证。

来源：本方来源于《备急千金要方》。

宣痹汤

防己、杏仁、滑石、薏苡仁各15克，连翘、山茱萸、半夏、赤小豆、蚕沙各9克。将上述材料加适量水煎服，每日1剂。本方通经止痛，清化湿热。用于风湿性关节炎、关节红肿疼痛等症。

来源：本方来源于《温病条辨》。

消痛饮

当归、防风各12克，牛膝、防己、钩藤、木瓜各15克，忍冬藤25克，赤芍、泽泻各18克，老桑枝30克，甘草5克。将上述材料加适量水煎，去渣取汁，每日1剂，分2～3次温服。本方清热消肿，通络止痛。主治痛风性关节炎属关节肿痛的急性期。

来源：本方来源于叶伟洪经验方。

其他疗法治关节炎

熏蒸法

陈醋300毫升，新砖数块。砖放在炉内烧红，取出放在醋内浸透，趁热放在关节下烟熏（熏前将一块纱布放于醋内浸湿，然后包在关节处），为了防止烟熏散热过快和醋味走失，可用被子遮盖，并根据砖的热度逐渐向砖贴近，以稍近些为好，砖凉即停止，隔日1次。本方散瘀消肿。用治关节炎。

擦洗疗法

普通醋500毫升，鲜葱500克（切成寸段），一起放在锅里煮沸，略凉后用纱布蘸醋汁擦洗关节炎处，每次擦洗10分钟，每天6次（多擦亦可），半月后见效。醋汁擦完后再煮新葱，不必擦1次就换新的；轻轻蘸擦，不宜用力过猛；醋汁凉了需加温后再用，温度有热感即可。

骨质增生

骨质增生又名“骨刺”，古称“骨赘”。是一种慢性骨质生长异常退行性疾病。中老年人发病居多。好发于脊椎、髋、膝关节、跟骨结节等处，尤以颈椎、足跟骨节处发病居多。

多因风、寒、湿三气杂合，侵入肌肉、筋络关节，客于经脉，邪气壅阻，气滞血瘀，关节磨损所致。或因跌仆挫伤，损伤骨络；或低头弯腰，或行走站立过度所致。凡此种种，尤其在肝肾亏虚时极易诱发本病。

脊柱（颈椎、胸椎、腰椎、骶椎）、髋、膝关节、足跟骨节等处疼痛，或微痛，触之则痛剧，仰、俯、屈、伸、转侧、步履受限、功能活动不灵，或伴见头晕、麻木等症。一般多发生在一处或多处。

民间偏方治骨质增生

枸杞桑椹粥

枸杞子、桑椹各25克，粳米100克。按常法煮粥服食。每日1剂，分2次服，连服15日。本方滋补肾阴。用治肾阴虚型骨质增生，症见头晕、耳鸣、口干咽躁、五心烦热、腰酸背痛、肢体麻木、活动受限、尿黄、便秘等。

桑椹大枣汤

桑椹50克，大枣10枚，蜂蜜适量。将桑椹、大枣洗净，加水煎汤。服前加入蜂蜜即成。每日1剂，2次分服，连服15日。本方滋肝补肾，养血润燥。用治肝肾两虚型骨质增生，症见头晕目眩，眼花耳鸣，烦躁易怒，腰酸肢麻，小便短少，大便秘结，舌红少津，脉弦细。

羊肉莲子粥

精羊肉150克，莲子肉25克，粳米150克，生姜适量。按常法煮粥服食。每日1剂。本方温补脾肾。用治脾肾两虚型骨质增生，症见纳呆、食少、腰酸膝软、肢体麻木或有疼痛、腹胀、便溏、月经紊乱等。

名医验方治骨质增生

当归白芍散

全当归、白芍各40克，川芎、炒艾叶、地龙、炙川乌、五加皮、木通、川花椒、萆薢、防风各30克，生姜汁100毫升，陈醋适量，冰片5克。将前11味药共研为极细末后，加入生姜汁、陈醋成糊状，贮瓶内备用。用时，以此药糊敷患处，每日换药1次。1剂药一般可用2～3天，2剂药为1个疗程。本方主治骨质增生。

验证：用此方治疗骨质增生患者65例，用药1～3个疗程治愈61例，显效3例，无效1例，有效率98.5%。

鹿衔草乌梅煎

鹿衔草20克，白芍20克，威灵仙12克，乌梅10克，赤芍10克，骨碎补10克，鸡血藤15克，甘草5克。每日1剂，煎服2次。药渣外敷，15天为1个疗程，服2个疗程。本方主治骨质增生症。

验证：用此方治疗骨质增生症患者272例，服药2～3个疗程后，均获得良好效果。

其他疗法治骨质增生

贴敷疗法

用川芎末6～9克，山西老陈醋适量，药用凡士林少许。将药末加山西老陈醋调成糊状，然后混入少许药用凡士林调匀。随即将配好的药膏涂抹在患者增生部位，涂好后盖上1层塑料纸再贴上纱布，用宽胶布将纱布四周固封。2天换药1次，10次为1个疗程。

泡脚疗法

食醋1000毫升。将食醋加热至脚可浸入，倒在脚盆内。每日浸脚0.5～1小时。如醋温度下降，应再加热，一般浸10～15天以后，足跟痛开始逐渐减轻，连续浸1个月，足跟痛即消失。本方适用于足跟痛。

坐骨神经痛

坐骨神经痛多因坐骨神经通路遭受邻近组织病变引起，如腰椎间盘突出、腰椎部骨质增生、脊椎肿瘤、结核、骨盆内病变及腰部软组织劳损等。其症状是：多为一侧腰腿部阵发性或持续性疼痛，多表现为臀部、大腿后侧、小腿的踝关节后外侧疼痛，以至足部发生酸痛，如弯曲腰腿行走时有不同程度的烧灼样或针刺样疼痛，腰椎旁有压痛及叩击痛，严重者疼痛如刀割。多因行动时疼痛加重，下肢有放射性疼痛，出现水肿等。

民间偏方治坐骨神经痛

五加糯米酒

五加皮50克，糯米500克，酒曲适量。将五加皮洗净，加水浸透，文火煎沸30分钟取汁1次，共取汁2次，混匀后，与淘净的糯米共烧成米饭，待冷，加入酒曲，发酵成酒酿，佐餐食用。本方祛风化湿，强筋通络。用治坐骨神经痛。

青梅酒

未成熟青梅500克，白酒1000毫升。将未成熟青梅浸泡于白酒中。每次服20～30毫升，每日2次。本方主治坐骨神经痛。

虎掌草方

虎杖、老鹳草、牛膝各15克。水煎服，每日1剂，分2次服。本方主治坐骨神经痛。

丹参酒

丹参30克，白酒500毫升。将丹参洗净切碎，放入白酒中，密封瓶口；每日震摇1次，浸泡15日即可。每日2次，每次15～20毫升，常饮有效。本方活血化瘀，止痛。用于治疗坐骨神经痛。

三味马齿苋方

马齿苋30克，五加皮、威灵仙、防风各15克。将上述材料加适量水一同浸泡半小时后，煎取汁液，共取煎汁两次，将两次药液合并。每日1剂，2次分服。本方散风祛湿，化瘀止痛。用于治疗坐骨神经痛。

复方鸡血藤酒

鸡血藤120克，川牛膝、桑寄生各60克，白酒1500毫升。将上药共研为粗末，纱布袋装，和白酒一同置于洁净容器中，14日后取出药袋，压榨取液，并将药液与药酒混合，再静置，过滤，即得。口服。日服2次，每次服20毫升。本方养血活血，舒筋通络。主治坐骨神经痛、筋骨不舒疼痛、腰膝冷痛、跌打损伤等症。

名医验方治坐骨神经痛

桂枝汤

桂枝、白芍、生姜各9克，炙甘草6克，大枣3枚。将上述材料加适量水煎温服。本方调和营卫，解肌发表。用于外感风寒表虚证。临床用于风湿痹痛，肌肤麻木，坐骨神经痛。

来源：本方来源于《伤寒论》。

加减阳和汤

麻黄10克，熟地黄20克，油桂5克，芥子15克，焦白术15克，鹿角霜50克，延胡索（玄胡）25克，桃仁15克，赤芍15克，茯苓15克，生甘草15克。将上述材料加适量水煎服，每日1剂，日服2次。本方温阳散寒，化瘀通络。主治寒凝气滞，瘀阻经脉型坐骨神经痛。

来源：本方来源于尚尔寿方。

皂独附姜汤

皂角刺30克，独活9克，附子9克，肉桂6克，姜黄15克，苍术15克，薏苡仁30克，防己9克。将上述材料加适量水煎服，每日1剂，日服2次。本方祛风除湿，散寒止痛。主治风寒湿邪凝滞，经络瘀阻型坐骨神经痛。

来源：本方来源于吕广振方。

驱痹汤

细辛6～12克，制草乌6～12克，制川乌6～12克，麻黄15克，牛膝20克，木瓜20克，乳香10克。将上述材料加适量水煎服，每日1剂，日服2次，细辛、制川、草乌的药量先从小量开始，逐渐增量。本方通阳开痹，驱湿逐寒。主治寒湿阻络型坐骨神经痛。

来源：本方来源于李述文方。

痛痹汤

乌蛇20克，延胡索10克，骨碎补（申姜）10克，鸡血藤25克，牛膝15克，丹参15克，当归15克，白芍15克，炙甘草15克，乳香7.5克，没药7.5克。将上述材料加适量水煎服，每日1剂，日服2次。本方温经通络，祛风散寒。主治寒湿之邪侵袭，气血流行不畅型坐骨神经痛。

来源：本方来源于石正仿方。

其他疗法治坐骨神经痛

按摩疗法

取臀部的承扶、环跳，下肢的委中、承筋、承山、足三里、阳陵泉，足部的昆仑、太溪等穴。在臀部和下肢后侧用㨰法操作10分钟；按揉或拿捏承扶、环跳、足三里、委中、阳陵泉、昆仑、太溪、承山、承筋各10～20次；臀部和下肢后侧的肌肉用掌根按揉2～3分钟；按揉下肢3～5遍。

贴敷疗法

当归50克，红花30克，乳香、没药各20克，川牛膝15克，醋300毫升。将上药入醋中浸泡4小时，再放入锅内加热数十沸，以纱布浸药液，趁热外敷腰眼、环跳、承山，凉时换药。每日一次，本方适用于瘀血型坐骨神经痛。

第五章

妇科疾病特效偏方验方

不孕症
阴道炎
宫颈炎
子宫脱垂
盆腔炎
痛经
闭经
月经不调
带下病
乳腺增生
乳腺癌
功能失调性子宫出血
妊娠呕吐
先兆流产
产后缺乳
产后恶露不绝
更年期综合征

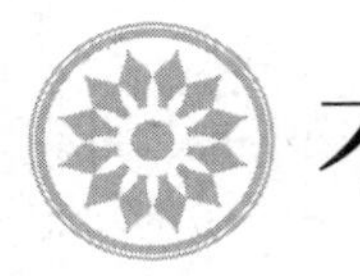

不孕症

不孕症是指女子婚后与丈夫同居2年以上，男方生殖功能正常，未避孕而未受孕者；或曾生育过，未避孕，2年以上未受孕者。前者称为原发性不孕，后者称为继发性不孕。引起不孕的原因十分复杂，常见因素与排卵功能障碍、生殖道病变、免疫因素及精神神经因素有关。对于原发性不孕，中医称之为“全不产”“无子”等，而继发性不孕则多谓为“断绪”，其基本病机以肾中精气不足为本，痰、湿、瘀血、寒邪等外侵为标。

民间偏方治不孕症

玉兰花汤

玉兰花（将开未放者）10朵。将玉兰花用适量水煎服。本方适用于痛经不孕。

腽肭脐酒

腽肭脐30～50克，白酒500毫升。将腽肭脐洗净，切成小块，用纱布袋装，扎紧口，放入盛酒的瓶中，浸泡1星期即可。本方温肾壮阳。适用于肾阳虚之女子不孕等症。

注意：腽肭脐性热，故素体有热者、阴虚火旺者忌饮。

鹿角胶粥

鹿角胶15～20克，粳米100克，生姜3片。先煮粳米做粥，待沸后放入鹿角胶、生姜同煮为稀粥。每日1～2次，3～5日为1个疗程。本方补肾阳。主治女性宫冷不孕。

当归知母汤

当归7.5克，知母15克，川芎10克，甘草5克。将上述材料用一碗半的水煎之，分服，每月来月经前后各服1剂。本方治女子不孕，不出数月便能受孕。

橘皮粥

鲜橘皮30克，粳米50克，白糖适量。将鲜橘皮洗净，加水煎汤，去渣，加入洗净的粳米煮为稀粥，调入白糖即可服食。每日1剂，分2次服。本方燥湿化痰，理气调经。用治痰湿型女子不孕。

名医验方治不孕症

养精种玉汤

熟地黄24克，当归12克，白芍、山茱萸、阿胶各10克，续断、菟丝子各15克，桑寄生20克。将上述材料加适量水煎，每日1剂，分2次服。本方温肾养肝，调补冲任。主治肾阴不足不孕症。

来源：本方来源于《傅青主女科》合寿胎丸《医学衷中参西录》。

仙菟寄生汤

淫羊藿（仙灵脾）15～20克，菟丝子15～20克，桑寄生、淮山药、川续断、白芍各15克。将上述材料加适量水煎服，每日1剂，经后5天开始服用，连服5～10剂，连用3个月。本方补肾强阴，阴阳双补。适用于肾虚所致的不孕症，崩漏症，经间期出血，经行头痛。

来源：本方来源于陈玉琦医师经验方。

仙茅甘草饮

仙茅、制香附、柴胡、熟地黄、当归、白芍、枸杞子、淫羊藿、川续断、山茱萸、紫河车各10克，菟丝子20克，川芎、甘草各6克。将上述材料加适量水煎，分2次温服。每日1剂。本方治黄体不健者不孕症。

验证：治疗患者22例，其中治愈16例，有效4例，无效2例。总有效率为90.9%。

补中益气汤

黄芪、党参、白术、茯苓、当归、枸杞子、菟丝子各15克，乌药、陈皮各10克，甘草、升麻各6克。每日1剂，水煎服。本方滋补肝肾，益气生阳。主治不孕症。经期腹泻者，去当归，加莲肉、炒砂仁、炒扁豆；单相体温者，加巴戟天、紫石英；经期长者，去当归，加海螵蛸、仙鹤草、墨旱莲等。

验证：用本方加减治疗继发性不孕症32例。治疗2个月内受孕者20例，3个月内受孕者6例，半年内受孕者2例，治疗半年未受孕者4例。

其他疗法治不孕症

泡脚疗法

海藻60克，橘皮、昆布各50克，杏仁、半夏各20克。将以上药物同入锅中，加水适量，煎煮30分钟，去渣取汁，倒入泡足桶中。先熏蒸，后泡足30分钟。每晚1次，30天为1个疗程。本方燥湿化痰调经。主治痰湿内阻型不孕症，症见婚后不孕、月经稀少、甚则闭经、形体肥胖、面色苍白、胸闷痰多、神疲乏力、月经延后、带下色白质稀、大便溏不成形、苔白腻、脉细滑。多见于多囊卵巢综合征、闭经、月经不调引起的不孕症。

艾灸疗法

取关元、气海、三阴交、足三里。着肤灸或者隔姜灸，每日2次，每穴3～5壮，10日为1个疗程。可用艾灸悬灸。痰湿血瘀者用温针灸。肾虚者加肾俞、太溪；肝郁者加太冲、内关；痰湿者加丰隆、阴陵泉；血瘀加血海。

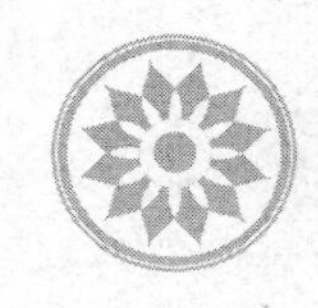

阴道炎

阴道炎是指女性的阴道受到病原体的侵入后，而使阴道黏膜产生炎症，所分泌的白带量、色、质出现异常者，属临床常见病、多发病之一。本病以白带增多、外阴瘙痒为主要临床表现，一般经妇科或普通实验室检查，在阴道分泌物中找到病原体即可确诊，约20%的患者可能需要重复检查或分泌物培养方能确诊。

本病据其发病年龄和感染的病原体不同，可分为滴虫阴道炎、真菌性阴道炎（念珠菌阴道炎）、老年性阴道炎、幼女性阴道炎及细菌性阴道炎。预防本病应做到加强妇女保健工作，长期涉水做业者应有卫生保健措施；经常保持阴部清洁卫生，经期、产褥期、流产后尤应注意；提倡淋浴，公共盆浴应做消毒处理；注意性生活卫生；医护人员进行妇科检查时严格操作，防止交叉感染等。

民间偏方治阴道炎

花生仁冰片泥

花生仁120克，冰片1克。将花生仁与冰片共捣似泥状。于早晨空腹服，开水送服，2日服完。本方清热，化浊，凉血。适用于滴虫阴道炎。

扁豆花冰糖饮

扁豆花15克，冰糖50克。将扁豆花与冰糖共煮成汤。顿服，每日服2～3次。每日1剂。本方清热化浊。适用于老年性阴道炎。

椿根饮

椿根白皮30克（鲜品60克），白糖或蜂蜜30克。将椿根白皮加水300毫升，煎成150毫升，去渣，加白糖或蜂蜜饮服。每次服30毫升，每日2～3次。本方清热燥湿，杀菌止带。适用于真菌性阴道炎。

猪肝马鞭草

猪肝60克，马鞭草30克。将猪肝及马鞭草切成小块拌匀，用盖碗盖好，放蒸锅内蒸半小时即可食用。1次服完。本方清热，祛湿，解毒。用治妇女阴痒、白带过多及经闭、经少。

槐花冬瓜仁粥

槐花9克，薏苡仁30克，冬瓜子20克，粳米60克。先把槐花、冬瓜子加水煎汤，去渣后再放入薏苡仁、粳米同煮成粥。每日作早餐或夜宵。本方利湿去菌。适用于滴虫阴道炎。

名医验方治阴道炎

知柏地黄汤

生地黄12克，黄柏15克，知母、茯苓、泽泻、椿树皮、山茱萸、牡丹皮、金樱子各10克，鸡冠花30克，甘草6克。将上述材料加适量水煎服，每日1剂。本方滋养肝肾，清热止带。主治老年性阴道炎肝肾亏损证。

来源：本方由《医宗金鉴》方加减。

知母黄柏汤

知母、黄柏、地骨皮、牡丹皮、丹参各12克，枸杞子、墨旱莲各15克，金银花、蒲公英、党参、黄芪各20克。每日1剂，早晚水煎，先熏洗，后坐浴。本方滋阴清热，凉血止带。治疗老年性阴道炎。

加减：痒甚者加生地黄15克，防风10克；黄赤带者加地榆炭、茜草炭各12克。

来源：本方来源于欧晓青经验方。

其他疗法治阴道炎

浸洗法

白芷、川萆薢各30克，生甘草9克。水煎取汁，倒入盆内，趁热坐于盆内，令水浸至小腹部，用手揉按小腹至外阴部，以有温热舒适感为度，水凉可加温再用。每次30分钟，每日2次。本方清热燥湿，止痒杀虫。用治外阴瘙痒。

熏洗法

龙胆紫、苦参各15克，百部、枯矾、黄柏、川椒各10克。将上药水煎后，加入猪胆2个，趁热先熏后洗阴痒处。本方主治滴虫阴道炎。

宫颈炎

宫颈炎为妇科常见的妇科疾病，多发生于生育年龄的妇女。老年人也有随阴道炎而发病的。宫颈炎主要表现为白带增多，呈脓性，或有异常出血如经间期出血、性交后出血等。常伴有腰酸及下腹部不适。有急性和慢性两种，急性宫颈炎常与急性子宫内膜炎或急性阴道炎同时存在，但以慢性宫颈炎多见。宫颈炎的发生与性生活有关系、自然或人工流产、诊断性刮宫以及分娩都可造成子宫颈损伤而导致炎症。

民间偏方治宫颈炎

白果鸡蛋

新鲜鸡蛋1个，白果2枚。在鸡蛋的一端开一小孔，将白果仁纳入蛋内，以纸粘封小孔，隔水蒸熟食用。每日2次。本方适用于虚寒型宫颈炎，伴有白带量多、腰部酸痛下坠、四肢欠温、神疲乏力等症。

茯苓车前子粥

茯苓粉、车前子各30克，粳米60克，白糖适量。将车前子（纱布包）加水300毫升，水煎半小时取出，加粳米、茯苓粉共煮粥，粥熟加白糖调味。每日服2次。本方健脾利湿，补肾固涩。适用于湿热下注型宫颈炎，症见带下色黄质地黏稠、有气味、阴部作痒或灼热刺痛、小便黄赤。

鸡蛋艾叶方

鸡蛋2个，艾叶15克。艾叶煎汤，去渣，放鸡蛋同煮。本方主治宫颈炎。

金银花汤

金银花、蒲公英各15克。将上述材料加适量水煎。每日1剂，分2次服。本方清热解毒，消肿散结。适用于慢性宫颈炎。

冬瓜子方

冬瓜子90克。将上药捣烂。加等量冰糖和水煎，早、晚各服1次。本方适用于宫颈炎。

名医验方治宫颈炎

土茯苓甘草煎

土茯苓30克，鸡血藤20克，忍冬藤20克，薏苡仁20克，丹参15克，车前草10克，益母草10克，甘草6克。每日1剂，水煎服。本方清热利湿，解毒化瘀。主治宫颈炎。

验证：用此方治疗患者10例，其中治愈8例，有效1例，总有效率为90%。

野牡丹叶煎

取多花野牡丹干叶2000克，加水过叶，煮沸30分钟，二煎仍加水过叶煮沸1小时，两煎混合浓缩成1000毫升，即成200%煎剂，分装备用。先用窥器扩张阴道，用消毒干棉球拭净宫颈黏液，再将浸透药液的棉球贴于宫颈糜烂面，每日1次。本方主治慢性宫颈炎（宫颈糜烂）。

验证：治疗慢性宫颈炎（宫颈糜烂）300例，经3～12次治疗，痊愈298例，好转2例，总有效率100%。

其他疗法治宫颈炎

外用方

1枚鸡蛋的鸡蛋清。先将阴道用盐水清洗干净，再取鸡蛋清涂于子宫颈口处。每日3次，连用7日为1个疗程。本方清热解毒，润燥消肿。用治宫颈糜烂。

灌洗法

红藤、生地黄、乌梅、石榴皮各30克，蒲公英、忍冬藤、生地榆各20克。将上述材料加适量水煎至200～300毫升，徐徐灌注阴道20～30分钟，每日1～2次，5次为1个疗程。本方主治慢性宫颈炎（宫颈糜烂）。

子宫脱垂

子宫脱垂是指子宫偏离正常位置沿着阴道下降，低于子宫颈外阴道口到坐骨棘水平以下甚至完全脱出阴道口外的症状，中医称“阴挺”“阴颓”“阴疝”。多发于产后妇女。多因素体气虚，加之产后损耗，或产后过早操劳过度，或房劳过度，或生育过多，耗损肾气，以致脾肾气虚，中气下陷，进而引起胞脉松弛不固所致。在过劳、剧咳或排便用力太过等情况下，往往引起反复发作。

民间偏方治子宫脱垂

月季花红酒

月季花30克，红酒500毫升。将月季花放入红酒中，隔水炖沸，候温，贮瓶备用。每次服30～50毫升，每日2次，空腹服用。本方活血调经，消肿解毒。适用于产后子宫脱垂。

党参小米粥

党参30克，升麻10克，小米50克。先煎党参、升麻去渣，后入小米煮为粥。空腹食，每日2次。本方益气升提。适用于子宫下垂，气短乏力。

一味枳实方

枳实500克。将上药加水1.5升，煎至500毫升，加入砂糖适量（年老体弱者加升麻、白术各100克同煎，共加水2升，煎至1升），每日2次，每次饭后服25毫升，10日为1个疗程。或每日用枳壳50克，加水浓煎成100毫升，分3次食后服。本方治子宫脱垂。

丝瓜散

丝瓜络120克。将丝瓜络烧成炭，研成细末，每日早、晚各服3克，用少许白酒加水送下。连服7日为1个疗效，一般2～3个疗程可痊愈。本方清热，利湿，凉血。用治湿热下注型子宫脱垂，症见子宫脱出部分肿烂、黄水淋漓、小便热痛等。

荔枝酒

去壳鲜荔枝1000克，陈米酒1000毫升。将去壳鲜荔枝洗净，晾干，浸入米酒内，密封贮存，7日后即成。每次服15～20毫升，每日早、晚各服1次。本方益气壮阳，活血补血。适用于子宫脱垂。

名医验方治子宫脱垂

益母草汤

益母草15克，枳壳12克。将上述材料加适量水煎，分2次温服。本方主治子宫脱垂。

来源：本方来源于《太平惠民和剂局方》。

柴胡桔梗煎

柴胡、升麻、知母各15克，黄芪、党参各60克，桔梗20克，重症者再加红参15克（另炖后兑入）。将上药加适量水煎，两天服1剂。本方主治子宫脱垂。

验证：用上药治疗子宫脱垂患者40例，其中，Ⅰ度者10例，均痊愈；Ⅱ度者25例，痊愈20例，好转5例；Ⅲ度者5例，痊愈2例，好转3例。疗程均在12～90天。

五倍子蛇床子丸

五倍子、枯矾各60克，升麻、蛇床子、野菊花各30克。将上药共研为极细末，炼蜜为丸。每丸9克，每次1丸，1日3次，开水送服。本方主治子宫脱垂。

验证：用此方治疗子宫脱垂患者50例，经用药1～2料，均获治愈。

升提散

党参、黄芪、白术、升麻各5克，陈皮、柴胡各4.5克，生姜3片，红枣7颗，仙鹤草、熟地黄各8克，桑寄生、海螵蛸、金银花各6克。每日1剂，水煎服。本方补中益气，滋补肝肾。主治子宫脱垂。

验证：用此方治疗34例，治疗效果较好。

其他疗法治子宫脱垂

外用方

紫苏叶、小茴香各75克，香油25克。将前两味药共研细末，过筛，用香油拌匀备用。以消毒棉棒敷患处。1日2次。本方温肾，散寒，固脱。用治子宫脱垂。

盆腔炎

盆腔炎是指女性盆腔内脏器与组织（包括子宫、输卵管、盆腔腹膜、盆腔结缔组织）的某一部分或几部分同时发生的炎性病变。这些炎性病变包括子宫内膜炎、输卵管炎、卵巢炎及附件炎等。

盆腔炎多见于已婚妇女，常因经期盆浴或不禁房事，处理分娩、流产、阴道手术时消毒不严，以及阑尾炎的蔓延等原因所造成。盆腔炎主要症状是恶寒发热，下腹部疼痛及腰骶部酸痛，带下量多，色黄白。

在中医学中，盆腔炎相当于“热疝”“癥瘕”“带下”等病症范畴。本病如发生在产后、流产后，以发热为主症者，属“产后发热”范畴。如形成盆腔炎症包块者，则属“癥瘕”范畴。

民间偏方治盆腔炎

荔枝核蜜饮

荔枝核30克，蜂蜜20克。荔枝核敲碎后放入砂锅，加水浸泡片刻，煎煮30分钟，去渣取汁，趁温热调入蜂蜜，拌和均匀即可。早晚2次分服。本方理气，利湿，止痛。适合各类慢性盆腔炎。

车前草马齿苋饮

马齿苋60克，车前草15克。将马齿苋、车前草洗净，一并加水煎汤。代茶饮，每天1剂，连服5～7天。本方适用于急性盆腔炎的辅助治疗。

金樱子粥

金樱子15克，粳米100克。将金樱子加水煎取浓汁，兑入煮熟的粳米粥内，再煮沸即成。每日1剂，2次分服。本方补肾，固精，止带。用治肾阳虚型盆腔炎。

白芍干姜饮

白芍、干姜各9克。将上述两味加适量水煎服，日服1次。本方消炎柔阴，祛寒止带。主治慢性盆腔炎。

蛋清马齿苋

鲜马齿苋100克，鸡蛋清（取2个鸡蛋的蛋清）适量。将马齿苋洗净切碎，捣烂取汁，加入鸡蛋清调匀，蒸熟后1次服下。每日1～2剂。本方清热解毒，利湿止带。主治慢性盆腔炎。

冬瓜子冰糖饮

冬瓜子仁、冰糖各30克。将冬瓜子仁研为细末，与冰糖一同放入碗内，用开水冲服。每日2剂。本方益气清热，利湿止带。用治湿热型盆腔炎。

名医验方治盆腔炎

参赤芍煎水

丹参20克，赤芍、乌药、桃仁各15克，牡丹皮、川楝子各10克，香附、当归各9克，延胡索12克，败酱草30克。每日1剂，水煎服，2个月为1个疗程。本方活血行气。治疗慢性盆腔炎。

来源：本方来源于李小球等经验方。

桑寄生红藤水

太子参30克，桑寄生、红藤、女贞子、墨旱莲、益母草、王不留行、乌药各20克，白芍8克，延胡索15克，血竭、鳖甲各10克。每日1剂，水煎，分3次服，1个月为1个疗程。本方活血通络，调经止痛。治疗慢性盆腔炎。

来源：本方来源于向荣经验方。

丹参黄芪煎

丹参、赤芍各10～20克，桃仁9克，三棱、莪术各3～6克，败酱草、蒲公英、墨旱莲各10克，党参、黄芪各15克。每日1剂，水煎服。急性期发热加用抗生素，体温正常即停用。本方活血凉血，解毒消肿。主治盆腔炎性包块。

加减：结核性患者加百部、地榆。

验证：用此方治疗患者96例，其中痊愈63例，显效22例，进步10例，无效1例（手术证实为卵巢囊肿），总有效率为98.96%。

连翘银花煎

连翘、金银花、红藤、败酱草各30克，薏苡仁、栀子、桃仁各12克，牡丹皮、延胡索、川楝子各9克，赤芍、乳香、没药、甘草各6克。每日1剂，水煎服。本方主治急性盆腔炎。

验证：治疗急性盆腔炎22例，一般用药15～30剂，治愈17例，显效4例，无效1例，总有效率为95.45%。随访2年，治愈者无1例复发。

其他疗法治盆腔炎

贴敷方

炒大青盐500克或醋拌坎离砂500克。将上述材料用布包敷于下腹部。本方主治盆腔炎。

痛经

痛经是指经期前后或行经期间，出现下腹部痉挛性疼痛，并有全身不适，严重影响日常生活者。分原发性和继发性两种。经过详细妇科临床检查未能发现盆腔器官有明显异常者，称原发性痛经，也称功能性痛经。继发性痛经则指生殖器官有明显病变者，如子宫内膜异位症、盆腔炎、肿瘤等。

中医学认为，痛经的主要病理为情志不舒，肝气郁结，或感受寒凉，瘀阻经络，或体质虚弱，气血不足致气血运行不畅。

民间偏方治痛经

山楂桂皮饮

山楂肉10克，桂皮7克，红糖50克。将上述材料加适量水煎温服，月经前2日开始口服，每日1次，连饮2～3日。用于寒湿凝滞型痛经。

大黄散

大黄3克。将大黄研为细末，用温白酒调服。每日2剂。本方破积行瘀。用治气滞血瘀、偏于血瘀型痛经。

葵花盘汤

向日葵花盘（干品）30～60克，红糖适量。将向日葵花盘洗净切碎，加水煎汤，去渣，调入红糖饮服。每日1剂，分2次服。本方祛风，消肿，止痛。用治妇女经期下腹痛。

桂浆粥

肉桂2～3克，粳米50～100克，红糖适量。将肉桂煎取浓汁，去渣；粳米加水适量，煮沸后，调入桂汁及红糖，同煮为粥。或将1～2克肉桂末调入粥内同煮。每日2次。一般以3～5天为1个疗程。本方温中补阳，散寒止痛。适用于虚寒性痛经。

当归红糖酒

当归、红糖各15克，米酒20毫升。先将当归水煎去渣，再入红糖、米酒稍煮二三沸即成。每日1剂，分2次服。本方补血调经，活血止痛。用治气血虚弱型痛经，症见经期或经后：小腹隐痛、按之则减、面色苍白、语音低微、身倦乏力、心跳气短、食欲减退、月经量少、色淡质稀、舌淡、苔薄白、脉细弱等。

韭汁红糖饮

鲜韭菜300克，红糖100克。将鲜韭菜洗净，沥干水分，切碎后捣烂取汁备用。红糖放锅内，加清水少许煮沸，至糖溶后兑入韭汁内即可。当茶饮用。本方温经，补气。适合气血两虚型痛经。

名医验方治痛经

鹿角霜白术汤

鹿角霜、巴戟天、菟丝子各20克，白术、山药、五灵脂、荔枝核各15克，川芎、牛膝、桂枝、甘草各10克。每日1剂，水煎服，经前7日开始服药，每日2次，服至经期第3日。本方补肾健脾，活血化瘀。本方主治原发性痛经。

来源：本方来源于名医陈莹经验方。

小茴香灵脂煎

小茴香7粒（炒），干姜0.6克（炒），延胡索（元胡）3克，没药6克（炒），当归9克，川芎6克，官桂3克，赤芍6克，蒲黄9克（生），五灵脂6克（炒）。将上述材料加适量水煎服。每次月经来潮前连服5～7剂，一般连续治疗3个月即获痊愈。本方温经逐寒，祛瘀止痛。主治寒证痛经。

来源：本方来源于《名医特色经验精华》颜德馨。

益肾调经汤

杜仲、续断、熟地黄各9克，当归6克，白芍（炒）9克，益母草12克，焦艾、巴戟天、乌药各9克。将上述材料加适量水煎服。本方主治肾虚肝郁型痛经。症见经来色淡而少，经后腹痛腰酸，肢软无力。

来源：本方来源于《中医妇科治疗学》卓雨农。

痛经一号方

丹参30克，乌药10克，枳壳10克，香附12克，桃仁10克，红花10克。将上述材料加适量水煎服。每日1剂，每次月经前服。有热者，方中丹参改为牡丹皮10克。本方主治实证性痛经。

来源：本方来源于《千家妙方》下册李维芳。

其他疗法治痛经

热敷方

老陈醋90克，香附30克（捣烂），青盐500克。先将青盐爆炒，再抖炒香附末，半分钟后，将老陈醋均匀地洒入盐锅里，随洒随炒，炒半分钟，装进10厘米×20厘米的布袋里，袋口扎紧，放脐下或疼痛地方进行热熨。本方治痛经。

泡脚疗法

当归、益母草各10克。将上药择净，放入药罐中，加入清水适量，浸泡5～10分钟后，水煎取汁，置于浴盆中，候温时足浴。每晚1次，每剂药可用3天，连续2～3剂。于月经前1周开始使用，连用2～3个月经周期。本方养血，活血，止痛。适用于血虚痛经。

闭经

闭经是指超过青春期年满18岁以上者，月经仍未来潮或月经周期建立之后因怀孕、哺乳，又未到绝经期，月经突然停止而超过3个月以上仍未来潮的症状。前者称为原发性闭经，后者称为继发性闭经。本病在中医学中分为虚实两类。虚为阴亏血虚，无经可下；或肝肾亏损，精血不足。多因先天不足，后天缺乏补养，大量失血，房劳过度等造成。实者皆为气滞血瘀，经脉不畅，血不运行。由经期冒雨涉水，感受风邪，或饮食失节，过食寒物所致。

民间偏方治闭经

香附桃仁粥

香附30克，桃仁15克，粳米100克，红糖30克。香附水煎取汁，将桃仁捣烂加水浸泡，研汁去渣，与香附汁、粳米、红糖同入砂锅，加清水适量，先武火烧沸，后用文火煮成稀粥，温热食用。每2～3日1剂，连服数日。本方舒筋活血。适于闭经伴有小腹胀痛、精神抑郁、烦躁易怒、乳房胀痛者食用。

蚕沙酒

蚕沙60克，米酒1000毫升。将蚕沙浸入米酒内，30分钟后加热煮沸3～5分钟，候冷，滤取酒液，装瓶备用。每次服15～25毫升，每日1次。本方行气活血，祛风化瘀。适用于闭经，伴见烦躁易怒、胸胁胀满、小腹刺痛或胀痛、腹部拒按等。

香术苡米粥

香附、苍术各15克，薏苡仁50克。香附、苍术水煎取汁。薏苡仁加清水煮粥，将熟时调入药汁，再煮一二沸即可。每天分2次服尽，服时可调入白糖适量。适用于形体肥胖、胸胁胀满、恶心痰多、神疲倦怠或面浮肢肿的痰湿阻滞的闭经妇女。

红糖姜枣

红糖、红枣各100克，生姜25克。将上述材料加适量水煎，代茶饮，连续服用至见月经来潮为止。本方补血活血，散寒调经。用治闭经。

艾叶煎

艾叶30克。水煎，加适量红糖服。本方温经散寒，除湿。适用于伴有行经腹痛、小腹寒冷、带下清稀等虚寒性月经过少、闭经者。

红花酒

红花50克，黄酒1000毫升。将红花浸入黄酒内，1周后即可饮服。每次50毫升，每日2次，每月连服6日。本方活血通经，祛瘀止痛。用治气滞血瘀型闭经。

名医验方治闭经

百合散

生牡蛎（先煎）、茯苓皮、炒秫米各12克，旋覆花、赭石、生鳖甲（先煎）、茵陈、炒牡丹皮各3克，盐水炒橘核、乌药、神曲、磁石各9克，炒枳壳4.5克，川牛膝6克，百合、合欢皮各15克。将上述材料加适量水煎，去渣取汁，每日1剂，分2次温服。本方滋水涵木，调气醒中。主治闭经，证属血虚脾湿，肝家失养，气机上逆。

来源：本方来源于《孔伯华医案》。

红花桔梗汤

桃仁10克，当归15克，生地黄、赤芍、牛膝、枳壳各12克，红花、川芎、桔梗、柴胡各6克，甘草3克。将上述材料加适量水煎，去渣取汁，分2次温服，每日1剂。本方理气活血，祛瘀通经。主治闭经气滞血瘀证。

来源：本方来源于《医林改错》。

益气补冲汤

党参15克，白术12克，茯神12克，当归9克，熟地黄12克，黄芪9克，枸杞子

9克，菟丝子9克，炙甘草9克。将上述材料加适量水煎服，每日1剂，日服2次。本方气血双补，兼滋肝肾。主治肝肾精枯，气血亏甚型闭经。

来源：本方来源于《中医妇科治疗学》。

四物逍遥汤

柴胡9克，当归9克，川芎9克，香附9克，延胡索9克，桃仁9克，红花9克，赤芍12克，生地黄12克，青皮6克。将上述材料加适量水煎服，每日1剂，日服2次。本方疏肝解郁，利气调经。主治肝郁气滞型闭经。

来源：本方来源于朱南荪经验方。

其他疗法治闭经

刮痧疗法

取背部膈俞，腰及腰骶部次髎、肾俞、命门，胸腹部期门、中极、关元，下肢部血海、地机、三阴交、足三里，足部太冲实证者，先刮拭背膈俞至次髎，然后刮拭期门及腹部的中极。最后刮拭下肢部的血海至地机、太冲。虚证者，先刮拭肾俞、命门，再刮拭腹部的关元，然后刮拭下肢部的三阴交，最后刮拭足三里。

泡脚疗法

生地黄、当归、赤芍、桃仁、五灵脂、大黄、牡丹皮、茜草、木通各15克。将上药加清水适量，浸泡20分钟，煎数沸，取药液与1500毫升开水同入脚盆中，趁热熏蒸脐下，待温度适宜时泡洗双脚。每天2次，每次40分钟，20天为1个疗程。本方清热凉血，活血通经。主治热结血闭的实证闭经。

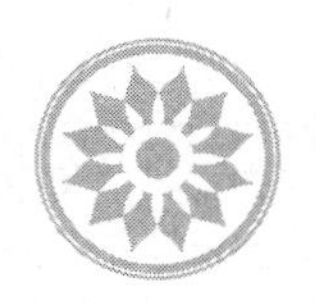

月经不调

月经不调为妇女的常见病症，是指月经的周期、经期、经量异常，是一组妇科病的总称。常见的有月经先期、月经后期、月经先后无定期、经期延长以及月经过多、月经过少等。中医认为，月经周期提前，少于21天，甚至半月余一行者，称为月经先期，又称月经超前。月经周期超过35天，甚或45天一行者，连续2个月经周期以上，称为月经后期，又称月经延后。月经提前或者延后均超过7天以上，并连续2个月经周期以上者，称为月经先后无定期。经期超过7天，甚至淋漓半月方净者，称为经期延长。经量过多，每天超过50毫升或时间超过7天者，称为月经过多。以上情况统称为月经不调。

中医认为，本病多因情志内伤（如思虑伤脾、恼怒伤肝、过劳伤气等），或嗜食辛热、肠胃积热，或因吐血下血而致营血损伤、血海不充，或因产后、多产，或流产、冲任受损等因素所致。致因虽多，但概括言之，不外乎是血热、寒凝、气滞、瘀血、气血阴虚5种因素所引起。

民间偏方治月经不调

桃叶茜根饮

鲜桃叶7片，茜根30克，红糖15克。将鲜桃叶、茜根放入砂锅内，加水两碗煎至一碗，去渣，放入红糖，溶解后即可。每晚温服，7日为1个疗程。本方疏肝解郁，凉血止血。适用于月经不调，崩漏。

黑米阿胶粥

阿胶30克，黑糯米100克，红糖适量。先将黑糯米煮粥，待粥将熟时，放入捣碎的阿胶，边煮边搅匀，稍煮2～3沸，加入红糖即可。每日分2次，3日为1疗程，间断服用。本方滋阴补虚，养血止血，安胎，益肺。适用于血虚月经不调。

红花酒

藏红花100克，白酒250毫升。将藏红花放入白酒内，密封浸泡10天即成。每次饮1小杯，每日2次。视酒量大小，微醉为度。本方活血化瘀，散郁开结。适用于经来量少、紫黑有块、小腹胀痛、拒按、血块排出后疼痛减轻等。

米醋豆腐

米醋200克，豆腐250克。将豆腐切成小块用米醋煮，以文火煨炖为好，煮熟。饭前吃，1次吃完。本方活血调经。用治身体尚壮妇女的月经不调如经期过短、血色深红、量多。

山楂糖水

生山楂肉50克，红糖40克。生山楂肉水煎去渣，冲入红糖，热饮。非妊娠者多服几次，经血亦可自下。本方活血调经。用治月经错后。

红花阿胶散

红花、阿胶各3克，将上述材料一同研成细末，用黄酒送服，每天1剂。连服3剂即可痊愈。本方主治月经不调。

名医验方治月经不调

归脾汤

当归、酸枣仁、大枣各9克，白术、茯苓、棕榈炭各12克，党参、黄芪、海螵蛸（乌贼骨）各15克，炙远志、木香、炮姜、甘草各6克。将上述材料加适量水煎，去渣取汁，每日1剂，分2次温服。本方益气固冲，止血调经。主治月经不调气虚证。

来源：本方来源于《严氏济生方》加减。

桂心荆芥饮

防风、川芎、当归、桂心、甘草各2克，荆芥、熟地黄、柴胡、枳壳、炒酸枣仁、炙鳖甲、羚羊角、白术各3克。将上述材料加适量水煎服。本方散风清热，益气养血。主治妇女血风劳、月经不调、面黄肌瘦、腹痛等。

来源：本方来源于《妇人良方》。

补血通经汤

熟地黄、白芍（酒炒）、当归各6克，川芎（酒炒）、香附（醋炒）各4.5克，杜仲（姜炙）6克，桃仁（去尖）4.5克，红花3克，木通4.5克，甘草1.5克，苏木、莪术（醋炙）、延胡索（醋炒）各4.5克。将上述材料加适量水煎，每日1剂，日服2次。本方活血化瘀，补血通经。主治血虚所致之月经过期不行，或时来时止，结块疼痛，眩晕食少。

来源：本方来源于《中医必读》李岛三方。

三黄忍冬藤汤

黄连4.5克，黄芩、黄柏各9克，忍冬藤15克，贯众12克。将上述材料加适量水煎，每日1剂，日服2次。本方清热，凉血，止血。主治血热月经先期，量多或崩漏。

来源：本方来源于《裘笑梅妇科临床经验选》裘笑梅方。

调经散

茜草、丹参各12克，桃仁3克，土鳖虫、川大黄各6克，当归3克，赤芍12克，红花、干姜各3克。将上药共研细末，备用。每晚临睡前服4.5克。本方消瘀止痛，生新排浊。主治月经不调（证属瘀血停滞）。

来源：本方来源于《千家妙方·下》洪哲明方。

其他疗法治月经不调

贴敷疗法

香附、鸡血藤各20克，白芍、木通、牛膝各12克，牡蛎、三棱各10克，研细末，加适量凡士林，调为膏糊状。适量敷于双足心涌泉，上盖纱布，胶布固定，每日换药1次，5天为1个疗程。治月经不调，或前或后，或脐腹疼痛，伴血块。

泡脚疗法

艾叶、干姜各50克，桂枝35克，细辛12克。将上药加清水适量，煎煮30分钟，去渣取汁，与2000毫升开水一起倒入盆中，先熏蒸脐下，待温度适宜时泡洗双脚。每天1次，每次熏泡40分钟，10天为1个疗程。本方温经散寒止痛。适用于月经延后、月经量少。

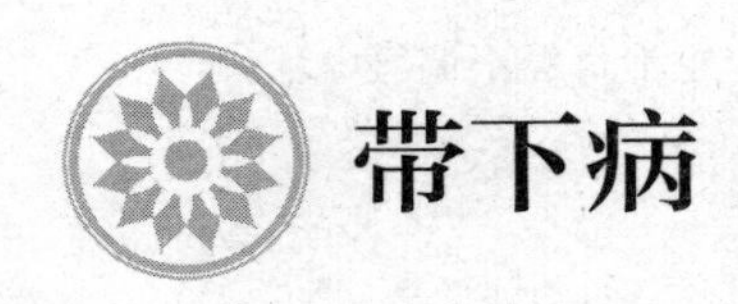

带下病

带下病是一种常见的妇科疾病，征象为妇女阴道排出一种黏腻的如带一样绵绵不断的分泌物，其色、质、气味异常。如出现带下过多，且色质反常、秽臭，或伴有局部瘙痒、灼热疼痛，或腰酸、小腹胀痛、头晕倦怠等症。

民间偏方治带下病

冰糖冬瓜子汤

冰糖、冬瓜子各30克。将冬瓜子洗净捣碎末，加冰糖，冲开水1碗放在陶瓷罐里，用文火隔水炖。饮服。每日2次，连服5～7日。本方补中益气，清热利湿。适用于湿毒型带下病。

龟胶酒

龟甲胶10克，黄酒50毫升。用酒将龟甲胶用热黄酒烊化即成。每日1次，每日清晨空腹服1剂，连服5～7天为1个疗程。本方滋阴补血，止血止带。适用于妇女赤白带下淋漓不止。

注意：脾胃虚寒、腹胀便溏者忌服。

扁豆山药茶

白扁豆、山药各20克，白糖适量。先将白扁豆炒至黄色，捣碎，山药切片；同煎汤，取汁，加糖令溶。代茶频饮。本方健脾燥湿。适用于脾虚型带下病。

花生仁冰片

花生仁120克，冰片1克。花生仁浸泡后与冰片共捣如泥。分2日于早晨空腹时开水送下。本方补脾理虚，祛湿止带。适用于体虚白带过多，有较好疗效。

荞麦蛋清汤

荞麦米50克，炒焦，鸡蛋清2个。在放有荞麦米的锅内注入清水200毫升，烧开后，打入鸡蛋清，煮熟。趁热服，每日服2次。适用于妇女带下，白带黄浊。

芹菜子酒

芹菜子50克，黄酒500毫升。芹菜子置酒中浸泡5天即可。每日1～2次，每次饮用15～20毫升，最好温服。本方固肾止血，健脾暖胃。适用于妇女带下，产后脘腹寒痛。

名医验方治带下病

完带汤

白术30克，山药30克，人参6克，白芍15克，车前子9克，苍术9克，甘草3克，陈皮2克，黑芥穗2克，柴胡2克。将上述材料加适量水煎服，每日1剂。本方补脾疏肝，化湿止带。主治脾虚肝郁，湿浊带下。症见带下色白，清稀如涕，面色晄白，倦怠便溏，舌淡苔白，脉缓或濡弱。

来源：本方来源于《傅青主女科》。

龙胆甘草汤

龙胆、黄芩、泽泻各8克，木通、生地黄、栀子各9克，车前子3克，当归、柴胡、生甘草各6克。将上述材料加适量水煎服。也有制成丸剂的。每服6～9克，每日服2次，温开水送下。本方泻肝胆实火，清下焦湿热。主治妇女湿热带下、湿热黄疸等。

来源：本方来源于《医方集解》清热方。

止带汤

白术（土炒）30克，山药（炒）30克，芡实（炒）30克，白芍（酒炒）24克，苍术15克，车前子（酒炒各包）15克，海螵蛸（乌贼骨）15克，女贞子（破）15克，人参6克，甘草6克，黄柏（盐水炒）6克，陈皮3克，黑芥穗3克，柴胡3克，白果（破碎）10枚。将药物用水浸泡后，每剂煎2次，早晚各服1次，每日1剂，10天为1个疗程。本方主治带下病。

验证：用本方治疗妇女白带病68例中，1个疗程治愈28例，1个疗程无效1例，2个疗程治愈38例，2个疗程显效未愈1例，总有效率97%。

其他疗法治带下病

刮痧疗法

取腰骶部：肾俞、命门、次髎；胸腹部带脉、关元、中极；下肢部足三里、阴陵泉。先从腰骶部的肾俞刮拭至命门、次髎处，力度由轻到重，以皮肤出现潮红为度；刮拭胁部的带脉，再从腹部的关元刮拭至中极，手法要轻；最后刮拭下肢的足三里、阴陵泉，手法稍重。

拔罐疗法

取背部及腰骶部的脾俞、命门、肾俞、八髎、白环俞；胸腹部带脉、气海；下肢部地机、三阴交。在带脉、脾俞、肾俞、白环俞、八髎、气海、三阴交处采用闪火法，留罐10～15分钟。取带脉、白环俞、次髎、气海、地机、三阴交，消毒后，用毫针针刺，起针后用闪火法拔罐。

乳腺增生

乳腺增生，常见两乳房胀痛或有条索状肿块或扁平状肿物，多在20～55岁，尤其在哺乳期妇女最多。其发病与周期性激素分泌失调或乳腺组织对激素的敏感性增高有关。此病属中医学“乳癖”“乳痞”等范畴。

民间偏方治乳腺增生

天冬酒

天冬63克，黄酒适量。将上药剥去外皮，放瓷碗中，加入黄酒，隔水蒸0.5～1小时，分早、中、晚3次服完。本方治疗乳腺增生。

消乳汤

山楂15克，五味子15克，麦芽50克。将上述材料加适量水煎服，每日1剂，日服2次。本方疏肝解郁。主治乳腺增生。

瓜蒌丝瓜络饮

瓜蒌、丝瓜络各15克，蒲公英60克。将上述材料加适量水煎服，每日1剂，早晚分服。一般1～2剂可愈。本方主治乳腺增生。

橘饼饮

金橘饼50克。将金橘饼洗净，沥水后切碎，放入砂锅，加适量水，用中火煎煮15分钟即成。早、晚分服，饮用煎汁的同时，嚼食金橘饼。本方主治乳腺增生。

山楂橘饼茶

生山楂10克，橘饼7枚，蜂蜜1～2匙。将上述材料加沸水泡之，待茶沸热时，再加入蜂蜜，当茶频食之。本方主治乳腺增生。

名医验方治乳腺增生

柴胡枳壳水

醋柴胡、枳壳、香附、橘叶各10克，白芍15克，甘草6克。将上述材料加适量水煎服。本方疏肝理气散结。治疗肝郁气滞型乳腺增生。表现为乳房刺痛或胀痛，乳房肿块受情志影响，经前或月经期疼痛加重，伴心烦善怒、胸胁胀满等。

来源：本方来源于汪中军医师祖传方。

乳核饮

柴胡12克，白芍12克，香附12克，郁金12克，青皮9克，丹参9克，三棱9克，生牡蛎30克（先煎），白花蛇舌草15克，夏枯草30克，黄芪15克。将上述材料加适量水煎服，每日1剂，日服2次。本方疏肝理气，活血化瘀，消痰散结。主治气滞血瘀，气阻痰凝型乳腺增生。

来源：本方来源于吴熙经验方。

乳块消汤

瓜蒌15克，生牡蛎15克，夏枯草15克，昆布15克，海藻15克，丹参15克，柴胡9克，天冬9克，三棱9克，莪术9克，橘叶9克，橘核9克，半夏9克。将上述材料加适量水煎服，每日1剂，日服2次。本方疏肝解郁，活血祛瘀，祛痰散结。主治肝郁气滞，兼血瘀痰凝型乳腺增生。

来源：本方来源于姜兆俊经验方。

清肝解郁汤

人参（去芦）3克，茯苓3克，熟地黄3克，贝母（去心）3克，炒栀子3克，白术4.5克，当归4.5克，柴胡2.4克，牡丹皮2.4克，川芎2.4克，陈皮2.4克，甘草1.5克。将上述材料加适量水煎服，每日1剂，日服2次。本方清肝解郁，凉血散结。主治肝胆气滞血瘀型乳腺增生。

来源：本方来源于《外科枢要》卷四。

其他疗法治乳腺增生

刮痧疗法

取肩井、天宗、外关、膻中、丰隆、太溪、行间、侠溪。先刮肩部肩井、背部天宗，用力宜重，出痧为止。然后刮胸部膻中，用刮板角部，不宜重刮，30次，以出痧为度。再刮前臂外关，30次，出痧为度。刮下肢外侧丰隆、太溪各30次，可不出痧。重刮足背行间、侠溪。

贴敷疗法

当归、丹参、鹿角霜（研细掺入）、夏枯草、王不留行、路路通、柴胡、白芍、橘叶、乳香、没药、穿山甲、阿魏等按黑膏药制法制成膏药。将配制的消乳癖膏敷于乳房痛处，隔日换1次，1个月1个疗程。本方活血散结。主治乳腺增生。

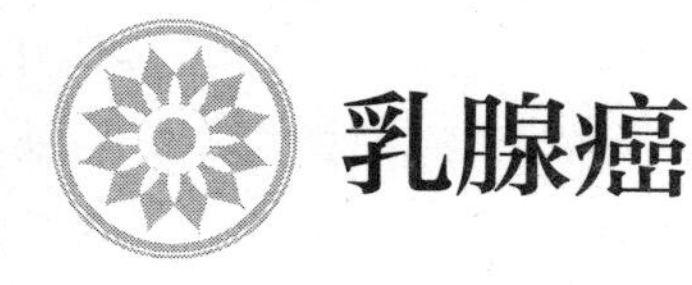

乳腺癌

乳腺癌是发病率仅次于宫颈癌的一种恶性肿瘤病变，多发于40～60岁的妇女，偶见于男子，早期症状为乳房内可摸到无痛的肿块。常见症状有：乳腺肿块（60%左右）、乳房疼痛（约占20%）、乳房皮肤、轮廓、乳头的改变（约占14%）、乳头溢液（4%）等。治疗上应根据病情，施行手术、放疗、化疗、内分泌治疗、中医治疗、免疫治疗，运用根治性或姑息性治疗手段。未闭经者，广泛淋巴结转移者，雌激素受体阳性者可酌情采取卵巢手术或放射去势法。经过治疗的病例，均应按期随访。正常哺乳对预防此症有一定作用，定期自我检查和普查可以早期发现，是防治上的有效措施。中医认为乳腺癌是因情志失调、肝郁气滞或冲任失调、气血不畅、经络阻塞，积滞于乳房而成，故又称为乳岩。

民间偏方治乳腺癌

酒冲南瓜蒂

南瓜蒂2个，酒适量。将已成熟的南瓜长时间阴干（时间愈长愈佳，一般两年即可用），然后将蒂摘下，用时放入炭火中煅烧至红，立即取出，急速以瓷碗覆其上，约15分钟，取出晾凉，研为细末，每次用两个南瓜蒂即成。清晨空腹时用烧酒冲服，持续服半个月后即可痊愈。本方消瘀化结，解毒抗癌。适用于乳腺癌。

青橘叶黄酒煎

青橘叶、青橘皮、橘核各25克，黄酒适量。以黄酒与水各半合煎。每日2次温服。本方消坚破滞。适用于乳腺癌初起。

石花菜海带煎

石花菜、海带、海藻各15克。将上药加水煎煮，连煎2次，2次药汁混合。每日1剂，分2次服。本方清热解毒，化痰散结。治疗乳腺癌。

槐花散

槐花90克。将槐花炒黄，研末。每日2次，每次9克，用黄酒50毫升送服，连服10天为1个疗程。本方适用于乳腺癌硬结未溃者。

螃蟹散

螃蟹500克。将螃蟹洗净，捣破，焙干，研成细末。每日服3次，每次15～20克，用黄酒冲服。本方适用于乳腺癌。

青橘核汤

青橘核20克。将青橘核打烂，用水1碗半，煎至1碗，每日1次，或以温酒送下。本方削坚破滞。用治乳腺癌初起。

名医验方治乳腺癌

扶正抗癌汤

生黄芪30克，生白术12克，生薏苡仁30克，山慈菇（冰球子）24克，莪术12克，七叶一枝花24克，女贞子12克，姜黄9克，天龙6克，淫羊藿（仙灵脾）12克。将上述材料加适量水煎服，每日1剂，分2～3次饮服。本方扶正祛邪，解毒消肿。主治乳腺癌、肝癌，为癌症的辅助治疗方剂。

来源：本方来源于施志明方。

二贝母汤

土贝母12克，浙贝母12克，山慈菇12克，瓜蒌皮15克，青皮12克，夏枯草15克，蒲公英15克，连翘15克，漏芦10克，路路通10克，甘草6克。每日1剂，水煎服。本方化痰散结，解毒抗癌。主治乳腺癌、乳腺纤维瘤、乳腺增生症等痰毒交阻，正气不虚，以乳房肿块，胀痛难消为主症的。

来源：本方来源于王三虎经验方。

当归白芷煎

当归45克，夏枯草15克，橘核12克，白芷9克，僵蚕6克，牡丹皮6克，丹参15克，爵床草30克。每日1剂，水煎服。本方养血活血，化痰消核。主治乳腺癌。

验证：刘某，女，55岁。患者确诊为左侧乳管乳头癌，治疗后主客观症状逐步消失，能参加全日工作，获临床治愈。

其他疗法治乳腺癌

贴敷疗法

癞蛤蟆1只，花椒200克，醋1000毫升。将3味共熬成膏，取膏敷于患处，中间留出乳头。本方止痛消肿，解毒开窍。适用于乳腺癌。

功能失调性子宫出血

功能失调性子宫出血简称“功血”，系指无周身性疾病（如出血性疾病、心血管病、肝、肾疾病等）及生殖器官器质性病变（如子宫内膜息肉、子宫肌瘤、绒毛膜上皮癌、不全流产等），而是由于神经内分泌系统功能障碍所引起的子宫异常出血。

本病属中医学的“崩漏”范畴，发生的主要机制是冲任损伤，不能制约经血所致。引起冲任损伤的原因不外乎脾虚、肾虚、血瘀、血热。中医对本病治疗多推崇塞流—澄源—复旧之法，即止血、调整月经周期以及改善全身情况。

民间偏方治功能失调性子宫出血

蚕茧酒

蚕茧60克，黄酒适量。将蚕茧研为细末，每取3克，以20～30毫升热黄酒调服。

每日2～3次。本方活血散瘀。适用于血瘀崩漏。因瘀血内阻、冲任失调所致的小腹疼痛、拒按、淋漓涩滞不止、有血块等。

柿饼方

柿饼60克，黄酒适量。柿饼用砂锅焙干，研末，黄酒为引冲服。本方清热止血。用于血热之功血。

槐花酒

槐花120克，黄酒适量。将槐花焙焦，研为细末，每服15克，以黄酒30毫升送服，每日1次。本方清热凉血，止血调经。适用于崩漏下血不止。因愤怒过度，或阴虚内热所致的出血量多，色深红或紫红。

豆浆韭汁饮

豆浆1碗，韭菜250克。韭菜洗净，捣烂取汁，兑入豆浆煮沸即可。空腹时1次服下。本方补气温经。适用于气虚型崩漏。

昙花粥

昙花3～5朵，粳米100克，冰糖15克。将昙花用水煎取汁，加入粳米煮粥，待粥将熟时放入冰糖，稍煮即可。每天早、晚温热服食。本方清热润燥，活血止血。适用于治疗功能失调性子宫出血。

芙蓉莲蓬茶

芙蓉花、莲蓬壳各15～30克。将上两味共煎汤取汁。代茶饮用，每日1剂。本方凉血清热，化瘀止血。适用于血热崩漏患者。

名医验方治功能失调性子宫出血

益气养血汤

人参、黄芪、当归、茯苓、五味子、远志各15克，熟地黄20克，白芍25克，甘草10克。将上述材料加适量水煎服，每日1剂。本方益气养血。适用于崩漏气血两虚证。

来源：本方来源于韩百灵医师方。

加味黄土汤

熟地黄60克，龙眼肉、鹿角胶各30克，当归、伏龙肝各12克，黄芪18克，白术、附子、甘草、黄芩各9克，阿胶10克。将上述材料加适量水煎，去渣取汁，分2次温服。每日1剂。本方温阳益气，滋阴补血，收敛止血。主治先兆流产、功血。

来源：本方来源于《赵锡武医疗经验》。

犀角地黄汤

犀角粉（分次吞服）1克，墨旱莲15克，生地黄、牡丹皮、赤芍、茜草、侧柏炭各10克，三七粉（分次吞服）3克。将上述材料加适量水煎服，每日1剂。本方清热凉血，化瘀止血。主治功血。

加减：若大便干结者，可加大黄（后下）6克。

来源：本方来源于《备急千金要方》加减。

益气固肾汤

黄芪60克，墨旱莲30克，炒荆芥10克，升麻6克。每日1剂，水煎服。本方主治功能失调性子宫出血。

验证：治疗功血214例，治愈（半年未复发）194例（占90.7%），好转20例（占9.3%），总有效率为100%。

其他疗法治功能失调性子宫出血

艾灸疗法

取穴神阙、隐白。或加关元、气海、大敦、三阴交。实热加血海；脾虚加足三里；肾虚加肾俞、太溪；头晕加百会。神阙、隐白温和灸20分钟，一般10分钟后血量可减少。

妊娠呕吐

妊娠呕吐，又称为早期妊娠中毒症，是指妇女在受孕一个半月后出现的恶心呕吐等症状。常伴有择食、食欲缺乏、头晕、倦怠等症状，甚者发生营养不良或严重酸中毒。

本病的发生主要由于受孕之后，经气较盛或脾虚生痰、情怀不畅、胃失和降等所致。发生恶心、呕吐多是清晨空腹时较重，但对生活和工作影响不大，不需特殊治疗，一般到3个月左右自然消失。如果反应较重，持续恶心，呕吐频繁，甚至不能进食，则称为妊娠剧吐。其发生原因尚不十分清楚，多见于精神过度紧张、神经系统不稳定的年轻初孕妇。有人认为这是大脑皮质与皮质下中枢功能失调，致使丘脑下自主神经功能紊乱，或脾阳素虚，痰湿偏盛，妊娠后冲气挟痰浊上逆而引起。因而冲气上逆，胃失和降是本病的基本病机，应随证治疗。

民间偏方治妊娠呕吐

韭菜生姜汁

韭菜200克，鲜生姜200克，白糖适量。将韭菜、鲜生姜洗净，切碎，捣烂取汁，加入白糖调匀服食。本方理气降逆，温中止呕。用于孕妇不思饮食、恶心呕吐辅助治疗。

白糖米醋蛋

鸡蛋1个，白糖30克，米醋60克。先将米醋煮沸，加入白糖使其溶解，打入鸡蛋，待蛋半熟即成。每日2次。本方健胃消食，滋阴补虚。适用于妊娠呕吐或肝胃不和者。

苏姜陈皮茶

紫苏梗6克，陈皮3克，生姜2片，红茶1克。将前3味剪碎与红茶共以沸水闷泡10分钟，或加水煎10分钟即可。每日1剂，可冲泡2～3次。代茶，不拘时温服。本方理气和胃，降逆安胎。适用于妊娠恶阻、恶心呕吐、头晕厌食、食入即吐等。

生姜乌梅饮

乌梅肉、生姜各10克，红糖适量。将乌梅肉、生姜、红糖加水2000毫升煎汤。每次服100毫升，每日2次。本方和胃止呕，生津止渴。适用于肝胃不和之妊娠呕吐。

芦根生姜水

生姜15～25克，芦根30克。将上药水煎3次分服，每日1剂，连服5～7天。用治妇妊娠呕吐。

三味止吐汤

干姜、半夏各6克，党参10克。每日1剂，水煎。服药时取生姜汁10滴于药中，频服。本方主治妊娠呕吐。

名医验方治妊娠呕吐

土金双倍汤

人参9克，苏子9克，茯苓9克，谷芽9克，巴戟天9克，菟丝子9克，白芍9克，白术15克，薏苡仁15克，山药15克，神曲6克，砂仁1粒，甘草0.6克，柴胡1.5克。将上述材料加适量水煎服，每日1剂，日服2次。本方健脾益肾，降气安胎。主治胃阴不足型妊娠呕吐。

来源：本方来源于《胎产秘书》卷上。

妊娠恶阻方

淮山药、醋白芍、法半夏各12克。水煎头汁与二汁混合，每日分数次服用，每次2～3匙，不可大量顿服，服药前口嚼鲜姜末，以防恶心呕吐。本方滋胃，平肝，健脾，降逆。适用于妊娠恶阻。

来源：本方来源于黎天白医师方。

竹茹汤

青竹茹9克，生姜12克，半夏15克，茯苓12克，橘皮9克。将上述材料研为粗末，水煎，分2次服。本方清热化痰，和胃止呕。主治痰湿化热型妊娠呕吐。

来源：本方来源于《医心方》。

柴胡清肝散

柴胡3克，龙胆3克，当归3克，川芎3克，黄芩3克，白芍3克，知母3克，生地黄3克，桔梗3克，甘草3克，黄连（吴茱萸汁炒）3克。将上述材料加适量水煎服，每日1剂，日服2次。本方清肝和胃。主治肝热犯胃，肝火郁遏型妊娠呕吐。

来源：本方来源于《陈素庵妇科补解》卷三。

其他疗法治妊娠呕吐

熏蒸法

鲜芫荽1把，紫苏叶、藿香各3克，陈皮、砂仁各6克。上药煮沸后倒在壶中，壶嘴对准患者的鼻孔，令其吸气。每次数分钟，每天熏数次。本方和胃安胎，散寒止呕。适用于妊娠呕吐。

敷脐疗法

取公丁香、陈皮、半夏各3克，研细末，用新鲜生姜煎浓汁，调为糊状，外敷脐处。盖纱布，胶布固定。每日换药1次，3天为1个疗程。本方温中止呕，和胃降逆。主治妊娠呕吐。

先兆流产

先兆流产是指妇女妊娠28周以前，出现下腹痛及阴道流血，子宫颈口未开，妊娠产物尚未排出，有希望继续妊娠者。早期先兆流产主要表现停经后有早孕反应，以后出现阴道少量流血，或时下时止，或淋漓不断，色红，持续数日或数周，无腹痛，或有轻微下腹胀痛，腰痛及下腹坠胀感。中医称本病为“胎漏”“胎动不安”，其基本病机为冲任气血失调，胎元不固所致。

民间偏方治先兆流产

葡萄莲子汤

莲子90克，葡萄干30克。将莲子去皮、芯，洗净，与葡萄干一同放入碗内，加水适量，上笼蒸熟食用。每日1剂，连服7～10天。本方主治先兆流产。

蜂蜜香油液

香油100克，蜂蜜200克。分别将上述两味用小火煎煮至沸，晾温，混合调匀。每次饮1汤匙，每日2次。本方补中，润燥，安胎。用治先兆流产。

人参煎

中低档人参15克，水煎，分3～5日服完，并注意卧床休息，稳定情绪，禁止性生活。本方主治先兆流产。

艾叶煮蛋

陈艾叶6克，新鲜鸡蛋2个。适量水煎陈艾叶，沸后，入荷包鸡蛋2个，待蛋熟，食其蛋，饮其汤。本方止漏安胎，暖宫止血。主治先兆流产。

核桃栗子糊

核桃仁50克，栗子100克，白糖适量。将栗子炒熟，剥取其肉，与核桃仁共捣碎研末，加入白糖，用开水冲服。每日1剂。本方固肾安胎。用治肾虚型先兆流产。

莲子山药粥

莲子（去芯）、龙眼肉各50克，山药粉100克。将上述材料加水煮成粥，每日2次。本方益肾补脾，养血安胎。适用于先兆流产。

名医验方治先兆流产

加味黄土汤

熟地黄60克，龙眼肉、鹿角胶各30克，当归、伏龙肝各12克，黄芪18克，白术、附子、甘草、黄芩各9克，阿胶10克。将上述材料加适量水煎，去渣取汁，分2次温服。每日1剂。本方温阳益气，滋阴补血，收敛止血。主治先兆流产有、功血。

来源：本方来源于《赵锡武医疗经验》。

李氏安胎汤

菟丝子、熟地黄（或制何首乌）各12克，党参、淮山药各15克，白术、续断、桑寄生各10克，甘草6克。将上述材料加适量水煎服，每日1剂。本方健脾补肾，益气养血以安胎。适用于先兆流产。症见阴道下血、腰酸痛、小腹胀痛、恶心呕吐、纳差、脉滑等。

来源：本方来源于李衡友医师家传秘方。

益气安胎汤

党参、菟丝子、墨旱莲、仙鹤草各15克，黄芩、白术各10克，山茱萸20克，川续断、生地黄各12克。浓煎，每日1剂，分2次服。同时要注意心理调护，血止之前严格卧床休息，忌房事，解除思想顾虑，保持心境平静。本方补脾益精，凉血安胎。适用于先兆流产。

验证：据《新编妇产科验方荟萃》介绍此方对先兆流产效果好。

安胎合剂

菟丝子、熟地黄各12克，党参、怀山药各15克，白术、续断、桑寄生各10克，甘草6克。将上述材料加适量水煎服，每日1剂，日服2次。本方养血益气，健脾补肾，固冲安胎。主治先兆流产。

来源：本方来源于《中国中医秘方大全》朱水香。

生麦安胎饮

生地黄、苎麻根各12克，麦冬、黄芩各6克，甘草3克，川续断、桑寄生各9克。每日1剂，水煎服，日服2次。本方养阴清热，止血安胎。主治胎漏、胎动不安（阴虚内热、冲任不固型）。

来源：本方来源于《名医治验良方》宋光济。

其他疗法治先兆流产

敷脐疗法

苎麻根15克。将苎麻根的内皮捣烂敷于脐部，胎安后即去药。本方治疗先兆流产。

产后缺乳

产妇在哺乳时乳汁甚少或全无，不足够甚至不能喂养婴儿者，称为产后缺乳。缺乳的程度和情况各不相同：有的开始哺乳时缺乏，以后稍多但仍不充足；有的全无乳汁，完全不能喂乳；有的正常哺乳，突然高热或七情过极后，乳汁骤少，不足于喂养婴儿。

乳汁的分泌与乳母的精神、情绪、营养状况、休息和劳动都有关系。任何精神上的刺激如忧虑、惊恐、烦恼、悲伤都会减少乳汁分泌。乳汁过少可能是由乳腺发育较差、产后出血过多或情绪欠佳等因素引起，感染、腹泻、便溏等也可使乳汁缺少，或因乳汁不能畅流所致。

中医认为本病有虚实之分。虚者多为气血虚弱，乳汁化源不足所致，一般以乳房柔软而无胀痛为辨证要点。实者则因肝气郁结，或气滞血凝，乳汁不行所致，一般以乳房胀硬或痛，或伴身热为辨证要点。临床需结合全身症状全面观察，以辨虚实，不可单以乳房有无胀痛一症而定。缺乳的治疗大法，虚者宜补而行之，实者宜疏而通之。

民间偏方治产后缺乳

豆浆冲花生

生花生米15克，豆浆1碗。将生花生米浸泡，去皮，捣烂，用滚开的热豆浆冲。每次1碗，每日2次。本方补血增乳。用治产后乳水不下或乳汁稀薄。

红糖豆腐

红糖、鲜豆腐各120克。红糖与鲜豆腐加水共煮，煮沸水，再煮数次即成。趁热吃豆腐饮汤，1次服完。本方补血通乳。用治产后乳水不通。

催乳酒

猪蹄（熟炙切小）2个，通草（洗净切碎）30克，米酒500毫升。将猪蹄、通草浸入米酒内，密封3～5日即成。每次服30～50毫升，每日2～3次，喝酒吃猪蹄。本方催乳。适用于产后无乳。

木通灯心草煮花生

花生仁60克，木通12克，灯心草8克，桑白皮6克。将木通、灯心草、桑白皮洗净，放入砂锅，加清水适量，武火烧沸，文火煎煮取药汁。将花生仁洗净，用药汁浸泡1小时，文火煮熟即可食花生饮汤。每日2次分食。本方补血，通乳。适用于体质虚弱、产后失血过多而致缺乳者食用。

花生红糖酒

花生60克，红糖30克，黄酒30毫升。先将花生洗净，入锅煮至水色发白，再入红糖、黄酒，稍煮即可饮服。每日1剂。本方益气通乳。用于治产后缺乳。

盐炒黑芝麻

黑芝麻50克，盐末少许。锅热以文火将黑芝麻、盐共炒，至芝麻呈溢香味即成。日分2次食用，连食数日。本方养血通乳。用治妇女产后缺乳。

猕猴桃根饮

猕猴桃根30～60克，白糖适量。将猕猴桃根洗净切碎，加水煎取汁液，调入白糖饮服。每日1剂。本方健胃，活血，催乳。用治产后缺乳。

名医验方治产后缺乳

活血逐瘀汤

桃仁12克，红花、当归、生地黄、牛膝各9克，川芎、赤芍、桔梗、枳壳、甘草各6克。将上述材料加适量水煎，每日1剂，分2次服。服3剂后加黄芪20克，王不留行15克。本方活血祛瘀，通经下乳。主治产后缺乳因血瘀者。

来源：本方来源于《经验方》。

催乳汤

党参15克，北黄芪12克，当归20克，大枣、王不留行各10克。将上药加猪蹄250克，同煎成汤，每日1剂，分2次温服。本方补气养血，通经下乳。适用于产妇乳汁充盈时间迟缓或乳汁稀少。

来源：本方来源于刘芳祖传秘方。

通络下乳方

人参3克，茯苓10克，甘草3克，芍药6克，川芎3克，当归6克，枳壳6克，桔梗4.5克。将上述材料加适量水煎服，每日1剂，日服2次。本方补气活血，通络下乳。主治气血虚弱型产后缺乳。

来源：本方来源于《慈幼新书》卷一。

增乳汤

王不留行25克，穿山甲、通草、路路通各15克，漏芦20克，寸冬、木通各10克。将上述材料加适量水煎服，每日1剂。本方益阴行气，通经下乳。适用于产后缺乳，两乳胀痛不通。气血虚弱，加党参20克，当归15克；肝郁气滞，加香附10克，丹参15克。

验证：据《中国秘单偏验方妙用大典》介绍，此方增乳效果极佳。

其他疗法治产后缺乳

熏蒸法

孕妇分娩后3～4天会出现乳胀症状。可将150克葱切成3厘米长，放入大号搪瓷杯中，然后加入400克沸水，利用热蒸气熏蒸乳房，10来分钟后乳汁会自然泌出。如乳房有硬块时，可用熏后的葱段搓擦，硬结会逐渐消散。

泡脚疗法

路路通30克，当归、青皮各20克，王不留行、天花粉、桔梗各15克。将以上药物同入锅中，加水适量，煎煮30分钟，去渣取汁，倒入泡足桶中。先熏蒸，后泡足30分钟。每晚1次，10天为1个疗程。本方疏肝理气，活血通乳。主治产后肝郁气滞乳汁不行。

产后恶露不绝

产后恶露不绝是指产妇分娩后恶露持续20日以上仍淋漓不断者，称为“恶露不绝”。本病的发生原因较多，如胎盘、胎膜残留，子宫黏膜下或肌壁间肿瘤，子宫内膜炎，盆腔感染，子宫过度后倾、后屈，子宫肌力减弱复旧不全等。临床一般可见阴道出血量或多或少，色呈淡红或深红或紫暗，或夹有血块，常伴有腰酸痛、下腹坠胀疼痛等症。

中医亦称本病为“恶露不净”“恶露不止”。其发生与气虚不能收摄，瘀血不尽，新血难安；或血热扰冲、迫血下行等有关，治疗宜固冲止血，有补气摄血、化瘀摄血、化瘀止血、凉血止血等法。

民间偏方治产后恶露不绝

赤小豆荸荠羹

赤小豆50克，鲜荸荠100克，白糖20克。鲜荸荠去外皮，剖开，切成小丁，备用。将赤小豆放入砂锅，大火煮沸后改用小火煨煮至赤小豆酥烂，汤汁稠浓时，加入荸荠小丁及白糖，拌匀，煨煮成羹。早晚2次分服。本方清热止血，养血调血。适合血热型产后恶露不绝。

苏藕鸭蛋汤

鸭蛋1个，苏木6克，藕节30克。将后两味煎汤去渣，加入去壳熟鸭蛋共煮片刻，吃蛋喝汤。每天1次，连服3～5次。本汤适用于治疗产后气虚之恶露不绝。

鸡冠花鲜藕羹

鸡冠花（鲜品）30克，鲜藕100克，红糖20克。先将鲜藕洗净，绞汁过滤备用。将鸡冠花洗净切碎，放入砂锅，加水煎煮两次，每次30分钟，合并两次滤汁，与鲜藕汁混合均匀，入锅，加红糖，微火煮沸，用湿淀粉勾兑成羹。早晚2次分服。本方活血散瘀。适合血瘀型产后恶露不尽。

菖蒲泽兰酒

菖蒲50克，泽兰20克，黄酒100毫升。将菖蒲、泽兰与黄酒同煎至50毫升，去渣，分3次温服。本方活血祛瘀，芳香辟秽。适用于血瘀之产后恶露不净。

山楂当归茶

山楂30克，当归15克，红糖20克。将前两味共制粗末，与红糖一同放入杯中，用沸水冲泡，代茶饮用。每日1剂。本方活血化瘀，行气止痛。用治血瘀型产后恶漏不尽。

藕汁白糖饮

藕汁100克，白糖20克。先将鲜白嫩藕榨取藕汁，冷藏备用，再将白糖兑入藕汁中，冷饮之。本方适用于血热所致产后恶露不尽。

芹菜根煮鸡蛋

芹菜根60克，鸡蛋2枚。将上两味洗净，共置锅内，加水同煮，鸡蛋熟后去壳再入锅煮7～10分钟，吃蛋喝汤。每日1剂。本方清热利湿，益阴养血。用治血热型产后恶漏不尽。

名医验方治产后恶露不绝

清热活血汤

生地黄、牡丹皮、桃仁、红花、赤芍、五灵脂、丹参、牛膝各9克，甘草、木通各6克。将上述材料加适量水煎服，每日1剂。本方清热通络行瘀。适用于产后恶露未净。症见产后恶露涩少，色紫暗，寒热时作，小腹硬痛，拒按，昼日明了，夜则谵语，如见鬼状，胸闷气促痰壅，面色紫暗，舌色深红，苔微黄，便秘，尿赤，脉弦涩有力。

来源：本方来源于韩百灵医师经验方。

益母缩宫汤

黄芪、益母草各30克，当归、枳实各10克，丹参15克，甘草5克。将上药加水200毫升煎煮，每日1剂，分2次温服，连用10天为1个疗程。本方益气养血，行气活血，祛瘀缩宫。适用于产后子宫复旧不全。

来源：本方来源于宋世焱祖传方。

傅氏生化汤

全当归24克，川芎9克，桃仁（去皮尖）6克，干姜（炮黑）2克，炙甘草2克。一般是从产后第3天开始，水煎服，或酌加黄酒同煎。每日1剂，分2次服。连续服用3～7剂即可。本方养血祛瘀，温经止痛。主治产后血虚受寒，瘀阻胞宫所致腹痛。临床表现为产后恶露（产后排出的带血分泌物）不能流出，小腹冷痛。

来源：本方来源于傅山经验方。

益母复原汤

益母草15克，当归12克，川芎10克，杭白芍20克，熟地黄20克，艾叶炭6克，仙鹤草15克，墨旱莲24克，荆芥炭6克，阿胶12克（烊化），炒杜仲10克。将上述材料加适量水煎，每日1剂，早晚各服2次。本方主治产后恶露不净，伴有腹痛，腰酸乏力。

来源：本方来源于《实用中西医结合杂志》王心好。

其他疗法治产后恶露不绝

推拿法

取穴足三里、丹田。由上而下推按，每穴15分钟，共计30分钟，也可以推至患者感到有宫缩现象为止。

柔按宫底部

以顺时针及逆时针方向柔按宫底部，每5分钟交替1次，共计4～6次，也可以揉至子宫有收缩感为止。注意动作要轻柔。

更年期综合征

更年期综合征是指妇女绝经前后出现的性激素波动或减少所致的一系列以自主神经系统功能紊乱为主，伴有神经心理症状的一组综合征。更年期综合征最典型的症状是潮热、潮红。更年期综合征多发生于45～55岁，90%的妇女可出现轻重不等的症状，有人在绝经过渡期已开始出现症状，持续到绝经后2～3年，少数人可持续到绝经后5～10年症状才有所减轻或消失。

中医称本病为“绝经前后诸证”。产生原因多为妇女年龄到45岁以后，肾气渐衰，精血不足，经脉失养，冲任二脉虚弱，脏腑功能紊乱，阴阳失调。根据其临床表现可分为肾阴虚、肾阳虚两种类型。治疗以调节阴阳和脏腑气血之平衡为原则，并注意精神情志的调治。

（1）肾阴虚　头晕耳鸣、烘热汗出、五心烦热、腰膝酸痛或月经紊乱、经量时多时少、或皮肤干燥瘙痒、口干便结、舌红少苔、脉弦细或细数等。

（2）肾阳虚　面色晦暗、精神萎靡、形寒肢冷、腰膝酸冷、腹胀纳呆、大便溏薄、月经量多色淡、或带下清稀、面浮肢肿、舌淡体胖、苔薄白、脉沉细无力等。

民间偏方治更年期综合征

杭菊红枣饮

杭菊9克，红枣6枚。将上两味加适量水煎。当茶饮，每日1剂。本方清利头目，补血益气。适用于头晕头痛，耳鸣眼花，月经不调，心悸失眠，五心烦热，潮热盗汗，舌红少苔。

附子菊花决明饮

熟附子6克，杭菊花9克，决明子15克。将熟附子、杭菊花、决明子共煎。当茶饮，每天1剂。适用于脾肾阴虚型更年期综合征，症见精神萎靡、肢体倦怠、面色苍白、畏寒怕冷、腰背冷痛、饮食无味、月经量多色淡、白带量多而稀等。

莲子龙眼汤

莲子30克，龙眼肉15克，白糖适量。将莲子水浸去心，与龙眼肉同加水煎煮至熟，调入白糖即可，每日1剂，晚上温服、喝汤，吃莲子、龙眼肉。本方补心脾，益气血，安神益智。适用于心脾两虚之更年期综合征。

百合枣仁饮

百合50克，生、熟枣仁各15克。鲜百合用清水浸泡一夜。取生、熟枣仁水煎去渣，用其汁将百合煮熟。连汤吃下。本方长食清心安神。用治神经衰弱和更年期综合征，适于年老少寐者服食。

甘麦饮

小麦30克，红枣10枚，甘草10克。将上述材料加适量水煎。每日早晚各服1次。适用于绝经前后伴有潮热出汗、烦躁心悸、忧郁易怒、面色无华者。

枣仁粥

酸枣仁30克，粳米60克。洗净酸枣仁，水煎取汁，与粳米共煮成粥，每日1剂，连服10日为1个疗程。适用于更年期精神失常、喜怒无度、面色无华、食欲欠佳等症。

名医验方治更年期综合征

复方紫草汤

紫草30克，巴戟天18克，白芍18克，淫羊藿15克，麦冬15克，五味子15克，当归10克，知母10克，竹叶10克。将上述材料加适量水煎服，每日1剂，日服2次，10天为1个疗程。本方滋肾降火。主治肝肾阴虚型更年期综合征。

来源：本方来源于《中医杂志》。

二仙汤

仙茅9克，淫羊藿（仙灵脾）9克，当归9克，巴戟天9克，黄柏4.5克，知母4.5克。将上述材料加水煎服，每日1剂，日服2次。本方温肾阳，补肾阴，泻肾火，调理冲任。主治阴阳两虚型更年期综合征。

来源：本方来源于《妇产科学》。

何首乌茯苓煎

何首乌15克，怀山药、山茱萸、仙茅、益母草、生地黄、熟地黄各12克，茯苓、牡丹皮、炒当归、炙甘草各10克。将上药加适量水煎3次后合并药液，分3次口服，每日1剂。1周为1个疗程。

验证：用本方治疗妇女更年期综合征患者76例，经用药1～2个疗程，其中，治愈者73例；好转者2例；无效者1例。

远志五味子煎

远志、白术、茯苓、龙眼肉、木香、山茱萸、何首乌、当归各15克，黄芪、党参各30克，酸枣仁20克，甘草、柴胡、五味子各10克。将上述材料加适量水煎，分3次服，每日1剂。1个疗程为10天。本方主治女性更年期综合征。

验证：治疗患者220例，经2个疗程的治疗后，治愈191例，好转29例，总有效率为100%。

其他疗法治更年期综合征

刮痧疗法

取颈部风池；背部心俞、肝俞、胆俞；胁部期门；上肢部支沟；下肢部阳陵泉，足部太冲。先刮拭颈部的风池，然后从背部的心俞、肝俞刮拭至胆俞，手法由轻到重，以皮肤出现潮红为度；刮拭胁部的期门，接着刮拭上肢的支沟，下肢的阳陵泉，最后对足部的太冲要重刮。

泡脚疗法

生地黄、丹参、小麦、小枣各30克，柴胡5克，当归、白芍、茯苓、白术、甘草各10克。将上药加清水适量，煎煮30分钟，去渣取汁与2000毫升开水一起倒入盆中，待温度适宜时泡洗双脚。每天1次，每次熏泡40分钟，10天为1个疗程。本方滋补肝肾，养血敛阴。适用于更年期综合征。

第六章

男科疾病特效偏方验方

男性不育症
前列腺炎
前列腺肥大
阳痿
早泄
遗精
泌尿系结石

男性不育症

男性不育症是指由男性生殖器官的解剖和生精功能异常而致不育者。引起本病的原因很多，如性功能障碍可引起不育症，而性功能障碍常见的有阳痿、早泄、遗精、不射精等。又如精液异常可引起不育症，而精液异常又有无精子、精子稀少、精液不液化、死精子过多、精液量少等。此外，先天性或后天性生殖器官的器质性病变、精神因素、身体健康状况、性交习惯等，皆能引起男性不育症。

民间偏方治男性不育症

一味枸杞子方

枸杞子15克。每晚嚼碎咽下。连服1个月为1个疗程。精液常规检查转为正常后，再服一味枸杞子1个疗程。本方主治精液异常之男性不育症。

当归羊肉汤

当归30克，生姜30克，羊肉150克。将上药加食盐适量，加水适量煮至1500毫升，吃肉喝汤，每日2次。30天为1个疗程。本方补肾活血，补血填精，除湿散寒。主治精液异常之男性不育症。

莲子山药粥

莲子、山药各30克，粳米100克。按常法煮粥食用。每日1剂。本方补脾益肾。主治不射精症属脾虚精亏者。

水蛭粉

水蛭粉3克。温开水送服，每日2次。2周为1个疗程。本方主治精液不液化症。

仙灵脾煎

淫羊藿（仙灵脾）、枸杞子、山药、肉苁蓉各100克。将上述材料加适量水煎服，每2日1剂，日服2次，每日检查一次精液常规，2～3个月为1个疗程。本方是治疗不育症的专用方。

熟地玄参煎

熟地黄30克，玄参15克，麦冬、生地黄、牡丹皮、山药、石斛、海参各9克。将上述材料加适量水煎服，每日1剂，日服2次。本方专治因精室蕴热所致的男子不育症。

名医验方治男性不育症

桂附理中丸

党参、白术、枸杞子、菟丝子、仙茅各15克，肉桂、云茯苓、韭菜子、蛇床子各10

克，附子、五味子各6克。将上述材料加适量水煎，每日1剂，分2次服。本方补肾温脾，生精种子。主治脾肾阳虚不育症。

来源：本方来源于《太平惠民和剂局方》合五子衍宗丸《摄生众妙方》加减。

生地虎杖饮

生薏苡仁30克，生地黄10克，麦冬15克，女贞子10克，滑石20～30克，茯苓10克，虎杖12克。每日1剂，水煎服。15日为1个疗程，服1～2个疗程可效。

来源：此方为北京中日友好医院施汉章经验方，专治精子不液化所致的男子不育症。

七子丸

枸杞子、覆盆子各30克，川附子24克，蛇床子、菟丝子、炙甘草、山药、补骨脂（破故纸）各30克，柴狗肾1具，益智、淫羊藿各30克，五味子15克，山茱萸9克，韭菜子15克，紫河车、巴戟天各30克，肉桂24克，鹿鞭1具，熟地黄30克，砂仁15克。上药共为细末，配成水丸，每次服9克，每日2次。本方适用于精子数少，成活率低而导致不育者。

来源：本方来源于《上海中医药杂志》。

熟地育子方

熟地黄、菟丝子各30克，覆盆子25克，茯苓20克，枸杞子、补骨脂（故纸）各30克，车前子10克，炒韭子15克，肉桂10克，五味子15克，鹿茸5克，沉香10克，胡桃仁5克，巴戟天25克。将上药研末炼蜜为丸（每丸9克重），每次服1丸，口服3次。

来源：此方为辽宁著名中医彭静山治疗男子不育症专方。

乌梅党参煎

乌梅9克，党参15克，细辛3克，干姜9克，当归15克，附片9克，桂枝9克，黄柏10克，黄连6克。将上述材料加适量水煎，内服。本方温补肾阳，清热通络。主治男性不育症。

验证：用此方治疗男性不育症16例，取得满意疗效。李某，男，29岁。结婚5年未育，伴头昏耳鸣，腰膝酸软，心烦易怒，身困乏力，口苦咽干，手足不温，小腹冷痛。舌胖嫩红，苔薄黄，脉沉细尺弱。精液化验：精子活动率45%。证属寒热错杂。治以温补肾阳，清热通络。用此方加减，7剂后诸症减退。40余剂后精液正常，其妻同年受孕。

其他疗法治男性不育症

针刺疗法

取气海、水道、左行间、右三阴交，或中极、阴陵泉、大溪，两组穴位交替行针，同一组针3次后对换，针7～10次后复查。腹部穴用平补平泻，四肢穴用泻法，均留针15分钟，留针过程中行针1次。

艾灸疗法

取关元、气海、三阴交、足三里。配穴：肾阴虚加肾俞、太溪；肾阳虚加命门、志室；肝郁加肝俞、次髎；肝郁化火加行间；湿热加次髎、阴陵泉。用艾条或配合灸盒做温和灸，隔天一次，15次为1个疗程。每次每穴15～20分钟。

前列腺炎

前列腺炎是男性生殖系统感染中的常见病，但很少单独发生，往往与其他器官炎症，如尿道炎、精囊炎或附睾炎同时发生，是尿道感染的一部分，本病有急性、慢性之分，急性前列腺炎多见于青壮年，病前多有过度饮酒、性生活不当令阴部损伤、感冒或急性尿道炎等原因；临床表现起病急、高热寒战、尿频、尿急、尿痛及终末血尿，慢性前列腺炎继发于前列腺炎或慢性尿道炎，临床表现起病缓慢，有轻度尿频和排尿烧灼感，终末尿混浊，常有白色分泌物流出，常伴有性功能障碍及神经衰弱症状。中医把本病归属于淋证，由于热在下焦所致。

民间偏方治前列腺炎

陈皮双花茶

陈皮、茉莉花各5克，玫瑰花10克。将上3味放入杯中，用沸水冲泡，代茶饮用。每日1剂。本方疏肝理气。适用于肝经气滞型前列腺炎。症见胁腹胀满、小便不利、情志抑郁、多愁善怒等。

车前草糖水

车前草100克，竹叶心10克，生甘草10克，黄糖适量。将上述材料一同放进砂锅内，加进适量清水，用中火煮水，煮40分钟左右，然后放入黄糖，稍煮片刻即可，患者可以每天代茶饮用。本方主治前列腺炎。

萝卜浸蜜

萝卜1500克，蜂蜜适量，盐适量。将萝卜洗净，去皮切片，用蜂蜜浸泡10分钟，放在瓦上焙干，再浸再焙，不要焙焦，连焙3次。每次嚼服数片，盐水送服，每日4～5次，常吃。本方适用于气滞血瘀型慢性前列腺炎。

冬瓜海带薏米汤

鲜冬瓜250克，生薏苡仁50克，海带100克。先将冬瓜洗净切成粗块，生薏苡仁洗净，海带洗净切成细片状，然后一同放进砂锅内，加适量清水煮汤食用。本方主治前列腺炎。

牛膝泽兰花茶

牛膝5克，泽兰、花茶各3克。将花茶放入茶壶中，将牛膝、泽兰加水500毫升煎煮至250毫升，冲入茶壶浸泡15分钟，当茶随意饮用。用于慢性前列腺炎。

三汁饮

葡萄、藕、生地黄各100克，蜂蜜50克。将葡萄、藕洗净榨汁，生地黄放入砂锅中加水文火煎煮半小时，取汁冲入葡萄汁和藕汁中，加入蜂蜜，分2次于饭前服。本方清热利水，通淋。适用于前列腺炎。

爵床红枣汤

鲜爵床草100克（干者减半），红枣30克。将鲜爵床草洗净切碎，同红枣一起加水1000毫升，煎至400毫升左右。每日2次分服，饮药汁吃枣。本方利水解毒。适用于前列腺炎。

名医验方治前列腺炎

前列宝

小茴香3克，川楝子、王不留行、丹参各12克，枳实、木通各10克，车前子、沙参各15克，白花蛇舌草20克，大黄、甘草各6克。将上述材料加适量水煎，去渣取汁，分早、晚各服1次，每日1剂。本方清热利湿，疏肝止痛，活血祛瘀。主治前列腺炎。

来源：本方来源于刘仕昌经验方。

八正散

萹蓄、石韦、土茯苓各15克，滑石20克，车前草、败酱草各30克，酒大黄、瞿麦各10克，木通、甘草各5克。将上述材料加适量水煎，每日1剂，分早、晚各服1次。本方清利下焦湿热。主治前列腺炎下焦湿热证。

来源：本方来源于《太平惠民和剂局方》加减。

慢煎汤

川楝子、川牛膝、刘寄奴、桃仁、甘草、黄柏、小茴香各10克，薏苡仁20克，败酱草30克，熟附子3克，瞿麦、延胡索各15克。上述中药加适量水煎30分钟，早、晚2次温服，每日1剂。本方清热利湿，行气活血，补肾利水。主治慢性前列腺炎。

来源：本方来源于余惠民经验方。

前舒汤

当归、浙贝母、苦参、黄柏、乌药、石菖蒲、牡丹皮、炙水蛭各10克，蒲公英15克。将上述材料加适量水煎，去渣取汁，每日1剂，分2次温服。本方清热利湿。主治慢性前列腺炎。

来源：本方来源于《王奇男科学》。

萹蓄黄芪煎

萹蓄15克，瞿麦20克，萆薢、滑石、当归、赤芍、生地黄、赤小豆各10克，甘草梢6克，黄芪、太子参各适量。将上述材料加适量水煎，每日1剂，分3次服。本方主治慢性前列腺炎兼气虚。

验证：用本方治疗患者12例，疗程最少7日，最多者45日，平均服药35日，显效7例，有效4例，无效1例。

其他疗法治前列腺炎

刮痧疗法

取腰部肾俞、膀胱俞；腹部气海、中极；下肢部阴陵泉、三阴交，足部太溪。先从腰部的肾俞刮拭至膀胱俞，再从腹部的气海刮拭至中极，手法由轻到重，以皮肤出现潮红为度；最后从阴陵泉刮拭到三阴交、太溪处，重点刮拭阴陵泉、三阴交。用刮痧板的角部点揉腹部的气海、中极。

拔罐疗法

取八髎、关元、阴陵泉、三阴交。对于上述穴位选用大小适当的火罐，用闪火法使火罐吸拔于皮肤上，留罐10～15分钟。急性前列腺炎每日1次，10次为1个疗程；慢性前列腺炎每日或隔日1次，10次为1个疗程。

前列腺肥大

前列腺肥大，又称良性前列腺增生症，是一种前列腺明显增大而影响老年男性健康的常见病。现代医学认为：前列腺肥大与内分泌系统有关，是前列腺内层尿道腺和尿道下腺上皮细胞及基质增生，腺泡囊性扩张，结缔组织及平滑肌节样增生所致。

本病多属于中医学的“癃闭”“精癃”范畴，中医认为引起本病的原因是年老肾气渐衰，中气虚弱，痰瘀互结水道，三焦气化失司。肺主治节，为水之上源，通调水道，下输膀胱，肺气失宣不能输布，影响水道通调，以致尿闭或尿出不畅。由于排尿不畅，尿过多积存，又可引起泌尿系统继发感染，有的发生膀胱结石。

民间偏方治前列腺肥大

牛奶蜜枣芽糖

红枣15枚，淀粉20克，牛奶500毫升，蜂蜜适量。红枣去核，将淀粉调成糊状，牛奶入锅开水烧开，加已煮过的红枣、淀粉糊，搅拌成芽糖，加入蜂蜜拌匀。分2～3次趁热食用。本方用于前列腺肥大。

参芪精

党参250克，黄芪250克，白糖500克。将党参、黄芪泡透煎煮，每30分钟取药液1次，共煎取3次；合并药液，慢火熬至稠黏，放冷后加入白糖搅匀，晒干压碎，装瓷罐内备用。每次10克，沸水冲化服，每日2次，常服。本方适用于中气不足型前列腺肥大。

黑芝麻蜂蜜糊

黑芝麻500克，蜂蜜适量。将黑芝麻拣净，炒香，晾凉，捣碎，装入瓷罐内备用。每次取2汤匙芝麻放碗中，加蜂蜜适量，开水冲服，每日3次，常用。本方适用于阴虚火旺型前列腺肥大。

茴香葱白煎

小茴香5克，葱白4茎。将上述材料同捣碎水煎去渣。每日1剂，分3次服，连用1周。本方适用于肾阴衰微型前列腺肥大。

葱白胡椒方

胡椒5粒，葱白适量。将上2味共捣为泥，取药泥纳入脐内，然后用医用胶布封贴，外加固定。每日1次，一般2次即愈。本方除寒湿，通阳气。用治前列腺肥大、小便不利，排尿困难等。

石榴花山药煎

石榴花、山药各18克，五倍子15克。将上述材料加适量水煎服。每日1剂。本方补阴益气，固肾缩尿。适用于前列腺增生。

白果通淋饮

白果50克，茯苓20克，冬瓜子20克。白果、冬瓜子、茯苓分别洗净，置锅中，加清水500毫升，急火煮开5分钟，改文火煮20分钟，滤渣取汁；分次饮用。本方通淋利湿。适用于前列腺肥大。

名医验方治前列腺肥大

茯苓丹参汤

熟地黄、丹参、荔枝草各15克，茯苓、山茱萸、牛膝、泽泻、海藻、昆布、续断各10克，滑石20克，甘草5克。将上述材料加适量水煎，分早、晚各服1次，每日1剂。本方滋阴降火。主治前列腺增生阴虚火旺证。

来源：本方来源于《小儿药证直诀》。

薏苡附子败酱散加减

附子15克，薏苡仁30克，败酱草50克，蒲公英30克，金银花25克，竹叶15克，瞿麦15克，熟地黄20克，山茱萸15克，山药15克，川楝子15克，橘核15克，茴香15克，鹿角霜20克，芦巴子15克，芡实15克，金樱子20克，丹参15克，桃仁15克，赤芍20克，甘草15克。将上述材料加适量水煎，每日1剂，早晚温服。本方主治前列腺增生。

来源：本方来源于《大国医》张琪。

益肾通利方

车前子10克，泽泻10克，三棱10克，莪术10克，当归10克，薏苡仁10克，王不留行10克。将上述材料加适量水煎汤之后冲服0.1克鹿茸粉。本方主治前列腺增生。

来源：本方来源于陈文伯经验方。

前列腺增生方

桔梗9克，薄荷6克，紫苏梗15克，山慈菇15克，牡蛎24克，夏枯草9克，熟地黄18克，山茱萸24克，山药24克，川牛膝15克，小蓟15克，白茅根15克，泽泻9克，车前子15克。每日1剂，煎2次取汁400毫升，分两次饭后温服，以1周为1个疗程。第3次水煎2000毫升，待温后小腹热敷并浴足。本方有开肺行水，活血化瘀，软坚散结，补肾填精的作用。主治前列腺增生。

验证：临床观察发现对老年男性前列腺增生，小便不利有显著疗效。

其他疗法治前列腺肥大

敷脐疗法

大田螺1个，鲜车前草1棵，冰片1克。将鲜车前草洗净捣烂，加入大田螺肉和冰片一同捣烂，敷于脐部，外用消毒纱布覆盖，再用胶布固定，小便通后去膏药。主治前列腺增生。

阳痿

阳痿指成年男子性交时，由于阴茎痿软不举，或举而不坚，或坚而不久，无法进行正常性生活的病证。正常情况下，性兴奋刺激从高级中枢神经传导到勃起中枢，勃起神经（盆神经）传导到阴茎海绵体神经丛引起海绵体充血、勃起。发生阳痿的原因是多方面的，多数是因为神经系统功能失常而引起，往往有头昏眼花、头痛脑涨、腰酸背痛、四肢无力、失眠、出冷汗等。另外一些肿瘤、损伤、炎症等也可引起神经功能紊乱而导致性功能衰退。有的则可能由于内分泌系统的疾病、生殖器本身发育不全或有损伤、疾病而引起。

中医学认为，肾主藏精，为人之先天之本，若肾精不足，阳无阴精以充养，故见阳痿。又肾中真阳虚衰，不能作强，或惊恐伤肾亦可致痿。脾为人之后天之本，气血化生之源，运精而归肾，而肾有所养，后天脾胃强则阴精充，充则阳势始可振雄。反之，“阳明虚则宗筋（弛）纵”，故势衰而用废也。肝性喜条达，主疏泄而主筋，宗筋聚于阴器。若肝失疏泄之职，宗筋失职，亦令筋痿之病生矣。此外，湿热下注肝肾，致宗筋弛纵不收，而阳事不举；思虑太过，伤及心脾，亦可致痿。

民间偏方治阳痿

海马补肾酒

海马1对，白酒500毫升。将海马洗净，放入净瓶中，倾入白酒，密封浸泡15日即成。每次服1小杯，每日3次。本方补肾助阳。适用于阳痿不举、腰膝酸软等。

冬虫虾仁汤

冬虫夏草9～12克，虾仁15～30克，生姜少许。将上3味入锅加适量水，煎煮至水沸30分钟即可。取汤温服。本方滋肾助阳。适用于肾虚阳痿等症。

鲜淫羊藿饮

鲜淫羊藿200克。将药物剪碎烧干，水煎服，开水泡亦可。每日3次。本方壮阳。用治阳痿。

虾仁葱叶方

海虾仁7克，大葱叶（取粗绿含黏液多者为佳）3条。将海虾仁装入葱叶内，晒干，轧成粉。每日服2次，茶水送下。本方补肾益精，通阳利气。用治阳痿不举、早泄等。

桃仁韭子煎

核桃仁15克，韭菜子10克。核桃仁捣成小颗粒，加水250毫升，与韭菜子同煮熟，去渣滤汁，加黄酒少许冲服。本方壮阳，强肾，固精。适用于肾虚阳痿、遗精、早泄。

焙狗阴茎

狗阴茎3件，黄酒适量。将狗阴茎用瓦焙干，研为细末。每服3～4克，用黄酒送下。本方补精髓，壮肾阳。用治阳痿久治不愈。

麻雀蛋

麻雀蛋6个，盐末适量。将麻雀蛋蒸熟剥皮蘸盐末吃。每次吃3个，日用2次，可连吃3～5天。本方补肾，壮阳，强身。用治肾虚阳痿不举、举而不坚及早泄。

名医验方治阳痿

知柏地黄汤

生地黄、熟地黄、枸杞子各15克，鳖甲、牡蛎各20克，牡丹皮、知母、黄柏、龟甲、丹参、天花粉、茯苓、山茱萸、山药、桑寄生各10克。将上述材料加适量水煎服，每日1剂。本方滋阴降火。主治阳痿阴虚火旺证。

来源：本方来源于《医宗金鉴》加减。

八正散

滑石20克，木通6克，萹蓄、瞿麦、车前子、栀子、虎杖、白花蛇舌草、泽兰、地龙各10克，薏苡仁、败酱草、王不留行各30克，甘草5克。将上述材料加适量水煎服，1日1剂。本方清热导滞，活血化瘀。主治阳痿败精阻窍证。

来源：本方来源于《太平惠民和剂局方》加减。

山药桂圆炖甲鱼

怀山药、龙眼肉各15～20克，甲鱼（鳖、团鱼）1尾。先用沸水冲烫甲鱼，使其将尿排出，然后切开去掉内脏，洗净，再分切成小块。将甲鱼肉、甲壳、怀山药、龙眼肉有　放入炖盅内，加水适量，隔水炖熟。喝汤吃肉，每周1剂。本方补肾益脾，固精扶阳。主治阳痿。

验证：本方经《卫生报》推荐应用，效果确切。

蜈蚣当归煎

蜈蚣18克，当归、白芍、甘草各60克。先将当归、白芍、甘草晒干研细，过90～120目筛。然后将蜈蚣研细，再将两种药粉混合均匀，分为40包（也可制成水丸）。本方蜈蚣不得去头足或烘烤，以免减效。每次半包至1包，早、晚各1次。空腹用白酒或黄酒送服。15天为1个疗程。本方主治阳痿。

验证：贾某，男，39岁，阳痿5年多。阴茎不能勃起，伴尿道烧灼感。既往患前列腺炎。经用大量补肾壮阳汤药及中成药无效，用此方7天，阴茎勃起坚而有力，持续20分钟，同房2次均成功。

其他疗法治阳痿

按摩睾丸

每晚临睡前洗净下身后，取坐位最好（仰卧位亦可），将睾丸置于手掌中，反复轻揉，要轻、柔、缓、匀，有舒适感，意念专一，神不外驰，每天早晚各1次。坚持一段时间后，性功能可得到改善。

敷脐疗法

白芍25克，甘草15克，蜈蚣两条。将药材研成末，取适量加水调成糊状，敷在脐上，纱布盖住，以透气胶带固定，1日换药1次。本方主治阳痿。

早泄

一般认为，早泄是指男子在阴茎勃起之后，未进入阴道之前，或正当纳入，以及刚刚进入而尚未抽动时便已射精，阴茎也自然随之疲软并进入不应期的现象。临床上对阴茎勃起未进入阴道即射精，诊断为早泄。而能进入阴道进行性交者，如果没有动几下就很快射精，也定义为早泄。

中医认为本病多由于房劳过度或频繁手淫，导致肾精亏耗，肾阴不足，相火偏亢，或体虚羸弱，虚损遗精日久，肾气不固，导致肾阴阳俱虚所致。过度兴奋、紧张冲动也是引起早泄的原因之一。除适当服用镇静药外，需解除顾虑，正确对待性生活，戒绝手淫，增强体质，经常进行体育锻炼等。

民间偏方治早泄

荠菜米粥

荠菜、粳米各50克，清水500毫升。将荠菜洗净，切细，置锅中，加粳米和清水，用武火煮开3分钟，改文火煮30分钟至粥成。趁热食用。本方清热利湿。适合肝经湿热型早泄。

桂圆醴

龙眼肉200克，60度白酒400毫升。将上述2味放在细口瓶内，封闭瓶口，半个月后饮用。每日2次，每次10～20毫升。本方主治早泄。

腐皮白果粥

白果12克，腐皮45～80克，大米适量。白果去壳，与腐皮、白米置砂锅中，加水适量煮粥，每日1次。本方主治早泄。

杞枣煮鸡蛋

枸杞子20克，南枣8枚，鸡蛋2枚。将上3味洗净，共置锅内，加水同煮，鸡蛋熟后去壳再入锅煮15～20分钟即成。每日1剂。本方滋阴补肾，益气养心。适用于早泄。

苦瓜散

苦瓜1个，灯心草适量。将苦瓜洗净，剖开去瓤，晒干，焙干研末，每服5克，每日2～3次，用灯心草15克煎汤送下。本方清热利湿。治早泄。

龙眼枣仁饮

龙眼肉、炒酸枣仁各10克，芡实12克。将上3味水煎取汁，代茶饮用。每日1剂，连服5～7日。本方益气健脾，补心安神。适用于心脾两虚型早泄。

细辛丁香方

细辛、丁香各20克，95%乙醇100毫升。将2药浸泡入乙醇内半个月备用。使用时，以此浸出液搽阴茎之龟头部位，经2～3分钟后即可行房事（戴保险套）。本方治属于心理因素所致早泄者。

名医验方治早泄

加减金锁固精汤

豆蔻6克，五倍子6克，金樱子9克，海金沙9克，龙骨9克，牡蛎9克，焦白术12克，罂粟壳12克，竹叶3克。将上述材料加适量水煎服，每日1剂，日服2次。本方固肾涩精，健脾助胃。主治肾气不固型早泄。

来源：本方来源于《医学探骊集》卷五。

清肾汤

焦黄柏10克，生地黄10克，天冬10克，茯苓10克，煅牡蛎20克，炒山药15克。将上述材料加适量水煎服，每日1剂，日服2次。本方清热泻火，滋肾养阴。主治虚火迫精型早泄。

来源：本方来源于《杂病源流犀烛》卷十八。

肾鞭汤

羊肾2个，羊鞭（公羊的生殖器）2条，肉苁蓉12克，枸杞子10克，巴戟天12克，山药15克，熟地黄10克。将羊肾剖开取去网膜及导管后切条，羊鞭里外洗净，肉苁蓉等5味用纱布包好，锅内放水同炖，开锅后改文火，吃肉饮汤，日服1次，连续食完。本方补肾壮阳。用治阳痿不举或举而不久、不坚，对见色流精有较好的疗效。

验证：据《食疗保健》介绍，该方疗效确切显著。

知柏三子汤

知母、黄柏、金樱子、枸杞子各10克，五味子6克。每天1剂，煎2遍和匀，早晚分服，或研细末炼蜜为丸，每粒10克，每次服1粒，每日2次。知母、黄柏滋肾阴泻相火；五味子、金樱子固肾涩精；枸杞子补肾益精。主治早泄。

验证：赵某，男，25岁。就诊日期：1978年10月25日。婚前屡犯手淫，每当房事即早泄，已半年。心烦眠差，多梦，脉弦数，此肾阴不足相火偏旺，精关不固也。予本方治之，服2周后心静眠安，服2月后早泄大见好转。

其他疗法治早泄

敷脐疗法

以吴茱萸、五倍子等量为细末，取适量用醋调成糊状，睡前敷于神阙，晨起去掉，每日1次，7日为1个疗程，治疗期间禁房事。治阳痿早泄。

熏洗疗法

取五倍子20克，用文火煎30分钟左右，再加入适量温开水，趁热熏洗阴茎龟头数分钟。待水温下降至30～40℃，再将龟头浸泡到药液中5～10分钟。每晚1次，15～20天为1个疗程。一般1～2个疗程后，龟头皮肤黏膜变厚，即达到治疗早泄的目的。

注意：本方具有收敛止泄功效。但不宜长期熏洗。

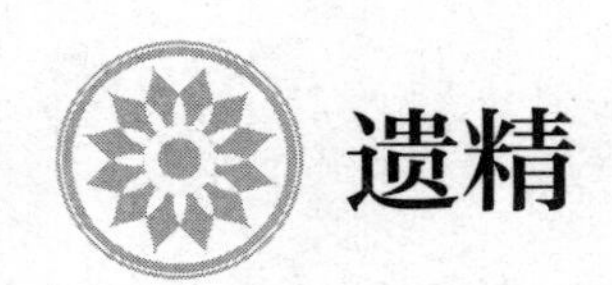

遗精

遗精是指不因性交而精液自行泄出的病症，有生理性与病理性的不同。中医将精液自遗现象称遗精或失精。有梦而遗者名为“梦遗”，无梦而遗，甚至清醒时精液自行滑出者为“滑精”。多由肾虚精关不固，或心肾不交，或湿热下注所致。西医可见于包茎，包皮过长、尿道炎、前列腺疾患等。有梦而遗往往是清醒滑精的初起阶段，梦遗、滑精是遗精轻重不同的两种证候。需要指出的是，遗精没有规律可言。以前有遗精，现在消失了，也是很正常的事情。尤其是男性进入中年，几乎就不再发生了。

中医学认为，人体精液藏之于肾，宜封固而不宜外泄，因此失精之病主要责之肾失固秘，精关不固，又与心、肝、脾诸脏关系密切。其证有虚实之别，实证多为湿热下注，肝郁化火，相火妄动，以致精室受扰；虚证多为心脾损伤，肾气不固，封藏失职。初起的遗精以实证居多，久病则以虚证常见，或虚实夹杂。

民间偏方治遗精

鸡内金散

鸡内金18克。将上药炒焦研为细末，分6包，早、晚各服1包，以热黄酒冲服。本方主治遗精。

牡蛎金樱子煎

牡蛎25克，金樱子15克。将上述材料加水350毫升煎服。每日1剂。本方主治遗精。

白果蒸鸡蛋

生白果仁（即银杏仁）2枚，鸡蛋1个。将生白果仁研碎，把鸡蛋打一小孔，将碎白果仁塞入，用纸糊封，然后上笼蒸熟。每日早、晚各吃1个鸡蛋，可连续食用至愈。本方滋阴补肾。用治遗精、遗尿。

荷叶散

荷叶50克（鲜品加倍）。将荷叶研末。每服5克，每日早、晚各1次，热米汤送服。轻者1～2剂，重者3剂可愈。本方清热止血，升发清阳。用治梦遗滑精。

赤小豆乌梅饮

赤小豆20克，竹叶10克，乌梅10克。赤小豆、竹叶洗净，置锅中，加乌梅，加清水500毫升，武火煮开5分钟，改文火煮30分钟，滤渣取汁。分次饮用。本方清热利湿固精。适合湿热下注型遗精、阴部湿痒、口舌生疮，恶心欲吐者。

车前苡米粥

车前子12克（布包），薏苡仁50克。将车前子加水煮汤，取汤水煮薏苡仁为粥，待温后饮服，连服10～15日。本方清热利湿。适用于湿热下注型遗精。

猪脊髓煲莲藕

猪脊髓500克（连脊骨），莲藕250克。将上2味同放锅内煲。当菜服食，每周2剂，一般4～8剂即可见效。本方补血益肾。适用于遗精、面色苍白、四肢乏力、腰膝酸软。

名医验方治遗精

八子固精汤

菟丝子、沙苑子、蒺藜、韭菜子、金樱子、枸杞子各12克，白莲子、覆盆子、当归、党参各9克，五味子6克，山药30克，煅龙骨、煅牡蛎各18克。将上述材料加适量水煎服，每日1剂。本方滋肾温阳，益气固精。主治肾阴亏损，阴虚及阳，精关不固之遗精证。临床多表现为头昏目眩、耳鸣腰痛、神疲乏力、形体消瘦、腰膝酸软、身倦乏力、舌红少苔乏津、脉弦细而数等。

来源：本方来源于《辽宁中医杂志》1982年12期。

遗精验方

黄芪、淡盐水炒杜仲、淡盐水炒续断各20克，党参25克，麸炒山药、炒蒺藜、附片、淡盐水炒巴戟天各15克，黄精10克，炙甘草6克。将上述材料加适量水煎，分两次服，每日1剂。服药期间禁房事，忌食生冷。本方益肾固精，补气养血。主治肾阳偏虚之遗精证。

来源：本方来源于《广西中医药》1986年4期，为李家强氏经验方。

验证：李氏用本方治疗16例遗精患者，有效率达93%。

清心丸

黄柏200克，冰片4克。将上述2味共为细末，面糊为丸，每次服6克，日3次。本方清热泻火坚阴。主治火盛而阴伤不甚之遗精证。临床多表现为阳事易举，梦遗频作，头晕脑涨，夜寐不安，心烦健忘，小便色黄，舌红苔黄或黄腻，脉弦数。

来源：本方来源于《中医杂志》1983年3期，此乃黄德厚经验方。

验证：黄氏用本方治疗47例，均取得良好效果。

双补固精丸

人参、五味子、枸杞子、金樱子、石菖蒲各适量。将上述材料共研细末，炼蜜为丸，每粒10克，每服1粒，每日2次。人参大补元气，开心益智；石菖蒲宁心安神；枸杞子滋补肾阴；五味子、金樱子补肾固精。主治遗精。

验证：刘某，男，18岁。就诊日期：1981年3月5日。屡犯手淫，已经2年。近半年时常梦遗，甚至滑精，1～2日1次。头晕乏力，夜寐不实，多梦纷纭。舌质淡，苔薄，脉沉而弱。证属心肾两虚，精关不固。予本方服1个月后睡眠较实，梦遗减半，服2个月后遗精已止，精神亦振。

注意：切戒手淫，清心寡欲，注意体格锻炼。

党参黄芪汤

党参、黄芪各40克，金樱子、覆盆子、锁阳、莲须、芡实、白蒺藜、枸杞子各20克，煅牡蛎、煅龙骨各15克，川黄柏、知母、炙甘草各10克。每日1剂，水煎服。10天为1个疗程。本方主治遗精。

验证：用此方治疗遗精患者111例，其中1～3个疗程，痊愈98例，显效7例，无效6例。

其他疗法治遗精

敷脐疗法

白芷5克，五味子10克。烘干研成极细末，用醋及水调成面团状，临睡前敷脐，外用消毒纱布盖上，以橡皮膏固定，每日换药1次，连敷3～5日。主治遗精。

刮痧疗法

取腰部肾俞、命门，腹部关元、中极，下肢部三阴交，足部照海。先刮拭腰部的肾俞、命门，手法由轻到重，直至皮肤出现潮红为度；接着刮拭腹部的关元到中极。最后从三阴交刮拭至照海，以皮肤微出痧为度。

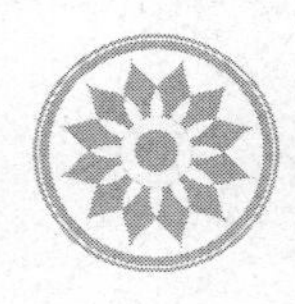

泌尿系结石

泌尿系结石包括肾结石、输尿管结石和膀胱结石。患者可突然发生肾绞痛，出现腰部阵发性剧烈绞痛，疼痛沿同侧输尿管向膀胱、会阴以及大腿两侧放射，可伴有面色苍白、恶心、呕吐、冒冷汗等症状。绞痛间歇期，可出现肉眼血尿。随小便会排出结石，大多数结石要在X线检查时才可见到。本病属于中医学中“砂淋”“石淋”等范畴。多为湿热蕴结下焦，尿液受湿热煎熬，尿中浊质逐渐凝结成石所致。

民间偏方治泌尿系结石

三金茶

金钱草10克，海金沙10克（包），鸡内金15克。将上述材料加适量水煎汤，代茶饮。本方清热化湿，通淋排石。主治泌尿系结石。

冰糖桃胶饮

桃树胶（桃树皮流出汁液成胶）20克，冰糖30克。将桃树胶放炖锅内，加入冰糖，加水200毫升。将锅置中火上，炖煮至桃树胶溶后即可。每日2次，每次60毫升。本方止痛排石。适用于肾结石。

炒胡桃肉

胡桃肉500克，冰糖500克，白芝麻少量。胡桃肉、白芝麻与冰糖同炒熟。时时嚼食。本方适于磷酸盐尿路结石者，也适于胆道结石。

注意：便溏、口渴、苔黄腻属湿热内盛者不宜食用。

肾茶汤

肾茶20克。将鲜品洗净切片，水煎内服，每日3次。本方治肾结石、膀胱结石效果好，泡茶饮有预防作用。

玉米根汤

玉米根90～150克。将上述材料加适量水煎服。每日1剂。本方利尿，祛瘀。主治尿路结石，小便淋漓，尿中挟砂石，痛不可忍。

玉米须速溶饮

鲜玉米须1000克，白糖500克。将鲜玉米须洗净，加水适量，煎煮1小时，去渣取汁，继续用文火煮至浓缩。到将要干锅时，停火冷却，拌入白糖，待煎液吸尽，混匀晒干，压碎后装瓶备用。每日3次，每次10克，用沸水冲化顿服。本方清热利湿，通淋排石。适用于治疗湿热蕴结型尿路结石。

名医验方治泌尿系结石

益肾通淋散

鹿角霜、川牛膝、海金沙、冬葵子、鸡内金、芒硝、王不留行各30克，补骨脂15克，金钱草100克，鱼脑石20克，血琥珀10克，呋塞米（速尿）200毫克，山莨菪碱220毫克，诺氟沙星2.4克。上药共研为末，装入胶囊。每次15～20克，每日2次，餐后送服，10日为1个疗程。期间停用其他药物及疗法，同时嘱患者在服药期间应尽量多做奔跑、蹦跳等活动，并且每日饮磁化水1000毫升左右。蠕动加强有利于结石下移和排出。本方补肾通窍，利尿排石。主治尿石症，尿路结石活动期合并不同程度的尿路感染。

来源：本方来源于龚树春经验方。

逐石汤

金钱草30克，海金藤18克，白芍10克，生地黄15克，鸡内金6克，琥珀末（冲服）3克，广木香（后下）、甘草各4.5克。将上述材料加适量水煎，每日1剂，分2次服。本方清热，利湿，逐石。主治输尿管结石。

来源：本方来源于邓铁涛经验方。

沉香散

茯苓、赤芍各15克，猪苓、泽泻、白术、川牛膝、桃仁各10克，金钱草、鱼脑石各30克，桂枝5克，沉香3克。将上述材料加适量水煎服，每日1剂。本方行气活血，散结通淋。主治尿石症气滞血瘀证。

来源：本方来源于《太平圣惠方》合五淋散《太平惠民和剂局方》。

车前子绿豆汤

车前子30克，绿豆60克。将车前子用纱布包好，绿豆洗净，共置锅内，加水煮熟，拣出车前子袋即可服食。每日1剂。本方清热解毒，利尿通淋。用治下焦湿热型尿路结石。

来源：本方来源于王石老中医治病良方。

海金沙琥珀方

琥珀6～9克，海金沙（冲服）9克，金钱草30～90克，瞿麦、萹蓄、木通、车前子、猪苓、茯苓、泽泻各9～15克，川牛膝10克，滑石18克，甘草3克。每日1剂，水煎服。本方清利湿热，通淋排石。治疗尿路结石。

来源：本方来源于名医李兴培经验方。

其他疗法治泌尿系结石

按摩疗法

头部的风池，腹部的关元、中极，肩部的肩井，背部肝俞，腰部的肾俞、膀胱俞，上肢的曲池，手部的合谷，下肢和足部的阴陵泉、阳陵泉、足三里、三阴交、太冲、委中、涌泉等穴。拿捏曲池、合谷、肩井、风池各20～30次；按揉太冲、足三里、委中、三阴交、阴陵泉、阳陵泉各30～50次；按揉涌泉150次，以热为度；用拇指指端按振中极、关元、肩井、肝俞各1～2分钟；用掌根按揉肝俞、肾俞、膀胱俞3～5分钟。

针灸疗法

将艾条的一端点燃后对准水分熏灸。艾条距离皮肤2～3厘米，以局部产生温热而不灼痛感为宜。也可用艾炷隔姜片、蒜片灸，每日1次。

第七章

儿科疾病特效偏方验方

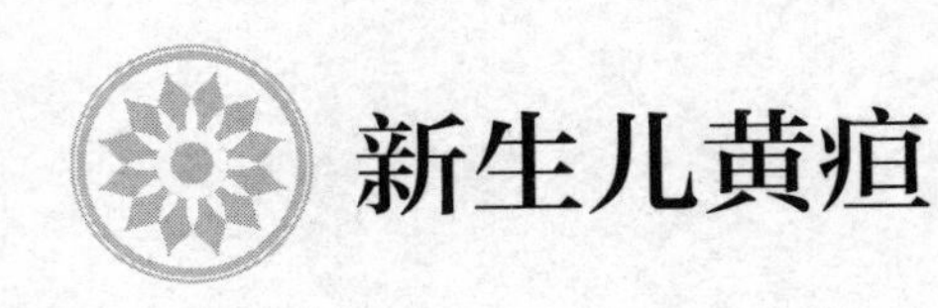

新生儿黄疸

新生儿黄疸又称新生儿高胆红素血症，是指在新生儿时期由于胆红素代谢异常引起血液及组织中胆红素水平升高而出现皮肤、黏膜及巩膜发黄的临床现象。其包括生理性与病理性两种。生理性黄疸一般无需特殊治疗。在新生儿期，当血中未结合胆红素明显增高时，能导致神经细胞中毒性病变，引起预后严重的胆红素脑病，即核黄疸。

本病中医诊断为“胎黄”或“胎疸”。多因母体胎孕之时，湿热熏蒸于胎胞，或产后感受湿热邪毒等使脾胃失健，不能输泄胎毒湿热，湿热内蕴，郁而发黄所致，以肤黄、目黄、尿黄为特征。

民间偏方治新生儿黄疸

茵陈红枣汤

茵陈6克，红枣5个。将上述材料加适量水煎，随时服用，每日1剂，连服1周左右，直至黄疸消退。本方治疗新生儿黄疸。

冬瓜皮玉米叶煎

冬瓜皮、玉米叶各3克。将上述材料加适量水煎服。本方主治新生儿黄疸。

蝉蜕绿豆饮

蝉蜕0.5克，绿豆5克。将上述2味加适量水煎服。本方主治新生儿黄疸。

马齿苋汤

鲜马齿苋15克，白糖5克。将鲜马齿苋切碎加水150毫升，煎煮后取汤60毫升，每日1剂，加白糖后分2次服完。本方主治新生儿黄疸。

金钱草栀子煎

金钱草15克，栀子6克，茵陈9克，甘草3克。将上述材料加适量水煎服。本方主治新生儿黄疸。

丝瓜皮汤

干丝瓜皮30克。将干丝瓜皮研末，用米汤冲服，每次1克，早、晚各1次。本方主治小儿黄疸。

茵陈甘草饮

茵陈15克，丹参15克，车前子6克，甘草3克。每日1剂，水煎服，取汁80～100毫升，分3～5次口服。本方清热祛湿利胆，活血化瘀退黄。主治新生儿迁延性黄疸。

名医验方治新生儿黄疸

茵瓦退黄汤

茵陈、瓦松、穿肠草各10克，紫草5克，茜草6克。另配青矾散（青黛、明矾），随汤送服。每日1剂，水煎服，日服2次或频服。本方清热利湿，清瘀除浊，润燥退黄。主治新生儿黄疸或胆道阻塞性黄疸。

来源：本方来源于《名医治验良方》袁述章。

清热退黄汤

茵陈、金钱草、萹蓄各12克，栀子、车前子（包煎）、广郁金各9克，虎杖6克，生大黄3克（后下），生甘草4.5克。每日1剂，水煎服，日服2次或频服。同时配用西药强的松。本方清热利湿，活血利胆。主治婴儿肝炎综合征（胎黄）。

来源：本方来源于《中西医结合杂志》1986年，时毓民。

阳黄清解汤

绵茵陈10克，白英、生栀子各6克，黄柏3克，四川金钱草15克，川郁金3克。每日1剂，水煎2次，混合一起，日分2～3次温服。本方清热利湿，化瘀退黄。主治新生儿黄疸，常见于新生儿感染伴有发热及黄疸、新生儿肝炎综合征及部分新生儿阻塞性黄疸等。

来源：本方来源于《中国中医药报》王著拙。

退黄汤

茵陈15～30克，栀子6～9克，黄连3克，广郁金12～15克，豆蔻6克，香附15～30克，紫苏梗9克，金钱草30克，满天星30克，花斑竹30克。每日1剂，先将诸药用冷水适量浸泡5～10分钟后再用文火煎10分钟，取汁，水煎两次，两汁混合，视小儿年龄给药，每日服4次，4小时服1次。本方清热除湿，利胆祛痰。主治婴儿黄疸。症见全身皮肤、面目发黄，颜色鲜明或紫暗，小便深黄而短，腹部膨胀，大便秘结或溏，舌苔黄腻，质红、指纹红紫等。

来源：本方来源于《名医秘方汇萃》王静安。

茵陈丹参煎

茵陈15克，生麦芽、丹参、金钱草各9克，赤芍、穿肠草各6克，通草、黄柏各3克。每日1剂，水煎，1次15分钟，取汁90～120毫升，分3～5次服。本方退黄疸，活血凉血。主治婴幼儿黄疸。

加减：阳黄者，加血竭、青黛（包煎）各0.3～0.6克，甚者加广角（冲服）1克；阳黄者，再加入血竭、明矾（冲服）各0.3～0.6克。

验证：治疗乳儿黄疸18例，痊愈14例，好转4例，有效率100%。

其他疗法治新生儿黄疸

敷脐疗法

黄连、茵陈、云茯苓各10克，黄柏、黄芩、栀子各6克。将上述材料研成粉，用蜂蜜调成药饼，贴于脐，外用热水袋温暖脐。本方主治胎黄不退先天不足，气血两虚证。

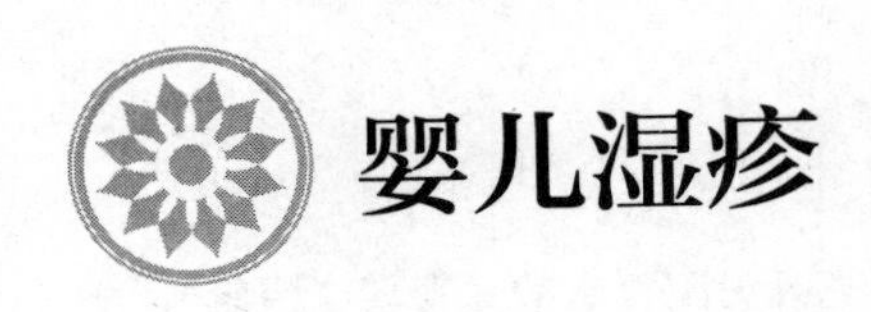

婴儿湿疹

湿疹是一种常见的由多种内外因素引起的与变态反应有密切关系的皮肤病。临床上多伴轻重不等的瘙痒，多种形态的皮肤损害，时有渗出以及反复发作的特点。小儿时期以婴儿湿疹最为常见，其次是儿童湿疹。其中包括一小部分异位性皮炎的小儿。

起病大多在生后1～3月，6个月以后逐渐减轻，1岁半以后大多数患儿逐渐自愈。一部分患儿延至幼儿或儿童期。病情轻重不一。皮疹多见于头面部，如额部、双颊、头顶部，以后逐渐蔓延至颏、颈、肩、背、臀、四肢，甚至可以泛发全身。

初起时为散发或群集小红丘疹或红斑，逐渐增多，并可见小水疱，黄白色鳞屑及痂皮，可有渗出、糜烂及继发感染。因瘙痒患儿烦躁不安，夜间哭闹，影响睡眠。由于湿疹的病变在表皮，愈后不留瘢痕。

民间偏方治婴儿湿疹

薏米红豆煎

薏米30克，赤小豆15克。将上述2味加水同煮至豆烂，酌加白糖，早晚分服。本方主治婴儿湿疹。

山楂麦芽茶

山楂、炒麦芽各10克，白糖适量。将上3味放入杯中，用沸水冲泡，代茶频饮。每日1剂。本方健胃和中，消积行瘀。用治小儿湿疹，以及小儿诸病初愈，胃肠消化力弱者。

大枣扁豆汤

大枣10枚，白扁豆30克，红糖适量。按常法煮汤服食，每日1剂。本方健脾利湿，养血润肤。适用于慢性湿疹。

黄花菜饮

鲜黄花菜根，即苜蓿菜30克。将上述材料加适量水煎去渣饮服。本方清热利湿，治湿疹。

荷叶粥

粳米30克，鲜荷叶1张。常法煮粥，待粥煮熟时，取荷叶洗净，覆盖粥上，再微煮少顷，揭去荷叶，粥成淡绿色，调匀即可。加食糖少许食用。本方主治湿疹。

黄瓜皮煎

黄瓜皮30克。将黄瓜皮加水煎沸3分钟，加糖适量，1日3次，分服。本方主治湿疹。

鱼腥草绿豆饮

绿豆30克，鱼腥草15克，白糖适量。将鱼腥草洗净，同绿豆煮熟，调入白糖。喝汤，吃绿豆，每日1剂。连服5～7剂。本方主治婴儿湿疹。

名医验方治婴儿湿疹

化疹汤

制何首乌、生薏苡仁、瓜蒌子各12克，粉萆薢6克，冬桑叶、大贝母各9克，粉丹皮、炙僵蚕、豨莶草、白鲜皮、炒赤芍各4.5克，净蝉蜕、梗通草各2.5克。将上述材料加适量水煎，去渣取汁，每日1剂，分2次温服。本方润肠通便，化湿清热。主治湿疹。

来源：本方来源于《程门雪医案》。

双花连翘汤

金银花（双花）、连翘、苍术、牛蒡子（大力子）各9克，薏苡仁12克，赤芍6克，白芷、荆芥穗各4.5克，蝉蜕、生甘草各3克。每日1剂，水煎服。主治婴儿湿疹。

验证：用此方治疗婴儿湿疹60余例，均获良好效果。

丹参茵陈煎

丹参、茵陈、败酱草各30克，苦参25克，黄柏、通草各15克。将上药水煎3次后合并药液（约200毫升），取其中100毫升分3次口服；余液外洗患部，每日2～3次，每日1剂。本方主治婴儿湿疹。

验证：用此方治疗小儿湿疹60例，均获治愈。

莲子心玄参汤

莲子心、连翘心、玄参、生地黄各6克，栀子心3克，茯苓皮、车前子、通草各9克，木通4.5克，灯心草3扎。每日1剂，水煎服，早晚分服。本方清热泻火，燥湿止痒。主治婴儿湿疹。

验证：用此方治疗婴儿湿疹38例，近期治愈31例，显效7例。

其他疗法治婴儿湿疹

贴敷疗法

绿豆粉30克，蜂蜜9克，冰片3克，醋30克。将绿豆粉用锅炒成灰黑色，同蜂蜜、冰片、醋共调和为胶状，摊油纸上，当中留孔，敷于患处。本方清热，解毒，防腐。适用于湿疹、疮疖、痈疽。

熏洗法

地肤子、蛇床子各15克，枯矾9克。每日1剂，水煎浓缩，分2次涂洗患处。主治婴儿湿疹。

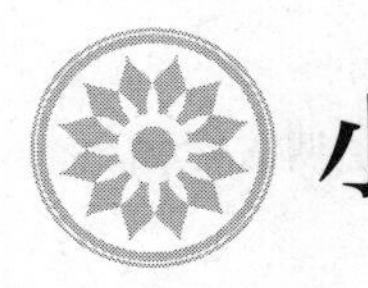

小儿痱子

痱子是夏季最常见的一种皮肤病。夏天气温高，汗液分泌多，汗液蒸发不畅，导致汗孔堵塞，阻塞的汗腺还在分泌汗液，这样淤积在表皮汗管内的汗液使汗管内压力增加，导致汗管扩张破裂，汗液外溢渗入周围组织，在皮肤下出现许多针头大小的小水疱，就形成了痱子。

孩子天性活泼好动，天天蹦蹦跳跳一刻不停，加之体内新陈代谢旺盛，非常容易出汗，汗多又没有及时擦干，造成汗孔堵塞，因此孩子特别容易发生痱子。除了手心、脚底以外都可发生痱子，常发生在头皮、前额、颈、胸、臀部、肘弯等容易出汗的摩擦部位。

民间偏方治小儿痱子

蜜糖银花露

蜜糖、金银花各50克。用砂锅加水煎金银花，煎至只剩2碗汁，放凉去渣。加蜂蜜调服，每日1次。本方清热解毒。适用于小儿夏天长暑疖、脓胞及痱子合并感染。

金银花豆米汤

金银花30克，绿豆、粳米各50克，白砂糖适量。先将金银花水煎去渣，再入绿豆、粳米煮为稀粥，加白砂糖调服。每日1剂，2次分服，连服3～5剂。本方清热，解毒，祛暑。用治暑季痱子，伴见口渴烦躁、灼热刺痒、尿赤便干等。

三豆饮

用绿豆、赤小豆、黑豆各10克，加水600毫升，小火煎熬成300毫升，连豆带汤喝下。主治小儿痱子。

枸杞叶汤

鲜枸杞叶100克，白糖适量。将鲜枸杞叶洗净，水煎取汁，调入白糖服用。每日1剂，2次分服。本方清热降火，祛风明目。用于小儿痱子之体质壮实者。

绿豆酸梅汤

绿豆200克，酸梅100克，白糖适量。将绿豆、酸梅洗净，加水煮熟，滤取汤汁，调入白糖，代茶饮用。每日1剂。本方清热解毒，祛暑生津。用于痱子。

名医验方治小儿痱子

双花鱼腥草饮

白菊花25克，金银花15克，鱼腥草70克，蜂蜜适量。先将三味中药加适量水煎，烧开5分钟；取药液待温凉后放入2匙蜂蜜搅拌均匀，分2次服用，每日早晚各1次。本方主治小儿痱子。

验证：用本方治疗患者3例，均取得良好效果。

地龙茶叶

鲜地龙50克，鲜茶叶20克，冰片5克，75%乙醇300毫升。先将鲜地龙用清水洗干净后置于乙醇中，再加入其他两药。浸泡1周后，过滤装瓶备用。用时，将少许药液倒入洗净的手心搽患处，或用消毒棉签蘸药汁搽患处均可。每日2～3次。

验证：用本方治疗小儿痱子150例，均在用药2～4次内获得治愈。

其他疗法治小儿痱子

涂擦方

十滴水或藿香正气水。先用温水洗干净患部，擦干水后，将十滴水或藿香正气水轻轻反复涂搽患处。每日1～2次。主治小儿痱子。

外洗法

取一些马齿苋，加水煮20分钟，注意水量要多，要够小儿洗澡，不要等煮好后再加水，煮好后放凉，等到适宜的温度给小儿洗澡即可，能有效地祛除痱子。

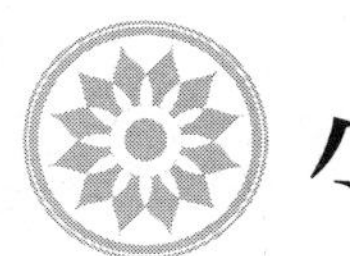

小儿夜啼

夜啼是指婴儿白日嬉笑如常能入睡，入夜则啼哭不安，或每夜定时啼哭，甚至通宵达旦，少则数日，多则经月，故又称夜啼。其原因有多种，如腹部受寒、过食炙烤之物、暴受惊恐，体质较弱及父母体质素虚等。有的因营养过剩、运动不足，有的因怕黑；而处在兴奋状态的小孩，也会常常夜啼，尤其是有神经质或腺病质的小孩，更有夜哭不停的情形发生。

中医认为小儿夜啼常因脾寒、心热、惊骇、食积而发病。

（1）脾胃虚寒，症见小儿面色青白，四肢欠温，喜伏卧，腹部发凉，弯腰蜷腿哭闹，不思饮食，大便溏薄，小便清长。舌淡苔白，脉细缓，指纹淡红。治宜温中健脾。

（2）心热受惊，症见小儿面赤唇红，烦躁不安，口鼻出气热，夜寐不安，一惊一乍，身腹俱暖，大便秘结，小便短赤。舌尖红、苔黄，脉滑数。治宜清热安神。

（3）惊骇恐惧，症见夜间啼哭，面红或泛青，心神不宁，惊惕不安，睡中易醒，梦中啼哭，声惨而紧，呈恐惧状，紧偎母怀，脉象唇舌多无异常变化。治宜镇惊安神。

（4）乳食积滞，症见夜间啼哭，厌食吐乳，嗳腐泛酸，腹痛胀满，睡卧不安，大便酸臭，舌苔厚腻，指纹紫滞。治宜消食导滞。

民间偏方治小儿夜啼

双姜粥

干姜1～3克，高良姜3～5克，粳米100g。先煎干姜、高良姜，取汁，去渣，再入粳米同煮为粥。本方对于因脾脏虚寒所致的小儿夜啼有效。

莲子甘草茶

莲子心2克，生甘草3克。开水冲泡，一日饮数次。本方适用于心火炽盛所致小儿夜啼。

黄连乳汁饮

黄连3克，乳汁100毫升，食糖15克。将黄连水煎取汁30毫升，兑入乳汁中，调入食糖。本方适用于小儿心经有热，夜啼不安。

酸枣仁汤

酸枣仁10克，白糖适量。将酸枣仁捣碎，水煎取汁，调入白糖服用。每日1剂，3次分服。本方补肝益胆，宁心安神。适用于惊骇所致的小儿夜啼。

杏仁黄芩饮

杏仁、黄芩、野菊花各5克。将上述材料加适量水煎服。本方镇惊安神。用于肺热惊啼型夜哭。症状表现为患儿面色潮红，鼻周呈青色，夜卧不安，躁动，易惊醒，哭啼不休。

淡竹叶粥

淡竹叶30克，北粳米50克，冰糖适量。将淡竹叶加水煎汤，去渣后入北粳米、冰糖，煮粥。早晚各1次，稍温顿服。本方适用于心火炽盛之夜啼。

麦冬灯心草方

麦冬8克，朱砂0.3克，灯心草0.5克。将上药盛于小碗内，加开水40毫升浸泡，待煮饭熟时，置于饭面上加蒸（或置于锅内隔水蒸）即可。每日1剂，中午及晚上睡前各服1次。本方重镇安神，养阴生津。主治小儿夜啼症。

葛根蜂蜜饮

葛根5克，蜂蜜适量。葛根研粉，开水冲泡，加入蜂蜜饮服。本方适用于小儿夜啼，有助于小儿安睡。

名医验方治小儿夜啼

蝉灯饮

蝉蜕、灯心草各3克，每日1剂，水煎，分3～4次口服，连服2～3剂。服3剂不愈者视为无效。本方尤宜于婴儿病后体弱，余热未尽，虚烦不寐，惊哭夜啼之症。

来源：本方来源于《江苏中医》1995，马仁智、马志华。

双心乳

竹心卷6克，灯心草1克，母乳100毫升。将前两味加水煎取浓汁，兑入母乳中即成。每日1剂，分3次服。本方清心泄热。用治心热所致的小儿夜啼，症见小儿夜间啼哭不安，常仰面而哭，啼声洪亮，伴见面赤唇红等。

来源：本方来源于汪中军家传方。

钩蝉芍苓汤

钩藤6～8克，蝉蜕1～3克，酒白芍、茯苓各6～10克。将上述材料加适量水煎，每日1剂，口服。本方主治小儿夜啼。

加减：舌红苔黄，指纹青紫者加麦冬3～6克；烦躁不安，指纹青紫者加百合6～10克，生地黄3～10克。

来源：本方来源于《中医研究》1992，曹春芬、洪波。

验证：临床共治疗33例。结果近期治愈30例，无效3例，远期治愈30例，3例复发。疗程最短3天，最长10天。

复方蝉衣汤

钩藤、薄荷、炒酸枣仁各4克，蝉蜕2克。将上药水煎3次后合并药液，分早、晚2次口服，每日1剂。若3剂不愈者，视为无效。本方用治小儿夜啼。

验证：用本方治疗小儿夜啼患者63例，其中，治愈者61例；好转者2例。均在服药1～3剂获效或治愈。

沙参山药煎

北沙参、麦冬、山药、蝉蜕各5克，寒水石、龙齿（先煎）、酸枣仁各6克，珍珠母10克（先煎），薄荷、生甘草各3克。每日1剂，水煎，分早、中、晚3次口服。3剂为1个疗程，直至痊愈。本方主治小儿夜啼。

验证：用此方治疗小儿夜啼患者47例，均在服药1～2个疗程后获得治愈。

其他疗法治小儿夜啼

敷脐疗法

牵牛子7粒。用时将牵牛花子研末，用温水调成糊状，睡前敷于脐上，用胶布固定，第2天早上除去，每日1次。本方主治小儿夜啼，属心脾积热者，表现为夜啼伴烦躁不安，面红，手脚心热，大便干结。

贴敷疗法

木通2.5克，生地黄4.5克，黄连、甘草、灯心草各1.5克。将上药共研细末，加白蜜滚水调和成饼。敷贴两手心劳宫上。本方清心泻火。主治小儿夜啼。

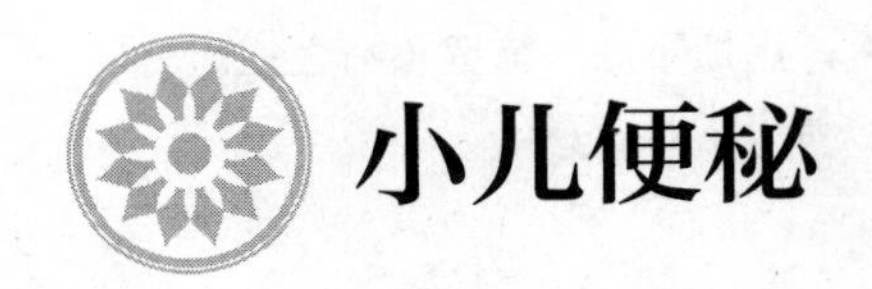

小儿便秘

便秘指大便干硬，隔时较久，有时排便困难。单纯性便秘多因结肠吸收水分、电解质增多引起。婴幼儿便秘大多是由于饮食原因导致肠道功能紊乱引起，有些孩子是由于使用过一些抗生素导致菌群失调。便秘虽不是大病，但危害却不小。便秘不仅会使有毒物质长时间滞留在体内，损害肝、肾，还可影响儿童的生长发育，导致肥胖、脂肪肝等疾患。最严重的是，长期便秘会影响孩子的智力发育。

民间偏方治小儿便秘

蜂蜜饮

蜂蜜100～150克。将蜂蜜放入炖盅内，隔水蒸15分钟，于饭前空腹时1次服下。每日3次，连续食用2～3周。本方润肺补中、滑肠通便。适宜于小儿便秘。

红杏炖雪梨

红杏10克，雪梨5个，白砂糖30～50克，清水半碗。雪梨洗净，除去心和核，与红杏、白砂糖放在半碗清水中。隔水炖1个小时，食梨、杏，饮汤。本方清热生津，润肠通便。可治疗肠燥便秘。

芝麻杏仁饮

黑芝麻10克，甜杏仁5克，冰糖适量。将黑芝麻洗净用小火烘干；甜杏仁洗净，晾干表面水分，共捣烂入大茶缸，用沸水冲泡，加入冰糖溶化即成。本方润肠通便，润肺止咳。适用于便秘。

果仁橘皮粥

甜杏仁、松子仁和芝麻各5克，鲜川橘皮10克，粳米50克，砂糖适量。将鲜橘皮切丝，甜杏仁、松子仁和芝麻捣碎与鲜橘皮丝共煎，然后去渣取汁再加入粳米煮粥，放砂糖后将少量炒熟的果仁末撒在粥上即成，适用于胸腹胀满而大便秘结的小儿便秘。

黄芪苏麻粥

黄芪10克，紫苏子50克，火麻仁50克，粳米250克。将黄芪、紫苏子、火麻仁洗净，烘干，打成细末，倒入200毫升温水，用力搅匀，待粗粒下沉时，取药汁备用。洗净粳米，以药汁煮粥。适用于小儿便秘。

蒲公英水

蒲公英30～60克，水煎3次后合并药液，浓缩至50～80毫升，每日1剂顿服。年龄小、服药困难者，可分2～3次服。药煎好后，可加适量白糖或蜂蜜调味。疗程视病情而定。本方主治小儿便秘。

胖大海饮

胖大海3枚。将胖大海放碗中，沸水约150毫升冲泡15分钟，待发大后，少量频饮。本方主治小儿便秘轻证。

名医验方治小儿便秘

银花甘草汤

金银花、野菊花、鱼腥草各15克，生甘草8克。将上药加适量水煎，每日1剂，分3～4次口服，直至痊愈止。本方用治儿童便秘。

验证：用本方治疗儿童便秘56例，均在服药后12～24小时顺利排出软便。

大黄冬藤水

忍冬藤、生大黄各8克，甘草6克。将上药加冷水150毫升，煎100毫升。1次喂服50毫升。若未见排便，再服另50毫升。本方主治小儿便秘。

验证：用本方治疗小儿便秘患者38例，其中，服药1次排出软便者19例；服药2次排出软便者17例。治程中未见不良反应发生。

生地黄白术煎

生地黄、女贞子各12克，玄参、麦冬、石斛各9克，生白术15克。将上述材料加适量水煎，去渣取汁，温服，每次10毫升，每日2次。本方主治小儿便秘虚证。

验证：用本方治疗儿童便秘88例，均获治愈。其中服药2剂治愈者35例，3剂治愈者21例，5剂治愈者22例，6剂治愈者10例。治疗过程中未见不良反应发生。

便秘验

油当归、知母、木香、泽泻各10克，槟榔、炒大黄各6克。头煎加水400毫升，二煎加水150毫升，先浸泡20分钟，急火煎沸，再文火煎15分钟，各取汁50～80毫升，混合稍煎备用。日服1剂，分5～6次服完。药量可根据患儿年龄、体质酌情增减。服药期间给清淡易消化饮食，婴儿期用乳制品喂养者应注意按比例稀释。一般两三天显效，大便正常即停药。

来源：本方来源于《四川中医》1991，12期。

验证：岳某，男。1987年4月诊。大便五日未解、烦躁、腹胀纳呆。经常大便干结、排出困难，靠服药、洗肠或肛门插入排便。后因用药无效来诊。服本方3剂而愈，嘱合理饮食。随访一年，便秘未复发。

其他疗法治小儿便秘

熏洗法

生姜、艾叶各15克，精盐20克。先将生姜、艾叶水煎10分钟，取药液1000毫升，再加入精盐，待水温时洗小腹部，每次20分钟，以皮肤发红为宜，每日2次，2日1剂。本方主治小儿习惯性便秘。

贴敷疗法

大黄5～10克，研为细末，醋调为稀糊状，置“伤湿止痛膏”中心，贴双足心涌泉，10～15小时后取下，一般用药一次即效。可清热消积，导滞通便。

小儿消化不良

消化不良是指有持续存在或反复发作的上腹痛、腹胀、早饱、嗳气、厌食、烧心、反酸、恶心呕吐等消化功能障碍症状，是小儿消化内科最常见的临床综合征。

小儿消化不良的常见症状如下。

（1）腹泻　大便一天5～10次，粪便中含少量水分及奶块，有酸臭味。

（2）小儿食量减少，腹胀，肠鸣音亢进，偶然有呕吐，但精神尚好。

（3）有时会有腹痛，好哭闹。

民间偏方治小儿消化不良

小麦粳米粥

小麦30克，粳米100克，大枣5枚。将小麦洗净后，用水煮熟，捞去小麦取汁。将淘洗干净的粳米、大枣加入小麦汁同煮为粥。本方健脾补胃，养心神，止虚汗。用于小儿消化不良的辅助治疗。

山楂麦芽汤

山楂、炒麦芽各9克。水煎服。每日1剂，分2次服。本方和中健胃，消积化滞。用于小儿消化不良。

高粱大枣散

红高粱50克，大枣10个。将大枣去核炒焦，红高粱炒黄，共研细末。小儿每次服用8克左右，吞服或米汤送服均可，1日2次。本方用于小儿消化不良。

栗子粥

栗子10枚，白糖适量。将栗子去壳取肉，捣烂如泥，加水煮成糊状，调入白糖服食。每日2剂。本方益气补脾，健胃厚肠。用治小儿消化不良、腹泻等。

小米山药粥

小米、山药各等量，白糖适量。将小米、山药研为细末，混匀，每取30～50克，加水煮糊，调入白糖哺喂，每日1～2次。本方健脾益胃。适用于小儿消化不良，腹泻。

白术饼

白术、鸡内金各30克，干姜10克，红枣250克。将鸡内金和白术焙干熟研末，干姜研成末并合枣肉捣如泥，和匀上药末作小饼，在炭火上炙干服用。本方主治小儿消化不良。

名医验方治小儿消化不良

清肠消导汤

白头翁6克，香附4克，砂仁1克，茯苓5克，苍术炭5克，山楂6克，焦神曲8克，炙甘草1克。将上述材料加适量水浓煎200毫升，每日可分多次服。本方清肠助运，消导化滞。主治小儿消化不良。

来源：本方来源于姚公树经验方。

苍术砂仁

焦苍术、砂仁各150克，炒车前子、白术、诃子各100克。将上药共研为极细末，装入瓶内备用。用时，6个月以内每次服1.0～1.5克；6个月至1岁每次服1.5～2克；1～3岁每次服2～3克，均日服3次，用淡糖盐水送服。若脱水重伴有酸中毒者，则应配合补液。本方主治小儿消化不良。

验证：用此方治疗小儿消化不良患者135例，经用药2～6天，均获治愈。

党参白术煎

党参、白术、茯苓、薏苡仁、车前子、淮山药各9克，芡实、赤石脂、苍术各6克，生甘草3克。每日1剂，水煎，分3次服。本方主治小儿消化不良。

验证：用此方治疗小儿消化不良58例，经服药3～5剂，均获痊愈。

白术车前子方

白术、车前子、诃子各适量。1岁以内白术、车前子各6克，诃子3克；1岁以上白术、车前子各10克，诃子6克。将上药水煎2次，早、晚分服，也可以放在碗里加水，做饭时放在锅里蒸。可加适量的砂糖，少量多次当水喝。本方治小儿消化不良。

验证：用上药治疗小儿消化不良20余例，均在服药1～2剂后获得痊愈。

其他疗法治小儿消化不良

敷脐疗法

苍术25克，荞麦粉60克，米醋适量。将苍术研为细末，过筛，与荞麦粉拌匀，掺入米醋适量，炒热，捏成圆形如5分硬币的药饼。将药饼敷在患儿的脐窝上，盖以纱布，用胶布固定，2～3日换药1次。本方健脾开胃，消食。适用于小儿食积，消化不良。

刮痧疗法

取背部脾俞、胃俞，胸腹部中脘、天枢、章门、气海，手部鱼际、四缝，下肢部足三里。先刮拭背部的脾俞、胃俞，以皮肤微出痧为度；然后刮拭胸腹部的中脘、天枢、章门、气海。在手部的鱼际、四缝处放痧，最后刮拭下肢部的足三里，以皮肤出现潮红为度。

小儿遗尿

遗尿是指睡觉时不随意排尿的病症，多发生于儿童。小儿遗尿3岁以下属于正常现象，及时叫他起床，及时把尿，就能控制住。因为这时的孩子控制力低又加上吸奶量大，所以很容易出现尿床现象。3岁以上的孩子如果还继续尿床，并天天晚上尿床，那就需要治疗。其发病原因有体质性与习惯性两大类。体质性有多种因素，如泌尿生殖器畸形、大脑发育不全、营养不良等原因，可导致大脑功能紊乱，或因局部性刺激，均可诱发本病。中医认为，遗尿的发生与肺、脾、肾三脏功能的失调有关，要及时治疗。

民间偏方治小儿遗尿

烤金钱橘

金钱橘49个。将金钱橘（金柑）晾49天，防止腐烂，用火烤干研成细末，即可。白开水送服，每日服2次，每次服10克，早晚分服。本方健脾散寒。适用于虚寒性小儿遗尿。

韭菜根汁

韭菜根25克。将韭菜根洗净后，放入干净纱布内绞取汁液，煮开温服。1日2次，连服10天。本方健脾提神，温中行气，壮阳。适用于小儿遗尿。

水陆二味粥

芡实50克，金樱子20克。先将金樱子煮汁100毫升，加入芡实煮粥，放入白糖适量。每日2次，温服。本方固肾缩尿。适用于小儿肾虚遗尿。

益智缩尿茶

益智仁、金樱子各6克，乌药5克。上3味加水1碗，煎成半碗即成。每日1剂，代茶徐徐服完。本方培元补肾，祛寒止尿。适用于遗尿症及肾虚尿多清长症。

韭菜根粥

鲜韭菜根250克，粳米50克，白糖适量。将鲜韭菜根洗净后，放入干净纱布中绞取汁液。先煮粳米为粥。待粥沸后，加入韭菜根汁再煮即成，加入白糖调味。温热食，每日2次，连服10日。本方补肾温中，壮阳止遗。适用于小儿遗尿及虚寒久痢。

益智散

益智9克，醋适量。醋炒益智，研细末，分3次开水冲服，连服6～7日。本方主治小儿遗尿。症见遗尿不多，但尿味腥臊，色黄，性情急躁。

核桃蜂蜜

核桃肉100克，蜂蜜15克。将核桃肉放在锅内干炒发焦，取出晾干，调蜂蜜吃。本方补肾温肺，定喘润肠。用治小儿久咳引起的遗尿气喘、面眼微肿。

名医验方治小儿遗尿

缩泉丸

山药180克，乌药180克，益智180克。上药共研细末，冷开水泛丸。每服9克（儿童酌减），日服2次，温开水送下。也可改用饮片作汤剂水煎服。本方温肾止遗，缩尿固涩。主治小儿遗尿。

来源：本方来源于宋·陈自明《校注妇人良方》。

遗尿汤

党参12克，菟丝子12克，蚕茧10个，补骨脂9克，金樱子9克，覆盆子9克，炙甘草4.5克，桑螵蛸15克，黄芪15克。将上药加适量水煎浓缩，加白糖适量，制成每剂40毫升，每日早、晚各服20毫升。本方益气补肾，固涩止遗。主治小儿遗尿。

来源：本方来源于《治验百病良方》时毓民方。

温肾固摄汤

肉桂细末1.5克，捣熟地黄15克，山茱萸10克，怀山药15克，建泽泻10克，粉丹皮10克，白茯苓10克，熟附片10克，菟丝子10克，益智10克，覆盆子15克，补骨脂10克，煅龙牡粉各15克，桑螵蛸10克。将上药用滚水泡半小时，慢火煨两小时，儿童两日1剂，分6次服完。成人一日1剂，分3次服完。亦可5剂研末制蜜丸。每次服10克，每日空腹服2次，淡盐汤送下。本方温肾固摄。主治遗尿。本病多发生于儿童，成人亦偶尔有之。或有因梦到厕所而遗尿，亦有无梦而遗尿者。

来源：本方来源于张梦侬《临证会要》。

枸杞子鸡内金

枸杞子、鸡内金、益智、补骨脂各30克，覆盆子20克，车前子、五味子各10克，菟丝子30克。将上药共研极细末，备用。3～6岁者每次服3克；7～9岁者每次服4.5克；10岁以上者每次6克。每日服3次，淡盐汤送服。7天为1个疗程，一般服1～3个疗程即可获愈。本方主治小儿遗尿症。

验证：先后治疗单纯性小儿遗尿症67例，痊愈45例，显效16例，无效6例，总有效率为91.0%。

鸡肠内金汤

新鲜鸡肠30克洗净，菟丝子、鸡内金、牡蛎各6克，五味子、熟附片各3克，黄芪10克，党参9克。每日1剂，水煎，分3次饭前服。本方主治小儿遗尿症。

验证：用此方治疗小儿遗尿症20例，均全部治愈。其中服药5剂治愈3例，8剂治愈13例，12剂治愈4例。

其他疗法治小儿遗尿

敷脐疗法

丁香、肉桂各等份。上药共研末，贮瓶备用。用时取药粉10～20克，以黄酒（或白酒）调匀后敷于脐部（范围约5厘米×5厘米），外以纱布、三角巾等固定。每日换药1次（临睡前敷药）。连用5～7天，如不再遗尿，巩固治疗3天。本方温肾止遗。主治小儿遗尿。

刮痧疗法

取腰部肾俞、膀胱俞，腹部关元、中极，前臂：神门，下肢：三阴交。先从腰部肾俞刮拭至膀胱俞，手法由轻到重，以皮肤出痧为度；从腹部的关元刮拭至中极，然后刮拭前臂的神门，最后刮拭下肢的三阴交，以皮肤出现潮红为度。

小儿惊风

惊风是小儿时期常见的一种以抽搐伴神昏为特征的病症，又称“惊厥气”，俗名“抽风”。起病急，属阳属实者，统称急惊风；元体虚，属阴属虚者，统称慢惊风，类似于现代医学的惊厥。常见于高热、中枢神经系统感染、非感染性中枢神经系统疾患、中枢神经功能异常、中毒、维生素D缺乏而引起的疾病。

急性惊风表现为高热，面红耳赤，呼吸急促，躁动不安，两目上视，牙关紧闭，脊背强直，四肢抽动，喉内痰鸣，进而神志不清，呈昏迷状；慢性惊风表现为面色苍白，神志淡漠，呈嗜睡状，两手紧握，抽动无力，有时可在沉睡中突然发病。

民间偏方治小儿惊风

全蝎蜈蚣散

全蝎3克，蜈蚣3克。上药炒枯研细末，每次0.6克，每日2次，用薄荷6克煎汤送服。治急惊风。

木芙蓉花绿茶

鲜木芙蓉花10克，绿茶1克，蜂蜜25克。木芙蓉花洗净，加适量水，煮沸5分钟后加入绿茶和蜂蜜即成。每日1剂。分3次温服。本方用于小儿惊风。

绿茶甘草饮

绿茶0.5克，僵蚕、甘草各5克，蜂蜜25克。僵蚕、甘草加水400毫升，煮沸10分钟，加入绿茶、蜂蜜，分3～4次徐徐饮下，可加开水复泡再饮，每日1剂。本方主治小儿急慢惊风。

陈皮竹萝汤

陈皮10克，萝卜50克，竹叶15克。将上述材料加适量水煎取汁，代茶饮用。每日1剂。本方健胃，消食，镇惊。用治小儿惊风。症见纳呆食少、腹胀腹痛、神志呆钝、抽搐惊厥、喉间痰鸣、呼吸气粗等。

参麦汤

沙参、石斛各15克，麦冬10克，冰糖25克。将前3味水煎取汁，加入冰糖令溶，代茶饮用。每日1剂。本方养阴息风。用治小儿惊风。症见沉睡昏迷、抽搐时轻时重、皮肤干燥、口渴烦躁等。

鱼腥草钩藤饮

鱼腥草、黄荆条各30克，钩藤10克。将上述材料加适量水煎，去渣，分数次服，每日1剂。本方主治小儿急惊风。

金银花猪胆煎

金银花9克，猪胆1.5克，甘草3克。每日1剂，水煎服。本方主治小儿惊厥。

名医验方治小儿惊风

万金散

蜈蚣1条（全者、去足，炙为末），丹砂、轻粉等份。将上药研匀，乳汁和丸如绿豆大，每岁1丸，乳汁下。本方主治小儿惊风。

来源：本方来源于《太平圣惠方》。

清宫粉

广郁金30克，黄芩30克，生栀子30克，黄连30克，寒水石30克，琥珀1.5克，玳瑁30克，朱砂1.5克，冰片9克。将上述药材共研极细面，过筛为散。1～5岁，每次服0.6～1克，每日2次。本方主治小儿热性病高热、惊厥。

来源：本方来源于《祁振华临床经验集》。

平肝熄风汤

天麻3克，钩藤6克，金银花10克，桃仁3克，炒栀子3克，天竺黄10克，僵蚕6克，全蝎3克，薄荷2.5克，地龙3克。将上述材料加适量水煎服。每日1剂，分3次服，连服3剂。本方主治小儿急惊风。

来源：本方来源于《中医临床验方集》。

化痰止抽丸

白附子3克，半夏20克，胆南星10克。将上述材料一同研为细末，用糯米粉煮粥调和成丸子，像绿豆大，每次服用3～5丸，用薄荷1.5克煎汤送下。本方主治小儿慢惊风，属阳虚者。

来源：本方来源于《简易中医疗法》。

生石膏朱砂散

生石膏50克，赭石25克，朱砂23克，巴豆霜2克。将上述材料共研细末。小于6个月的服0.2克/次；大于6个月的服0.25克/次；1～3岁0.3克/次；3～5岁0.5克/次；5～7岁1克/次。每4小时服1次，日服3次。本方主治小儿惊厥。

验证：用此方治疗婴幼儿惊厥，效果良好，最佳者服药后惊厥即止。

其他疗法治小儿惊风

敷脐疗法

芙蓉花嫩叶6片，鸡蛋1枚。把芙蓉花嫩叶切碎，和鸡蛋打匀，煎作薄饼，趁热敷患儿脐部，冷再换。本方适用于急、慢惊风。

按摩疗法

取人中、鸠尾、中脘、阴交、大椎、身柱、肝俞、肾俞、命门、合谷和涌泉等。掐按面部的人中和手部的合谷各3～10次，力度适中；按揉鸠尾、中脘、阴交各10～30次，力度轻柔平缓，以稍有酸痛为好；按压大椎、身柱、肝俞、肾俞、命门各30～50次，力度适中，以稍有胀痛为好；点按足底的涌泉30～50次，力度以有热胀感为宜。

小儿厌食

小儿厌食，主要指小儿因积食、缺钙而引起的厌食，虽然不是什么大病，但会妨碍孩子的健康成长发育。现代医学认为，引起本病的原因，一是由消化道的病变所引起，如十二指肠溃疡、胃溃疡、肝炎、慢性肠炎、泻痢或长期便秘等；二是由全身性疾病所引起，如结核病、肝功能低下、高血压、酸中毒及内分泌紊乱等。其他如过量服用金霉素、磺胺类药物，或长期的低盐饮食，也可食欲低下。另外，小儿情绪变化也是诱发厌食的因素之一。同时不良的饮食习惯，如进食不定时、饭前吃糖果、生活不规律，以及外界气候的变化，也是造成厌食的原因，必须及时治疗。

民间偏方治小儿厌食

砂仁粥

砂仁2～3克，大米50～75克。先把砂仁捣碎为细末，再将大米淘洗后，放入小锅内，加水适量，如常法煮粥，待粥将熟时，调入砂仁末，稍煮即可。每日可做早晚餐，温热服食。本方健脾胃，助消化。适用于小儿食欲缺乏，消化不良。

金橘蒸冰糖

鲜金橘10个，清水200毫升，冰糖适量。鲜金橘剖开两半，去核，放于大瓷碗中，加入冰糖和清水，上锅隔水蒸熟。分1～2次食橘喝汤。本方适用于痰湿内阻型小儿食欲减退，口吐痰涎，体倦力乏。

糖渍金橘

金橘500～700克，白糖500～600克。取新鲜金橘洗干净后，用木块把每一个金橘压扁、去核，加入白糖腌渍1昼夜，待金橘浸透糖后，稍加温水，再以小火煨熬至汁液耗干，停火晾凉，再拌入白糖，然后放入搪瓷盘中风干数日，装瓶备用。可当果脯随意食用。本方理气，化痰，开胃。适用于小儿食欲缺乏、消化不良，胸闷腹胀。

蚕豆散

蚕豆500克，红糖适量。将蚕豆用水浸泡后，去壳晒干，磨粉（或磨浆过滤后，晒干），即成。每服30～60克，加红糖适量，冲入热水调匀食。本方适用于脾胃不健、消化不良、饮食不下等所致的小儿厌食。

扁豆花汤

扁豆花15～30克，白糖适量。将扁豆花水煎取汁，调入白糖服用。每日1剂，2次分服。本方健脾和胃，消食化湿。用治脾失健运型小儿厌食症。

番茄汁

番茄数个，将番茄洗净，用开水泡过去皮、去子，用干净纱布挤汁，每次服用50～100毫升，每日2～3次，汁中不要放糖。本方健脾开胃，治小儿厌食。

扁豆苡米粥

扁豆20克，怀山药15克，薏苡仁10克。将扁豆、怀山药、薏苡仁等洗净一起放入砂锅，加水煮沸，文火煮成粥。每日服一次，连服5～7天。本方和中健脾，消暑化温。适用于小儿厌食。

名医验方治小儿厌食

运脾开胃汤

山药15克，扁豆15克，苍术6克，甘松2～3克（或砂仁4克），炒麦芽10克，炒山楂6～10克，鸡内金5克，稻香陈4克，余甘果3～5枚。将上述材料加适量水煎服。本方平补脾胃，助运导滞。主治小儿厌食或消化不良症。见食不贪、不思纳食、或偏食择食、或食后胀饱、消化迟缓、苔多白腻等。病久可兼见面色少华，形体消瘦，倦怠神疲。

来源：本方来源于唐江山经验方。

消积散

焦神曲4.5克，焦山楂4.5克，焦麦芽4.5克，鸡内金1.5克，枳壳3克。将上药共研细末，每日1剂，包煎，加水500毫升，煎至100毫升，分3次服。病情严重者，用量可加倍。本方消食导滞。主治饮食失调，喂养不当，影响受纳运化的小儿厌食。

来源：本方来源于舒鸿年方。

理脾化滞汤

茯苓10克，藿香10克，木香3克，川厚朴3克，川黄连3克，砂仁3克，焦曲10克，鸡内金3克，栀子6克，焦谷芽10克，稻芽10克。将上述材料加适量水煎服，每日1剂，日服3次。本方清热化滞，理脾助运。主治脾胃不和之小儿厌食。

来源：本方来源于梁宗翰经验方。

麦芽内金散

炒麦芽、茯苓、太子参各100克，芡实150克，豆蔻25克，陈皮、神曲、鸡内金各50克。上药共研为细末，每次10克（约1匙），放入适量粳、糯米粉中，煮熟成糊状内服，每日2次。本方治小儿厌食。

验证：用本方治疗患者60例，其中治愈14例，显效28例，有效16例，无效2例，总有效率为96.7%。

砂仁甘草煎

砂仁、人参、莲子、扁豆、陈皮、茯苓、山药、白术、鸡内金、牡蛎各10克，甘草5克。将上药加适量水煎，每日1剂，连服1个月为1个疗程。本方主治小儿厌食。

验证：用本方治疗患者30例，其中显效16例，有效10例，无效4例，总有效率为86.7%。

其他疗法治小儿厌食

敷脐疗法

山楂6克，陈皮5克，白术4克，共研细粉，米汤调糊，敷于脐窝，盖上纱布，外用胶布固定。每日换药1～2次，3～5日为1个疗程。本方治疗小儿厌食。

贴敷疗法

吴茱萸、白胡椒、白矾各等份。上药共研细末，贮瓶备用。用时取上药粉20克，用陈醋调和成软膏状，敷于两足心涌泉上，外用纱布包扎固定。每日换药1次。本方温中散寒，清热燥湿。用治小儿厌食。

小儿腹泻

小儿腹泻又称小儿肠炎或消化不良，以腹泻为主要表现，腹泻原因很多，如能确定其病因为某种特异性细菌或病毒，可称之为该细菌性或病毒性肠炎，如病原微生物不能确定，或由其他原因引起者，统称小儿腹泻，本病多见于夏秋季节。

中医认为，本病多为脾胃亏虚、邪毒侵袭所为，当以健脾养胃、清热解毒为治。

民间偏方治小儿腹泻

大枣木香汤

大枣20枚，木香6克。大枣去核，置锅中。加适量水，用文火先煮1小时，加入木香后再煮片刻，去渣即成。温服。每日2次。本方健脾和胃，燥湿止泻。适用于小儿腹泻。

山药方

山药适量，研为极细末，取粉末5～10克，加水适量调匀，加温后熬成稀粥，于喂奶前或者饭前口服，每日早、中、晚各1次。本方主治小儿秋季腹泻。

麻黄前胡煎

麻黄2～4克，前胡4～8克。将上述材料加适量水煎成300毫升左右，稍加白糖。频频口服，每日1剂。本方主治小儿腹泻。

地榆白及汤

地榆、白及各30克。将上药加水500毫升，浓煎至200毫升。每天早、晚各服1次，每次50毫升，服用时可加少许食糖，一般可连服2～4次。本方主治婴幼儿腹泻。

明矾大蒜汁

大蒜2瓣，明矾0.2克。将大蒜瓣切成细丝，捣汁去渣；将明矾研成细末，拌入大蒜汁中即可。1次吞服，每日1次，可连服3～5日。本方解毒涩肠止泻。适用于婴儿腹泻。

糯米固肠汤

糯米30克，山药15克，胡椒粉、白糖各适量。将糯米略炒与山药一起下锅，加适量水，置火上煮粥，待熟后加胡椒粉及白糖适量调味即可。饮服。每日2次。本方健脾暖胃，温中止泻。适用于小儿脾胃虚寒泄泻。

糯米车前叶粥

鲜车前叶10～15克，糯米50克。将鲜车前叶洗净，切碎，煮汁后去渣，然后加入糯米煮成粥。每日2～3次，6～7日为1个疗程。本方清热利尿。适用于小儿急性腹泻及小便不通等症。

名医验方治小儿腹泻

人参砂仁饮

人参、白术、茯苓、山药、炙甘草各60克，炒扁豆45克，莲子、薏苡仁、桔梗、砂仁各30克。将上药共研为细末，每次6克，枣汤调服，小儿按岁数加减，每日1～2次。本方健脾益气，助运止泻。主治小儿腹泻脾胃虚弱证。

来源：本方来源于《太平惠民和剂局方》。

山药滑石方

山药、滑石、白术、车前子、神曲各10克，蚕沙5克，葛根6克，伏龙肝15克。每日1剂，水煎服。本方健脾化湿，升清降浊。主治小儿腹泻。

来源：本方来源于仇新印经验方。

茯苓白芷散

茯苓120克，肉桂9克，猪苓、泽泻、厚朴、苍术、陈皮各60克，藿香、紫苏叶、白芷各60克。将上药共研为末备用。6个月以内0.5～1.5克；6个月至1岁，每次1.5～3克；1岁以后每加1岁剂量增加1.5～3克。每次加水40～100毫升，浸泡1～2分钟，煎1～2分钟，去渣温服。每日2次，3日为1个疗程。本方治风寒型小儿腹泻。

验证：治疗患者97例，好转47例，有效40例，无效10例，总有效率为89.7%。

莲子肉山楂肉煎

莲子肉15克，山楂肉10克，诃子7.5克，乌梅肉3克，大枣肉20克。上药为1周岁的小儿量，每日1剂，水煎分3次服。本方主治婴幼儿迁延型腹泻。

加减：根据患儿年龄大小，药量可酌情加减。如服3～5剂之后，腹泻减轻或大便初见成形，可将本方中药按比例研成细末，改作散剂服之。

验证：用此方曾治疗62例婴幼儿迁延型腹泻（均属单纯消化不良，病程超过一个月），痊愈42例，好转16例，无效4例，有效率为93.5%。其中服药最少者3剂，最多20剂。

苍术茯苓煎

苍术、茯苓各30克，薏苡仁、厚朴、半夏、藿香各20克，胡黄连、木香各10克，陈皮15克，白糖适量。水煎浓缩至500毫升。1岁以内，每次5～10毫升；1～3岁，每次10～15毫升，均日服3次。本方主治婴幼儿秋季腹泻。

验证：用此方治疗婴幼儿秋季腹泻15例，均获良效。

其他疗法治小儿腹泻

敷脐疗法

使君子20克，云南白药0.5～1克。用白酒或60%乙醇将上药调成糊状，敷于脐窝部，用纱布包扎固定，然后将热水袋热置于脐部热敷10～20分钟（为防止烫伤脐部可垫毛巾）。每隔4～6分钟将脐部药物加酒湿润，1～2日换药1次，连用2～3次，其他对症处理。本方主治小儿腹泻。

泡脚疗法

鲜艾叶50克，白胡椒、透骨草各25克。将上药择净，加水500～1000毫升，水煎10～15分钟后去渣取汁，将药汁倒入盆中，以不烫为度，将患儿双足置入浸洗10～15分钟。每日3次，每剂可煎3次，连续1～4天。本方健脾温中。适用于小儿消化不良性腹泻。

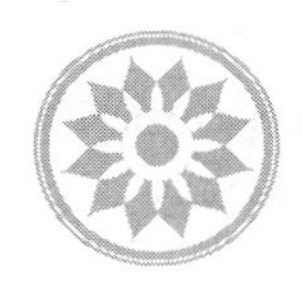

小儿感冒

感冒是一种最常见的疾病，尤其是小儿，在气候剧变时，小儿容易受风寒邪气而发病，即伤风。因感冒主要表现为发热、畏寒、咳嗽等呼吸道症状，现代医学称为上呼吸道感染。如果不及时治疗或治疗不当可引起许多其他疾病，必须引起家长的重视。

小儿因发育不成熟，体质娇嫩，阴气不充，阳气未盛，机体调节功能、抵抗外邪的能力低下，所以很容易感受风寒邪气而发病。

民间偏方治小儿感冒

姜糖水

生姜15～30克，红糖20克。将生姜洗净，切作片，捣烂，入红糖水煎。趁热饮用，每次服50～100毫升。服后盖被见微汗。本方散寒祛风。用治小儿风寒感冒之畏寒、头痛、鼻塞、流清涕。

番茄西瓜茶

番茄（西红柿）、西瓜肉各250克。将番茄洗净，共绞取汁液，混匀，代茶饮用。每日1剂。本方清热利湿，解暑除烦。适用于小儿暑热感冒。症见高热无汗、头痛、鼻塞流涕、身重困倦、胸闷泛恶、食欲缺乏或伴呕吐、腹泻等。

芫荽汤

芫荽（香菜）30克，饴糖30克，大米100克。先将大米洗净，加水煮汤，取大米汤三汤匙与芫荽、饴糖搅拌后蒸10分钟，趁热一次服，注意避风寒。本方发汗透表，治伤风感冒引起的咳嗽。

葱白豆豉汤

淡豆豉9克，葱白5个。将以上两味水煎后，趁热服下。本方发散风热，解表，和胃。用于治疗小儿夏日感冒。

萝卜橄榄煎

生白萝卜250克，鲜橄榄3克。生白萝卜洗净，切片，鲜与橄榄共水煎，去渣。代茶饮。本方清热解毒。用治小儿流行性感冒。

薄荷芦根饮

芦根30厘米，薄荷25克，将上述材料加适量水煎饮用。每日1剂。本方主治小儿风热感冒。

葱白方

葱白10克，豆豉15克，生姜3片。将上述材料加适量水煎热服，取微微汗出即可。本方主治小儿风寒感冒。

名医验方治小儿感冒

热毒清

金银花20克，大青叶20克，荆芥12克，薄荷12克，桔梗12克，藿香12克，神曲12克，蝉蜕12克，芦根30克，甘草9克。将上药制成糖浆180毫升，分2～3次服完，至体温恢复正常不再反跳停药。高热患儿药后体温不减者，剂量增加1/3～1/2，至体温下降再恢复原剂量。本方宣肺解表，清热解毒，祛风解痉，健脾化湿，消热生津。主治小儿上呼吸道感染，流行性感冒。

来源：本方来源于广州第一军医大学祝江迁。

神解散

僵蚕15克，蝉蜕5克，金银花15克，黄芩6克，黄连6克，黄柏6克，桔梗6克，车前子10克，木通5克，生地黄6克，神曲10克。以上为7～12岁儿童剂量，学龄前期的病儿用上量的2/3～3/4，幼儿期的病儿用上量的1/3～1/2。每日1剂，水煎，分4～5次服。服药时可兑入白糖调味。体温降至正常后，需继服1周。本方主治小儿感冒。

来源：本方来源于《中医秘方大全》。

清热饮

青黛3克，天竺黄6克，藿香9克，寒水石12克。将上述材料加适量水煎服，1日1剂。本方主治小儿感冒发热，以及原因不明的发热。

加减：咳嗽者加乌梅9克；久热者加生地黄9克，地骨皮9克。

来源：本方来源于王鹏飞主任医师。

银菊解毒汤

金银花9克，菊花9克，薄荷3克，荆芥6克，羌活6克，黄芩6克，连翘9我，栀子6克，板蓝根9克，蒲公英9克，甘草3克。将上述材料加适量水煎服，1日1剂。本方疏风宣肺，清热解毒。主治小儿流行性感冒。

来源：本方来源于王伯岳经验方。

其他疗法治小儿感冒

贴敷疗法

吴茱萸、明矾各6克。将上述2味研为细末，以鸡蛋清调匀成膏状，备用。取药膏敷于两足心（涌泉）或手心（劳宫），外以纱布包扎固定。每日换药1次。本方散邪逐热。主治小儿感冒。

擦洗方

大葱、香油各适量。葱叶切断，取葱管中滴出之涎液，再滴入数滴香油，搅匀。用手指蘸油摩擦患儿手足心、头面及后背等处，每日多次。注意勿着凉。本方降温退热，解毒凉肌。用治风热感冒。

小儿咳嗽

小儿咳嗽是一种防御性反射运动，可以阻止异物吸入，防止支气管分泌物积聚，清除分泌物避免呼吸道继发感染。任何病因引起呼吸道急、慢性炎症均可引起咳嗽。根据病程可分为急性咳嗽、亚急性咳嗽和慢性咳嗽。

（1）急性咳嗽　是指病程小于2周，多见于上呼吸道或者下呼吸道感染以及哮喘急性发作。

（2）亚急性咳嗽　是指病程大于2周而小于4周，除呼吸道感染外，可见于细菌性鼻窦炎和哮喘。

（3）慢性咳嗽　咳嗽症状持续>4周称为慢性咳嗽。

民间偏方治小儿咳嗽

果仁瓜子饮

白果6个，冬瓜子30克，杏仁10克，冰糖适量。白果、冬瓜子、杏仁以水煮熟后，去渣，加入冰糖调匀饮用，1日3次，每次1小杯。本方清肺化痰平喘。适用于肺热咳嗽、喉中痰鸣、发热汗出等。

萝卜蜂蜜饮

白萝卜5片，生姜3片，大枣3枚，蜂蜜30克。将白萝卜、生姜、大枣加水适量煮沸约30分钟，去渣，加蜂蜜，再煮沸即可。每日1～2次。本方主治小儿咳嗽。

百合蜜

百合60克，蜂蜜30克。将百合洗净晾干，与蜂蜜拌匀，入锅隔水蒸熟。此蜜制百合可作点心让小儿吃。本方主治小儿咳嗽。

荸荠百合羹

荸荠（马蹄）30克，百合1克，雪梨1个，冰糖适量。将荸荠洗净去皮捣烂，雪梨洗净连皮切碎去核，百合洗净后，三者混合加水煎煮，后加适量冰糖煮至熟烂汤稠。温热食用。本方主治小儿痰热咳嗽。

川贝母蒸梨

雪梨或鸭梨一个，川贝母6克，冰糖20克。将雪梨或鸭梨于柄部切开，挖空去核，将川贝母研成粉末后。装入雪梨内，用牙签将柄部复原固定。放大碗中加入冰糖，加少量水，隔水蒸半小时。将蒸透的梨和其中的川贝母一起食入。本方主治小儿久咳不愈。

蒜汁蜂蜜

大蒜20克，蜂蜜15克。将大蒜去皮捣烂，用1杯开水浸泡，晾冷后再隔水蒸20分钟。取汁调蜂蜜饮。本方止咳祛痰。治疗小儿久咳不愈。

藕汁蜜糖露

鲜藕汁250克，蜂蜜50克。将适量鲜藕洗净，捣烂榨汁，加蜂蜜调匀。分5次服，连用数日。本方清热润燥，凉血，止咳祛痰。用治小儿肺热咳嗽，咽干咽痛，血热鼻衄。

名医验方治小儿咳嗽

解痉止咳汤

紫菀、杏仁、百部、半夏各10克，赭石（先煎）30克，橘红6克，蜈蚣、甘草各3克。将上述材料加适量水煎服，每日1剂。本方肃肺化痰，平肝降浊，疏风解痉，止咳。适用于百日咳。

加减：痰多气逆，加葶苈子10克，制枇杷叶10克（包）；痰黏咳吐不爽，加麦冬10克，制胆星6克；目赤、鼻衄、咯血，加白茅根12克，侧柏叶10克。

来源：本方来源于王玉玲医师方。

牛蒡银花汤

牛蒡子、七叶一枝花、金银花、鱼腥草各10克，桔梗、白前、紫菀、炙枇杷叶、射干、木蝴蝶、甘草各4克，陈皮、蒸百部各6克。每日1剂，水煎服。本方清热止咳化痰。治疗小儿咳嗽。

来源：本方来源于胡斌等经验方。

儿咳清肺饮

鲜芦根90克，生石膏、车前子、净枇杷叶各30克，桔梗、生甘草、光杏仁、制天蝎、净连翘、浙贝母、陈皮各10克。将上药煎煮并浓缩至250毫升（瓶）备用。日服3次。本方主治小儿外感咳嗽。

来源：本方来源于褚东宁名中医。

杏仁蝉蜕煎

杏仁、蝉蜕、僵蚕各6克，前胡、桑白皮、冬桑叶、广地龙各10克，川贝母5克，桔梗、远志各3克。将上述材料加适量水煎，分2次温服。随证加减。本方治小儿咳嗽变异性哮喘。

验证：治疗患者56例，其中显效20例，有效30例，无效6例，总有效率为89.3%。

槟榔双子方

槟榔、牵牛子、紫苏子各适量。将上药浓煎，取汁100毫升，分2次于晚上6时及10时口服。本方治小儿咳喘。

验证：用本方治疗患者30例，全部获得痊愈。

其他疗法治小儿咳嗽

贴敷疗法

黄芩、黄连各12克，大黄6克。将上述材料一同研为细末，调白酒敷贴胸部。本方主治小儿咳嗽。

敷脐疗法

黄芩20克，鱼腥草15克，青黛10克，丹参10克。上述材料共为细末装瓶备用。常规消毒脐，每次取药末5～10克，用适量蜂蜜调和均匀如膏状敷于脐上，纱布覆盖，胶布固定。两天换药一次。伴高热者配合退热散外敷涌泉。一般1～3次即可治愈。主治小儿热咳。

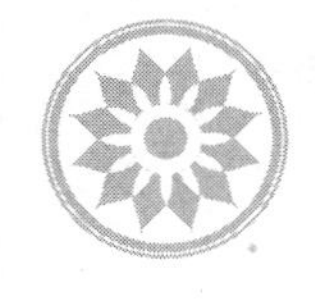

小儿流涎

流涎症俗称流口水，中医学称为“滞颐”。流口水不是一种病，而是婴儿常见的一种现象。多见于溃疡性口内炎、汞中毒或出牙，另外婴幼儿精神幼稚者唾液常流向外方，此并非唾液分泌过多，实因闭口不全所致。阵发性多涎可能为癫痫阵发的另一种表现。流口水虽非一种病症，但长期多量唾液外流，会诱发局部湿疹，给患儿增添一定痛苦，应积极采取必要的治疗措施。

民间偏方治小儿流涎

大枣陈皮竹叶汤

大枣5枚，陈皮5克，竹叶5克。将大枣、陈皮、竹叶水煎。每日1剂，分2次饮服，连服3～5剂。本方健脾益气，止涎。适用于小儿流涎。

白术糖

生白术30～60克，绵白糖50～100克。先将生白术晒干后，研为细粉，过筛；再把白术粉同绵白糖和匀，加水适量，调拌成糊状，放入碗内，隔水蒸或置饭锅上蒸熟即可。每日服10～15克，分作2～3次，温热时嚼服，连服7～10天。本方健脾摄涎。适用于小儿流涎。

姜糖神曲茶

生姜2片，神曲半块，食糖适量。上3味同放罐内，加水稍煮即成。代茶随量饮。本方健脾温中，止涎。适用于小儿流涎。

杭菊花汁

杭菊花10克，蜂蜜适量。将杭菊花煎汁，加蜂蜜适量。每日分2次口服，连服5～7天。本方清热平肝。适用于小儿多涎。

吴茱萸梨汤

吴茱萸3克，梨1个。将上述材料加适量水煎服，每日1剂，3次分服，连服7～10天。本方温中健脾。适用于小儿流涎证属脾胃虚寒者，伴四肢不温，唇舌色淡。

滑石白糖

滑石、白糖各1份。将上述2味药混合，每服3～5克，开水调服。本方治小儿流涎，无休止时，甚则7～8岁不愈者。

白术山豆根汤

山豆根6克，白术10克，蜂蜜适量。将前两味药水煎取汁，兑入蜂蜜饮用。每日1剂，分3～4次服，连服1周。本方清热运脾。适用于小儿流涎证属脾胃积热者，伴有口舌疼痛，口腔黏膜溃烂，大便干，舌红。

名医验方治小儿流涎

鸡内金白术煎

鸡内金、生黄芪各10克，益智、白术各8克。将上药加适量水煎，每日1剂，分3次口服，4剂为1个疗程。本方主治小儿流涎。

验证：用本方治疗小儿口角流涎患者95例，均获痊愈。其中，1个疗程治愈者39例；2个疗程治愈者46例；3个疗程治愈者10例。随访未见复发。

益智粥

益智30～50克，白茯苓30～50克，大米30～50克。先把益智同白茯苓烘干后，一并放入碾槽内研为细末；将大米淘净后煮成稀薄粥，待粥将熟时，每次调入药粉3～5克，稍煮即可；也可用米汤调药粉3～5克稍煮。每日早晚2次，每次趁热服食，连用5～7天。本方益脾，暖肾，固气。适用于小儿遗尿，也可用于小儿流涎。

来源：本方来源于《补要袖珍小儿方论》。

摄涎饼

炒白术20～30克，益智20～30克，鲜生姜50克，白糖50克，白面粉适量。先把炒白术和益智一同放入碾槽内，研成细末；把生姜洗净后捣烂绞汁；再把药末同白面粉、白糖和匀，加入姜汁和清水和匀，做成小饼15～20块，放入锅内，如常法烙熟，备用。早晚2次，每次1块，嚼食，连用7～10天。本方健脾摄涎。适用于小儿口角流涎。

来源：本方来源于《中医药膳与食疗》。

注意：小儿口腔溃疡、小儿口疮所致的流涎忌服本方。

橘子皮蜂蜜膏

橘子皮100克，干姜5克，益智30克，甘草15克，蜂蜜500毫升。将橘子皮、干姜、益智、甘草共放锅内，加清水500毫升煮取150毫升，用纱布滤去渣滓，倒入蜂蜜，再用文火熬炼成膏状，取出候凉，瓶装备用。1～2岁者每次10克，3～5岁者每次15克，6岁以上者每次20克，放口内含化或用温水冲服。每日2～3次，疗程不限。本方适用于小儿脾胃虚寒流涎。

验证：民间验方，临床上对于小儿脾胃虚寒所导致的流涎有很好的效果。

其他疗法治小儿流涎

贴敷疗法

吴茱萸3份，胆南星1份。上药共研细末。临睡前先洗净脚揩干，取上药15克，用陈米醋调成黏厚糊状饼，敷贴涌泉，男左女右，外用纱布包扎。每次敷贴12小时，一般3～4次即可。

敷脐疗法

焦栀子20克，糯米5克，共研为细末，开水调成稠膏，敷脐，外盖纱布，胶布固定。药干再滴水，使之湿润。1～2天换药1次。本方主治小儿流涎。

流行性腮腺炎

流行性腮腺炎俗称“痄腮”，是腮腺炎病毒引起的急性呼吸道传染病。主要通过空气飞沫传播，唾液及污染的衣物亦可传染。易感人群为儿童及青少年。全年均可发病，冬、春季为流行高峰。患儿可先有发热、倦怠、肌肉酸痛及结膜炎、咽炎症状，1～2天内出现耳下疼痛，继之腮腺肿大。通常先起于一侧，1～2天后波及对侧。肿胀部位以耳垂为中心，边缘不太清楚，有轻度压痛，张口进食时疼痛加剧。颊内侧腮腺导管口有时可见红肿。腮腺肿4～7天后开始逐渐消退，全病程7～12天。部分患儿仅有颌下腺、舌下腺肿大而无腮腺肿大；部分患儿可并发脑膜炎、胰腺炎、睾丸炎和心肌炎而出现相应症状。

本病中医诊断为"痄腮"，又称"蛤蟆瘟""鸬鹚瘟"。多因外感风温病毒，壅阻少阳经脉，郁而不散，结于腮部所致。

民间偏方治流行性腮腺炎

苍耳子方

苍耳子适量，加水煎服，每天4次，连服3天。新生儿每天3克，1～2岁4.5克，以后每增加2岁增加4.5克，14岁以上30～45克。本方主治腮腺炎。

金银花煎

金银花60克，蒲公英30克，玄参15克，甘草6克。将上述材料加适量水煎服。每日1剂。本方主治流行性腮腺炎。

银花茶

金银花15克，糖少许。金银花煎水，加糖饮用。本方散风清热，解毒消肿。主治流行性腮腺炎初起，腮部红肿，压痛明显者。

绿豆菜心汤

绿豆50克，白菜心2～3个，盐或冰糖少许。绿豆洗净，入锅煮至将熟时，放入白菜心，再煮20分钟，加入盐或冰糖少许调味。取汁服，每日1～2次，连服4日。本方清热解毒，消肿止痛。主治小儿流行性腮腺炎，腮部肿痛，皮肤色红，压痛者。

绿豆黄豆汤

绿豆100克，黄豆50克，白糖30克。将绿豆、黄豆加水适量，煮至烂熟，加入白糖搅匀。本方适用于流行性腮腺炎。

浮萍散

浮萍100克，葱白2～3根。葱白煎汤，备用。将浮萍研成细末，每服3克，每日2次，以葱白汤冲服。本方疏风消肿。用治流行性腮腺炎。

清热消肿方

大青叶20克，野菊花12克。将上述材料加水1碗半煎至1碗，加入适量红糖粉以调味。须分两次微温服，一般日服1剂，如有发热，局部肿痛较剧，可日服两剂，连服

2～3天。本方主治流行性腮腺炎。

名医验方治流行性腮腺炎

六味消毒饮

板蓝根15克，忍冬藤15克，夏枯草10克，僵蚕10克，赤芍10克，连翘10克。将上述材料加适量水煎服，每日1剂，日服2次。本方清热解毒，疏风消肿。主治流行性腮腺炎。

来源：本方来源于郑则敏方。

清热解毒饮

金银花15克，野菊花15克，牛蒡子10克，紫背天葵子5克，生甘草3克，柴胡10克，马勃4克，玄参10克，黄芩10克，升麻3克，薄荷3克，连翘10克。将上述材料加适量水煎服，每日1剂，日服3次。本方清热解毒，消肿散结。主治流行性腮腺炎。

来源：本方来源于王秋侠经验方。

芥防二连汤

芥穗8克，防风8克，川黄连8克，连翘8克，昆布10克，海藻10克，赤芍10克，玄参10克，紫花地丁8克，官桂6克，土茯苓10克，牛蒡子8克，忍冬藤15克。将上述材料加适量水煎，每日1剂，日服4次。本方疏风清热，解毒软坚，消肿止痛。主治热毒蕴结型流行性腮腺炎。

来源：本方来源于《医门新录》。

银花凉茶

鲜金银花50～100克（干品30～50克）。将鲜金银花或干金银花稍加浸洗后，放入搪瓷杯内，加水适量煎汤，煎沸后，再稍煎3～5分钟，然后去滓取汤约250克，待凉或放入冰箱内冷藏。以上为1日量，做冷饮或凉茶，分作2～3次饮用，连服3～5天。本方清热解毒。适用于小儿腮腺炎，也可用于防治小儿痱疖。

来源：本方来源于《常用中草药手册》。

其他疗法治流行性腮腺炎

外敷疗法

鲜蒲公英20克，鸡蛋清1枚，白糖少许。鲜蒲公英捣烂后加鸡蛋清和白糖，调成糊状外敷患处。每日1次，7日为1个疗程。本方适用于流行性腮腺炎，腮腺肿痛。

贴敷疗法

取鲜仙人掌1块，去刺，剖开，以剖开后的内质面贴敷于患处，仙人掌应稍大于患面，以绷带或膏布固定之，贴药1小时取下。1天2次，第2次使用时须将剖面以刀稍削之再贴。第2天另觅鲜品，3日为1个疗程。本方清热解毒，消肿。适用于痄腮初、中期。

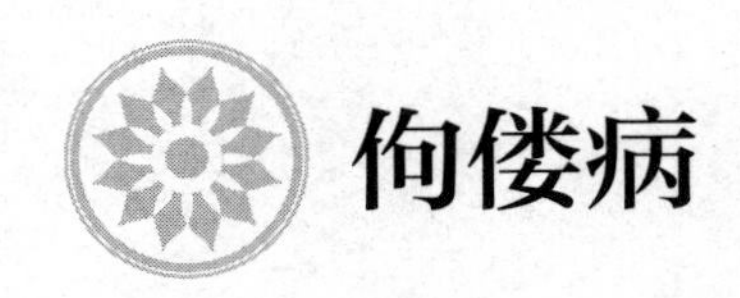

佝偻病

佝偻病是婴幼儿时期常见的一种慢性营养缺乏症。主要由于体内缺乏维生素D，导致钙磷代谢失调，钙盐不能沉着于骨所引起的。

其症状为多汗、夜惊、烦躁、尿黄，体征可见面色萎黄、发稀枕秃。前囟增大，乒乓头。它属于中医学“五迟”“五软”“鸡胸”“龟背”“解颅”等范畴。认为是脾肾二脏不足：肾为先天之本，肾主骨，骨生髓；脾为后天之源，主运化，主肌腠。骨质不坚，肌肉松软而为病。

民间偏方治佝偻病

人参核桃饮

人参3克，核桃肉3个。将人参切片；每个核桃肉掰成两块，放入锅内，加水适量。将锅置武火上烧沸后用文火熬煮1小时即成。当茶饮，每日1剂。本方补肾益气。适用于佝偻病，症见面色少华、多汗易惊、夜寐不宁、烦躁多啼、肌肉松弛、食欲缺乏等。

胎盘鱼骨粉

胎盘粉5克，醋炒鱼骨25克，炒鸡蛋壳10克，白糖15克。一起研成细末，装瓶备用，每次0.5克，每日3次，经常服用。本方补血益肾。适用于佝偻病骨骼畸形，倦怠无力。

焦碧桃大枣饮

碧桃干30克，大枣30克。将碧桃干炒至外表开始变焦，立即加水，再加大枣同煎。每晚睡前服1次。本方健脾益气，敛汗养心。适用于佝偻病，症见汗多、神疲、夜寐不安等症。

黄豆小鱼散

炸熟黄豆、油炸小鱼各500克，芝麻酱250克。将前2味研为极细末，加入芝麻酱，调匀备用。每次服1汤匙，每日3次，用开水冲服。本方健脾和胃，补益肝肾。适用于小儿佝偻病。

蜜饯黄精

干黄精100克，蜂蜜200克。干黄精洗净放在锅内，加水浸泡透发，再以小火煎煮至熟烂，液干，加入蜂蜜煮沸，调匀即成。待冷，装瓶备用。每次1汤匙。本方补益精气，强筋壮骨。用治小儿下肢痿软无力。

芡实核桃粉粥

芡实粉30克，核桃肉（打碎）15克，红枣（去核）7枚，白糖适量。将芡实粉用凉开水打糊，放入滚开水中搅拌，再入核桃肉、红枣煮熟成粥糊，加白糖调味。每日1次，宜常吃。本方补肾敛汗、养心安神。适用于佝偻病，症见肌肉松弛、头颅骨软、囟门迟闭而大、面白多汗、神疲易惊、头发稀等。

生板栗白糖饼

生板栗500克，白糖250克。先将生板栗加水煮半小时，待凉，剥去皮，放在碗内再蒸40分钟，趁热用刀将板栗压挤成碎泥，加入白糖搅匀，再把栗泥制成饼状，摆在盘中即成色味俱佳的食品，可供患儿经常食用。本方能有效预防小儿佝偻病。

名医验方治佝偻病

佝偻糖浆

黄芪、菟丝子、白术各10克。此为1天剂量。将上述材料加适量水煎成200毫升药液，装入瓶中备用。每日3次，每次10毫升，每周服1瓶，全程2个月。服药期间停用维生素D制剂。本方主治小儿佝偻病。

来源：本方来源于《上海中医杂志》。

海螺壮骨散

苍术9克，海螺壳、龙骨各30克，五味子3克。将上述材料一同研为细末，每次1.5克，1日3次。本方主治小儿佝偻病。

来源：本方来源于《中医儿科临床手册》。

山药牡蛎煎

怀山药、牡蛎、生龟甲、黑芝麻各15克，怀牛膝、熟地黄、茯苓各9克，制何首乌12克，山茱萸、生白术、西党参、全当归各6克，益智3克，大红枣3枚。水煎服，或将药研成细末，和匀，每日早晨、晚上用开水冲调4.5克。同时用炙黄芪9克、大红枣5枚浓煎，连汤带枣1次服完，每日1次。本方适用于小儿佝偻病。

来源：本方来源于《中医临证摄要》。

蛤壳双甲丸

蛤壳、炮穿山甲片、炮鳖甲片各等份，蜂蜜适量。将上述前3味各研极细末，炼蜜为丸，以米汤送服。每次服10克（小儿减半），每日2次。本方治小儿佝偻病或因缺钙而痉挛抽搐。

来源：本方来源于杜氏祖传方。

菟丝子黄芪煎

菟丝子、黄芪、党参各15克，牡蛎、龙骨、麦芽、苍术、生甘草各6克。此方为1剂量。可将本方5剂制成糖浆150毫升备用。用时，3个月以内者每次服6毫升；4～18

个月者每次服10毫升；19个月以上者每次服15毫升。每日3次。3周为1个疗程。本方主治小儿佝偻病。

验证：用此方治疗小儿佝偻病患者45例，经用药1～3个疗程后，治愈40例，显效5例，有效率为100%。

其他疗法治佝偻病

按摩疗法

取脾俞、胃俞、肾俞、百会、华佗夹脊、足三里、太渊、曲池、四缝、肩井、委中、解溪、仆参、涌泉等。按揉十指螺纹面各100次左右；用拇指桡侧面或示（食）、中指面自太渊向肘推至曲池300次；用拇指指甲掐揉四缝各50～100次；左手托住患儿一肘部，右手握住其拇指、示（食）指，分别按掐患儿腕部桡骨、尺骨头前凹陷处，并同时摇动肘关节30～50次；以一手掌面顺时针摩腹10～20分钟；以拇指指端按揉脾俞、胃俞、肾俞各100次；以一手掌根擦腰骶部至热，可先涂抹按摩乳或麻油等介质；用拇指指端按揉百会约50次；用拇指桡侧缘顶住皮肤，示（食）、中二指前按，三指同时用力提拿脊柱两侧的肌肤，即相当于华佗夹脊处，双手交替捻动，自下而上，向前推行，每捏3次，向上提拿1次。共操作5～10遍；用拇指指端按揉足三里约50次。以拇指螺纹面着力，依次拿捏肩井、委中、解溪、仆参各10次。以一手掌面大鱼际向脚趾方向擦涌泉约300次。按摩治疗每日1次，15次为1个疗程。

第八章

皮肤科疾病特效偏方验方

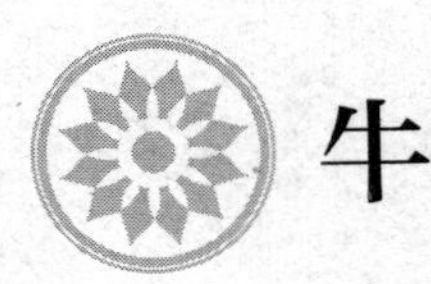

牛皮癣

牛皮癣学名寻常型银屑病，是一种常见的具有特征性皮损的慢性易于复发的炎症性皮肤病。初起为炎性红色丘疹，约粟粒至绿豆大小，以后逐渐扩大或融合成为棕红色斑块，边界清楚，周围有炎性红晕，基底浸润明显，表面覆盖多层干燥的灰白色或银白色鳞屑。轻轻刮除表面鳞屑，逐渐露出一层淡红色发亮的半透明薄膜，称薄膜现象。再刮除薄膜，则出现小出血点，称点状出血现象。白色鳞屑、发亮薄膜和点状出血是诊断银屑病的重要特征，称为三联征。寻常型银屑病皮损从发生到最后消退大致可分为三个时期：进行期、静止期、退行期。中医称本病为“白疕”“干癣”“松皮癣”，其基本病机为营血不足、化燥生风、肌肤失养。

民间偏方治牛皮癣

车前蚕沙薏米粥

车前子15克，蚕沙9克，薏苡仁30克，白糖适量。将车前子布包，与蚕沙同放锅内加水适量煎煮，弃渣取汁，用药汁加薏苡仁熬煮成粥，加白糖调匀食用。每日1次，7日为1个疗程。本方清热解毒利湿。适用于银屑病（牛皮癣）。

土茯苓槐花粥

土茯苓30克，生槐花30克，粳米50克，红糖适量。土茯苓、生槐花水煎取药汁。粳米淘洗干净，加清水适量，中火煮粥，粥将熟时调入药汁、红糖，稍煮即可。早晚服食。连服10日。本方解毒利湿，凉血，泻火。用于银屑病的辅助治疗。

槟榔姜汁粥

槟榔1个，姜汁10克，蜂蜜50毫升，粳米100克。将槟榔研粉，煮沸15分钟，冷却沉淀取汁，粳米煮粥至米烂粥稠，加姜汁、槟榔汁、蜂蜜再煮沸，空腹服食。本方主治银屑病。

槐花散

槐花150克。将槐花用文火炒黄，研为细末，每服3克，每日3次，饭后以温开水送下。本方清热泻火，凉血。用于血热型银屑病。

老茶树根方

老茶树根30～60克。将老茶树根洗净切片，加水煎汤服用。每日1剂，分2次服。本方清热凉血，止痒。用于血热型银屑病。

桂花薏米粥

桂花、牛膝各9克，杜仲18克，薏苡仁30克，白糖适量。将桂花、牛膝、杜仲同放锅内加水适量煎煮，取药汁。用药渣煮薏苡仁成粥。粥熟加白糖调服。每日1次，10日为1个疗程。本方活血通络，祛风除湿。适用于牛皮癣等皮肤病。

桃仁高粱粥

桃仁（去皮尖）10克，高粱米（或粳米）50克，红糖适量。先将桃仁和高粱米（或粳米）研碎，然后加水煮成稀粥，加少许红糖。作早餐食。本方助阳祛风。适用于牛皮癣。

注意：忌吃一切海鲜发物。

名医验方治牛皮癣

桃红四物汤

桃仁、红花、当归、白芍、赤芍、僵蚕、熟地黄、生地黄、玉竹各10克，鸡血藤、丹参、豨莶草各15克，乌梢蛇（研粉分吞）6克。将上述材料加适量水煎，去渣取汁，分2次温服，每日1剂。本方活血化瘀，祛风润燥。主治银屑病血瘀证。

来源：本方来源于《医宗金鉴》。

重症银屑病效方

生石膏30克，牡丹皮10克，赤芍10克，龙胆12克，蒲公英20克，白花蛇舌草20克，射干10克，白英30克，蛇莓30克，连翘10克，土茯苓15克，半枝莲20克，龙葵20克，麦冬10克，虎杖15克，甘草10克。常规煎服。本方主治重症红皮型银屑病、脓疱。

来源：本方源于广安门中医院中医皮科张作舟教授，效果显著。

祛风通络汤

忍冬藤、鸡血藤各60克，海风藤、络石藤、首乌藤（夜交藤）各30克。每日1剂，水煎取汁，早、晚温服。治疗3个月，停药1年观察疗效。本方清热化湿，润燥止痒。主治寻常型银屑病。

验证：本方治疗寻常型银屑病86例，临床痊愈30例，显效32例，有效17例，无效7例，总有效率91.9%。

桃仁连翘汤

胡桃仁10克，连翘、桃花、大枣各15克，黄芪50克，桃仁、穿山甲、皂角刺、麻黄各6克，红花3克。将上述药物加水煎煮，提取滤液、浓缩，加蜂蜜制成膏。每次30克，每日2次，服用30日。本方发汗败毒，滋补温阳。主治银屑病。

验证：本方治疗银屑病180例，治愈（皮损完全消退或消退95%以上）150例，好转（皮损消退50%以上）22例，未愈（皮损消退不足50%）8例，总有效率达95.6%。

生地赤芍汤

生地黄15克，赤芍9克，牡丹皮15克，紫草15克，金银花（双花）15克，土茯苓30克，生薏苡仁30克，蛇蜕12克，黄连6克，荆芥炭6克，生石膏30克，知母15克，生甘草6克。每日1剂，水煎服。本方清热解毒，凉血利湿。主治银屑病。

验证：李某，女，18岁。全身红斑，瘙痒不堪而来诊治。诊断为银屑病进展期，辨证属热入血分，气血两燔，予以本方治疗。服药2剂则皮疹颜色变淡，瘙痒明显减轻，6剂痊愈。

其他疗法治牛皮癣

擦洗方

斑蝥30个，青皮6克，白酒250毫升。前两味药取净品，放入白酒中，在密闭的玻璃容器中浸泡7日，过滤去渣即得。用温水将患处洗净，再用棉签蘸取药酒，反复搽患处，直至患部感到发热、痛痒并起白疱，然后刺破白疱，用清洁水洗去脱皮。如不易脱去，可再搽药酒2～4次。本方活血祛风，杀虫止痒。适用于牛皮癣。

外敷方

水蛭、硫黄各30克，冰片3克，将水蛭烘干，加放硫黄、冰片，共研细末，菜油适量调成糊，外敷患处，每日换药1次，连用3次。

白癜风

白癜风为一种皮肤色素缺乏症，是由于皮肤表皮与真皮交界处色素细胞功能丧失而不能产生黑色素所致。可发生于任何部位的皮肤上，但常见于面、颈、手、背、前臂等处，大小形态不一。患处皮肤色素消失而呈白色，界限清楚，毛发往往变白，边沿可有色素沉着，患处皮肤知觉、分泌及排泄功能均正常，无自觉症状。属于中医学“白癜”“白驳”“白驳风”的范围。

中医学认为，本病系风湿郁于皮毛、气血失和、肤失濡养所致，治疗原则以活血疏风，调和气血为主。

民间偏方治白癜风

浮萍黑芝麻丸

浮萍、黑芝麻各120克。将浮萍、黑芝麻共研细末，调成水丸如绿豆大。每次9克，每日3次。本方适用于白癜风。

黑豆芝麻粥

黑豆30克，黑芝麻（研碎）15克，糯米60克，赤砂糖适量。以上各物加水适量煮粥，加赤砂糖。1日服完，可常服。本方养血补肾，健脑增色。适用于治疗风热血热、肝肾不足而引起的色素脱失、皮肤变白的白癜风病。

黑芝麻猪肝

黑芝麻60克，猪肝1具，食盐少许。黑芝麻炒熟研成细末备用，猪肝洗净，放锅中加水及食盐，等煮至用筷子扎猪肝不出血为度，捞出切薄片，用猪肝蘸黑芝麻末食之。每日1次。本方主治白癜风。

花生仁红花饮

花生仁15克，红花1.5克，女贞子15克，冰糖30克。将女贞子打碎，与花生仁、红花及冰糖加水煮汤代茶饮，并吃花生仁。每日1剂。有活血养血，润肺补脾功效。主治白癜风。

桃仁芝麻糊

胡桃仁500克，黑芝麻300克。分别放入小石磨中，边倒边磨，磨成泥状，混匀，贮存备用。每次取50克，均匀倒入有400毫升豆浆的锅中，煮沸后加入适量白糖，每日早晚各服1碗。常服有温补肺肾、补气养血和祛风的功效。主治白癜风。

芝麻油

芝麻油、白酒各适量。每次用白酒10～15毫升，送服芝麻油10～15毫升。每日3次，连服2个月以上。本方润燥祛瘢。用治白癜风。

增色汤

紫河车（切块）50克，桑椹20克，自然铜50克，龙眼肉30克，红枣30克。以上各物煮汤，加糖适量即可。其中紫河车、龙眼肉及红枣可服食，并喝汤。每日1剂，连服1疗程，或间歇服用数疗程。本方补肝益肾，调和气血，疏风增色。用于风热血热、肝肾不足而引起的色素脱失、皮肤变白的白癜风病。

名医验方治白癜风

如意黑白散

墨旱莲90克，白芷、何首乌、沙菀蒺藜、刺蒺藜各60克，紫草45克，重楼、紫丹参、苦参30克，苍术24克。上药研细末，收贮勿泄气，每天服3次，每次服6克，开水送下。另用肉桂30克，补骨脂90克，水酒各半，浸泡1周，温水沐浴后，外擦患处。本方主治白癜风。

来源：本方来源于《全国名老中医秘方》。

双调祛风汤

当归15克，川芎10克，黄芪20克，白术12克，茯苓12克，女贞子15克，墨旱莲

20克，黑芝麻20克，何首乌15克，补骨脂（黑故纸）10克，甘草3克。将上述材料加适量水煎服，每日1剂，日服3次。本方调补阴阳。主治白癜风。

来源：本方来源于来春茂方。

桑枝桑椹煎

鲜桑枝1500克，桑椹500克，何首乌250克，生地黄250克，白蒺藜250克，补骨脂250克，益母草500克，玄参250克。将上药煎熬，去渣，浓缩成1000毫升，加入蜂蜜500毫升，收成1200毫升。每日服3次，每次20～30毫升。一般连服上方2料即可见效，如未愈，可继服3～4料。本方用治白癜风。

验证：鲁某，女，38岁。右侧头面部遍布白斑，经多方医治无效。处以上方，连服2料后，白斑基本消退，仅遗右额角豆大一点未能消退，随访5年余，未曾复发增大。

补骨脂祛风汤

补骨脂、黑桑椹、何首乌各20克，黑芝麻30克，当归、丹参、刺蒺藜、防风、川芎各15克，红花10克。每日1剂，水煎取汁200毫升，分早、晚2次服用。30日为1个疗程，期间停用其他药物。本方补益肝肾，祛风消斑。主治白癜风。

验证：本方治疗白癜风41例。第1疗程，显效（皮损消失，肤色恢复正常）2例，有效（30%以上皮损呈正常肤色或脱色斑中有色素点生成）27例，无效（皮损颜色无明显变化）12例，总有效率71%。第2疗程，显效4例，有效29例，无效8例，总有效率80%。

白蒺藜鸡血藤

白蒺藜50克，白茯苓、生黄芪、补骨脂、当归、丹参、鸡血藤各30克，红花、防风各15克。将上药共研末，用纯枣花蜜炼蜜为丸，每丸10克。口服，1日2次，每次1丸。1个月为1疗程，治疗1～2个疗程。本方清热凉血，补肝肾。主治白癜风。

验证：用此方治疗100例，其中治愈56例，好转41例，无效3例，总有效率为97%。

其他疗法治白癜风

擦洗方

生大黄50克，甘油、95%酒精各适量。将生大黄研末，过120目筛后加甘油20克、95%酒精适量，调匀成糊状，瓶装密封备用。用时先将患处用温开水洗净，晾干后用药膏涂擦，每天早、晚各1次。本方破积行瘀。治疗白癜风。

刮痧疗法

取头部风池；背部肺俞；腹部中脘；上肢部曲池、内关、列缺；手部合谷；下肢部血海、足三里、三阴交；其他：阿是穴。颜面部取风池、肺俞、曲池、合谷、阿是穴；胸腹者取中脘、肺俞、曲池、内关、阿是穴；上肢者取风池、曲池、列缺、合谷、阿是穴；下肢者取血海、足三里、三阴交、阿是穴。刮拭的顺序是先是头部、颈部、面部的腧穴，然后刮拭肢体穴，最后刮拭阿是穴。

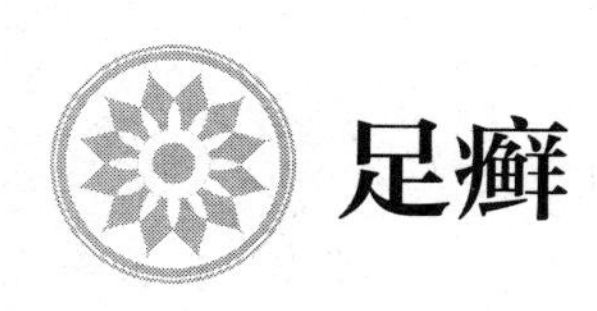

足癣

足癣（又称脚气、香港脚）系真菌感染引起，其皮肤损害往往是先单侧（即单脚）发生，数周或数月后才感染到对侧。水疱主要出现在趾腹和趾侧，最常见于三四趾间，足底亦可出现，为深在性小水疱，可逐渐融合成大疱。足癣的皮肤损害有一特点，即边界清楚，可逐渐向外扩展。因病情发展或搔抓，可出现糜烂、渗液，甚或细菌感染，出现脓疱等。本病属于中医学“脚湿气”的范围。治疗原则以清热利湿消肿为宜。

民间偏方治足癣

红枣花生赤豆汤

生花生仁（带衣）90克，赤小豆100克，红枣50克。将上3味洗净后，加水煮汤。食枣、豆、花生，饮汤。本方滋养，补血益气。适用于虚寒性脚气。

紫菜车前子汤

紫菜25克，车前子25克。将紫菜与车前子加水煎汤。日服2次。本方祛湿，解热。适用于湿性脚气。

木瓜生姜汤

木瓜1个，蜂蜜30克，生姜10克。将木瓜洗净，去皮，切片放入锅内，加水。蜂蜜及生姜煮开，改用微火再煮10分钟左右即可。喝汤，吃木瓜。本方适用于足癣。

葱头萝卜籽煎

葱头100克、莱菔子（萝卜子）50克。加水煮1小时，取原汤1碗，顿服。本方用治脚气肿痛，具有消肿止痛之功效。

名医验方治足癣

鸡鸣散

木瓜、陈皮、槟榔各30克，吴茱萸6克，紫苏叶9克，桔梗、生姜各15克。将上述材料加适量水煎服。本方理气除湿，温宣经络。主治脚气。

来源：本方来源于《证治准绳》。

苏木公英汤

苏木、蒲公英、钩藤各30克，防风、防己、川花椒、黄芩、白矾各15克。将上药加水2500毫升，煮沸后待温，浸洗患脚，每日1剂，早、晚各浸洗1次，每次浸泡30～60分钟，每3天为1个疗程。本方用治足癣。

验证：用上药治疗湿烂型足癣患者120例，一般经1～3个疗程治愈，少数经4～5

个疗程治愈。仅6例无效。

连翘蒲公英煎

连翘、蒲公英、白花蛇舌草、黄柏、白鲜皮、地肤子、蛇床子、苦楝皮、硫黄粉（待煎好后再放并搅匀）、花椒各20克，苦参、明矾各30～50克。将上药加清水约5升，武火煎30分钟，煮至4升，取汁置于盆中，待稍凉后，趁药液温热时，将患足、手浸泡于药液中约30分钟，每日1剂，早、晚各浸泡1次，3剂为1个疗程。本方治手足癣。

验证：治疗患者168例，其中治愈136例，显效22例，进步10例，总有效率为100%。

三草丁香水

龙胆、败酱草、金钱草、丁香、射干、苦参各20克，枯矾10克。将上药水煎30分钟后，约得药液2000毫升，倒入盆中，浸洗患足，每次30分钟，早、晚各1次。每剂药可用2次。3剂为1个疗程。本方用治足癣。

验证：用本方治疗足癣患者83例，经用药1～2个疗程后，均获治愈。

其他疗法治足癣

外敷疗法

取1个新鲜鸡蛋，打破后将其薄膜块撕下，贴在洗净的足癣破溃处，保留12小时。一般连续贴3～5次可治愈。如果在贴蛋膜前，用淘米水浸泡患脚数分钟，效果更佳。本方主治足癣破溃。

按摩疗法

洗脚时，将双脚放在盆内温水中泡2～3分钟，待双脚都热了，将一只脚的足跟压在另一只脚趾缝稍后处，然后将脚跟向前推至趾尖处再回搓。回拉轻、前推重，以不搓伤皮肤为宜。每个趾缝搓50～80次，双脚交替进行。速度为每分钟100～120次。每晚1次。脚气较重上部皮肤已破者不宜用此方法。

疥疮

疥疮是由人型疥螨寄生于人体皮肤表层内引起的慢性传染性皮肤病。本病传染性强，主要通过密切接触传染，也可经衣物间接传染，可在家庭或集体人群中流行。疥虫寄生于皮肤中，挖掘“隧道”时产生机械刺激，及其分泌物和排泄物引起变态反应，导致感染者皮肤剧烈刺痒，夜间尤甚（因疥虫在晚间活动力较强）。本病多发生于冬季，病程长短不一，有的可迁延数月。

本病中医与西医病名相同。中医认为，本病乃感染疥虫，兼受风湿蕴结，虫毒湿热相搏，结聚肌肤所致。临床治疗以外治为主，对于泛发全身者，多辨为湿热毒聚论治。

民间偏方治疥疮

菖蒲酒

菖蒲200克，米酒1000毫升。将菖蒲细切蒸2～3小时，晒干入米酒浸渍3～5日，去渣澄清即得。或以菖蒲水煎取汁约500毫升，糯米1碗，和曲如常酿酒，候熟去渣温饮之，每服1～2杯，近醉。本方适用于疥疮。

苦参酒

苦参50克，白酒250毫升。将苦参和白酒一同浸渍5～7日后可饮，每饮25毫升，每日1次，空腹大口咽下。本方适用于疥疮。

苍术丸

苍术500克，苦参250克。将上述材料共研为末，炼蜜为6克左右的蜜丸。每次服1丸，日服2次。本方适于疥疮水泡破溃流黄水者。

九里光花椒水

藜芦、苍术、九里光、荆芥各50克，花椒20克。将上药煎水外洗，每日2次。本方用治疥疮。

地肤子煎

地肤子60克，花椒20克，苦参60克，百部30克。将上药水煎外洗，每日1次，连用7天。本方主治疥疮。

名医验方治疥疮

疥癣方

川椒、大枫子、硫黄各15克，砒石8克，狼毒6克，水银10克。共为细末，用猪油调匀，外涂患处，以塑料布按住揉搓，促进皮肤吸收，每日2次。本方祛风除湿杀虫。适用于疥疮、顽癣。

来源：本方来源于张志远医师方。

硫黄花椒汤

硫黄90克，花椒50克，雄黄、白鲜皮、黄柏、蛇床子各30克，苦参40克，青黛、明矾各20克。将上药用水2000毫升，放入砂锅内，用文火煎30分钟，浓缩为1000毫升。每剂连煎4次，每日外洗1次。本方解毒杀螨，除风止痒，清热燥湿。主治疥疮。

验证：刘某，男，24岁。患疥疮1年，缠绵难愈，舌质红，苔厚腻，脉弦数。治宜解毒杀虫、除湿止痒，用硫黄花椒汤2剂外洗，洗后患者痒顿减。继用原方1剂，痊愈。

百部硫黄汤

百部、蛇床子、大枫子、藜芦、川黄连、硫黄各30克，川花椒、苦参各15克。将上药加水2000毫升，煎至1500毫升，睡前外洗患处。1剂药可用2天。本方清热解毒，祛风杀虫。主治疥疮。

验证：用此方治疗疥疮患者89例，经用药1～2剂后，其中治愈者（瘙痒停止，皮疹消失，经观察1个月未复发者）85例，好转（瘙痒减轻，皮疹减少）3例，无效（瘙痒及皮疹无变化）1例。

其他疗法治疥疮

外敷疗法

白矾、雄黄各25克，硫黄20克，凡士林80克。将前3味药共研细面，加凡士林混合调成膏，外涂。本方解毒杀虫。主治疥疮。

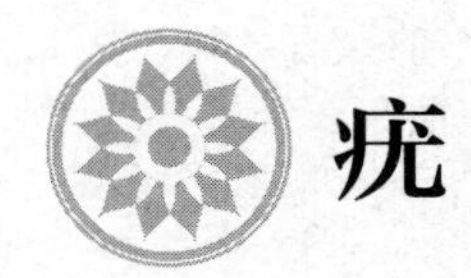

疣

疣是由病毒引起的良性赘生物，多见于儿童及青年。引起疣类的病毒为人类乳头瘤病毒。它存在于棘层细胞中，可促使细胞增生形成疣状损害。常见者有寻常疣、扁平疣等。临床表现：寻常疣在临床上为坚硬、表面干燥粗糙的疣赘状，顶端可分化呈刺状，如绿豆至豌豆大，有自身接种性而多发。好发于手、足、背、手指、足缘或甲廓等处。本病中医称之为“疣目”“千日疮”，其基本病机为肝血失养、燥瘀肌肤、兼感邪毒。扁平疣为针头至扁豆大小的扁平丘疹，多数散在，呈正常皮色或带棕色。好发于颜面部、手背、前臂、肩胛等部。中医称扁平疣为“扁瘊”。其基本病机为湿热郁结，兼感邪毒。

民间偏方治疣

薏米百合粥

薏苡仁30克，百合10克，白糖或蜂蜜适量。将薏苡仁和百合洗净，放锅内，加水适量，武火煮沸1小时，加白糖或蜂蜜调匀即可。日服1剂，温热服。本方健脾润肺，润肠通便，去湿除疣，美容。适用于皮肤扁平疣、雀斑、痤疮、湿疹等。

四仁汤

薏苡仁、冬瓜子各30克，桃仁、杏仁各10克。每日1剂，水煎服。本方清热解毒，通利血脉。用治扁平疣。

醋浸苦瓜

生苦瓜适量。将生苦瓜洗净，破开去子，放入醋中浸泡1周后，取出切碎，再入食油锅中爆炒1分钟。当菜吃，每次100克，每日1次，连吃半个月。本方清热解毒。主治扁平疣。

清水黄豆芽

黄豆芽300克，洗净，放入砂锅内，加水煮沸，改文火煮至黄豆芽烂熟，加调料但忌油。喝汤吃豆芽。本方滋润肌肤，去疣赘。可治疗扁平疣、寻常疣等。

白果薏米汤

白果仁（去壳）8～12粒，薏苡仁60克，冰糖适量。将上2味加水适量煮熟，放入冰糖调味即可。每日分数次饮汤食药。本方健脾，清热，利湿。适用于治疗青年扁平疣。

硫黄消疣散

精制硫黄3克，豆腐1块，绿壳鸭蛋1枚。将精制硫黄纳入豆腐内同煮，煮至豆腐呈黑绿色为度。将硫黄取出，阴干，研末。再将绿壳鸭蛋一端敲一小孔，将硫黄末放于蛋孔内，搅拌，复将蛋孔封好，置饭锅内蒸熟。剥去蛋壳，上、下午各食半个，食1蛋为1个疗程。本方适用于寻常疣、扁平疣。

名医验方治疣

木贼柴胡煎

木贼10克，土茯苓、生薏苡仁各30克，土贝母、莪术、丹参、赤芍各15克，生香附12克，生黄芪10～30克，党参、柴胡各10克。每天1剂，水煎服。第3次煎药液熏洗患处，用小毛巾蘸药液用力搓擦皮损。1剂为1个疗程。连用2个疗程。本方治扁平疣。

验证：用本方治疗患者35例，其中治愈25例，显效5例，好转3例，无效2例，总有效率为94.29%。

加味桃红四物汤

当归尾10克，熟地黄10克，赤芍10克，白芍10克，川芎6克，白术6克，炮穿山甲6克，制何首乌6克，红花10克，桃仁10克，夏枯草15克，板蓝根15克，甘草6克。将上述材料加适量水煎服，每日1剂，日服3次。本方调和气血，活血化瘀散结，兼以清热解毒。主治寻常疣。

来源：本方来源于廖全福方。

乌附木贼汤

乌梅30克，香附20克，板蓝根20克，木贼草20克，马齿苋20克，苦参10克，甘草10克。将上述材料加适量水煎2次，去渣取药液300毫升左右，待温后浸泡或湿敷皮损处，每日2～3次，每次20～30分钟，连用3～5天。用治寻常疣、扁平疣，均需3～5天效果明显。用药过程中，可见疣赘与正常皮肤逐渐分离，可伴有灼痛，但不可停药，继续使用，直至疣赘全部脱落，多数患者无痛或轻痛，能忍受。

龙胆草煎

龙胆3克，柴胡、牡丹皮、栀子、赤芍、白芍各10克，大黄6克，紫草、大青叶各15克。水煎，每日1剂。禁食辛辣。本方治扁平疣。

其他疗法治疣

外敷疗法

骨碎补10克，75%乙醇200毫升。将骨碎补研为细末，放入乙醇瓶中，密封浸泡1周，每天摇晃3次，7天后过滤备用。用时，以干棉球浸上药擦拭疣体，用消毒针头挑疣体深达基底部，破坏疣，将棉球盖在疣体上，再盖大于棉球约2厘米的胶布固定。每天更换1次。本方治扁平疣。

冻疮

冻疮是长期暴露于寒冷环境中而引起的局限性红斑炎症性皮肤损伤。为冬季常见病，患者多具有冻疮素质。至春季转暖后自愈，但转年冬季易复发。典型皮损为局限性指盖、蚕豆大小、暗紫红色隆起水肿性斑块或硬结，境界不清，边缘鲜红色，中央青紫色，表面紧张光亮、触之冰凉、压之褪色、去压后恢复较慢。多对称发生于四肢远端，以手指、手背、足缘、足跟、面颊、耳郭等处多见，亦可单侧发生。多发生于儿童和青年女性，以肢端血运不良及手足多汗者多见。自觉有痒感、烧灼感、肿胀感。痒感受热后加剧，有糜烂或溃疡者自觉疼痛。每年冬季发病，天暖后自愈，病程迁延。本病与中医学文献记载的“冻疮”“冻烂肿疮”相类似。

民间偏方治冻疮

生姜酒

鲜生姜240克，白酒300毫升。将鲜生姜洗净捣烂，浸入白酒内，密封，每日摇荡1次，5日后即成。每日3～5次用药棉蘸取药酒涂擦患处。同时也可内服，每次10～15毫升，每日2次。本方温经通络。适用于冻疮、斑秃。

桂枝红花煎

桂枝50克，红花、附子、荆芥、紫苏各20克。将上述材料加水3000毫升，煎沸，稍冷却后即将患部浸于药液中，每日浸泡3次，每次20～30分钟。并用药渣揉搓患部，每剂可连用3天。一般用药10天以内，红肿、痒痛消失。

辣椒生姜煎

辣椒、生姜各15克，白萝卜30克。将上述材料加适量水煎沸20分钟，洗患处。本方治冻疮。

荆芥苏叶汤

荆芥、紫苏叶、桂枝各15克。将上3味加清水2000～3000毫升，煮沸，候温，洗患处，每日1～2次。本方适用于冻疮。

山楂归枣汤

山楂30克，当归15克，大枣6枚，红糖适量。山楂、大枣去核，与当归同入砂锅，加水，旺火煮沸，用文火煮40分钟，滤渣取汁，加红糖即可。每日1剂，连服10日。本方活血化瘀，散寒止痛；对冻疮有疗效。

当归肉桂粥

当归20克，肉桂6克，粳米150克，红糖适量。前两味药煎浓汁去渣备用，取粳米加水煮粥至熟，加入药汁和红糖，温服。本方可有效预防冻疮。

橘皮姜汤

橘皮2个，干姜片适量。将橘皮和干姜片放锅中，加水适量，煎煮20分钟。水温稍凉后，外洗患部，1日数次。本方行气散寒，止痛止痒。适用于冻疮未溃，皮肤红肿、奇痒者。

名医验方治冻疮

当归煎

当归24克，白芍18克，赤芍12克，桂枝、炙甘草、生姜各9克，细辛3克，大枣12枚。每天1～2剂水煎，兑酒少许（或红糖）服；药渣水煎取滤液，浸泡患处，每次15分钟，每天2次。并用大黄、王不留行、苏木、芒硝各30克，红花、川椒、艾叶、紫苏叶、乳香、没药各20克，樟脑10克，冰片5克，分别研粉，加85%乙醇1升，浸泡3天后取滤液。用生姜片蘸药涂，每天3～5次。儿童用量酌减，随证加减。本方治未溃型冻疮。

验证：治疗患者156例，总有效率为93.4%。

制半夏煎

制半夏、生大黄、虎杖各30克，米醋50克。将制半夏、生大黄、虎杖分别碾粉，过100目筛备用。用时，取一小脸盆，将制半夏、生大黄、虎杖粉倒入盆内，加温开水500～1000毫升（视肢体部位浸泡的情况而定），加入米醋搅拌均匀后，将患处每晚临睡前浸泡1次，每次30～40分钟。每剂可反复加温使用2～3次。如有溃破者，浸泡毕施以制半夏、虎杖、大黄粉，并用消毒纱布包扎。一般1个疗程为10日。本方治冻疮。

验证：治疗患者468例，其中治愈371例，显效95例，有效2例，总有效率为100%。

当归芍药汤

当归、赤芍各12克，红花、细辛各9克，防风、荆芥、桂枝、艾叶、甘草各10克，乳香15克，白矾、生姜各30克。加水煮沸，取液趁温外洗。头面部：以毛巾蘸药液洗。

手足部：用药液浸泡患处。每天1剂，分2次洗，每次20分钟，下次用前将药液加热后再用。本方活血化瘀，助阳通脉。主治冻伤。

验证：用此方治疗冻伤87例，均获治愈，轻者一般治疗2～3天，重者5～7天即可治愈。

甘草细辛煎

甘草120克，细辛15克。水煎取液，温洗患处，每天2～3次，2～3天1剂。本方主治冻疮。

验证：治疗冻疮患者200例，其中治愈191例，无效9例，总有效率为95.5%。

其他疗法治冻疮

外敷方

花生皮、醋、樟脑粉、酒精各适量。先将花生皮炒黄，研碎，过筛成粉末，每50克加醋100毫升调成糊状，放入樟脑粉1克、酒精少许调匀。将药敷于患处，用纱布包好固定，一般轻证2～3天可愈。本方活血，消肿。用治冻伤初起局部红肿发痒未溃烂者。

皮肤瘙痒

皮肤瘙痒是指无原发皮疹，但有瘙痒的一种皮肤病。皮肤瘙痒症属于神经精神性皮肤病，属皮肤神经官能症疾患。临床上将只有皮肤瘙痒而无原发性皮肤损害者称之为瘙痒症。属中医"痒风"的范畴。皮肤瘙痒分普通型和过敏型。可全身发生，尤以面、背和四肢为多。普通型皮肤瘙痒一般是皮肤太干燥造成的，可以口服鱼肝油丸、多种维生素片等，使用西药必须经过专业医生的诊断、指导，不可盲目自行用药，尤其是含激素类的药物。

民间偏方治皮肤瘙痒

苍耳草粥

苍耳草20克，粳米100克。粳米淘净，苍耳草洗净切碎，放入锅内，加清水适量。用武火烧沸后，转用文火煮10～15分钟，去渣留汁，将粳米、苍耳草汁放入锅内，置武火上烧沸后，转用文火煮至米烂成粥即可。每日1次，做早餐食用。本方祛风解毒。适用于风热外侵之皮肤瘙痒。

芹菜大枣汤

鲜芹菜250克，大枣90克。按常法煮汤服食，每日1剂。本方养血清肝。主治皮肤瘙痒。

杏仁菊花饮

杏仁、菊花各6克。将杏仁去皮，捣碎，与菊花共置锅内，水煎取汁，代茶饮用。每日1～2剂。本方祛风清热。用于风热型皮肤瘙痒症，症见皮肤瘙痒剧烈，热后更甚，抓后呈条状血痂，发病期以夏季为多，伴有心烦、口干等。

苦参菊花止痒茶

苦参15克，野菊花12克，生地黄10克。将上3味共研粗末，置保暖瓶中，冲入适量沸水，盖盖闷20分钟。代茶频频饮服，每日1剂。本方清热燥湿，凉血解毒。适用于痒疹属湿热夹血热证者。症见痒疹色红，上肢、躯干为多，遇热加重，苔黄腻、舌质红等。

桃仁蝉蜕粥

桃仁15克，赤芍15克，蝉蜕15克，粳米100克。将桃仁、赤芍、蝉蜕水煎取药汁。粳米淘洗干净，加药汁及加清水适量，同煮为粥。每日1剂，早晚服用。每7～15日为一疗程。本方活血祛瘀，散风，透疹。用于皮肤瘙痒症的辅助治疗。

热淘米水方

淘米水1000毫升，食盐100克。将上述两味置于铁锅内煮沸5～10分钟，然后倒入脸盆中，温热适宜时，用消毒毛巾蘸洗患部，早晚各1次，每次洗1～3分钟。使用几次后可见效。

注意：洗澡时不宜用碱性大的肥皂，忌饮酒，戒鱼虾等。

生槐凌霄花茶

生槐花10克，凌霄花10克，绿茶15克。将生槐花、凌霄花用温水略泡，洗净去蒂，与绿茶一起用沸水冲泡，加盖闷10分钟即可。代茶频饮，连用1周。本方适用于风热型皮肤瘙痒症。

名医验方治皮肤瘙痒

润燥祛风汤

大胡麻9克，当归9克，制何首乌12克，生地黄12克，板蓝根15克，白鲜皮9克，荆芥4.5克，防风4.5克，苦参9克，乌蛇肉9克。将上述材料加适量水煎服。每日1剂，日服2次。10剂为1个疗程。本方润燥祛风。主治风瘙痒（皮肤瘙痒症）。

来源：本方来源于《许履和外科医案医话集》徐福松。

石膏浮萍汤

生石膏30克，浮萍6克，生地黄12克，牡丹皮9克，黄芩6克，白鲜皮10克，连翘10克，苍耳子10克，栀子10克，蝉蜕5克，赤芍10克，甘草3克。将上述材料加适量水煎服。每日1剂，日服2次。本清热解毒，散风止痒，凉血除湿。主治疥疮、皮肤瘙痒症、泛发性神经性皮炎、脓疱疮因风湿挟热所致的。

来源：本方来源于《中医杂志》丁荣川方。

止痒散

熟地黄、露蜂房、丹参、地肤子、苦参各100克，蝉蜕、乌梢蛇各50克。上药共研极细末，过120目筛后装瓶密闭备用。用时，每取药末4克，日服3次。1周为1个疗程。直至痊愈止。本方滋阴活血，祛风止痒。主治皮肤瘙痒症。

验证：本方来源于《治验百病良方》。临床用本方治疗皮肤瘙痒症145例，其中治愈者140例（用药1个疗程治愈者89例，2个疗程治愈者51例），好转3例，有效2例，总有效率达100%。治疗过程中，未见不良反应。

六味止痒汤

蛇床子30克，地肤子30克，苦参30克，黄柏15克，花椒5克，甘草10克。水煎3次。每次加水300毫升，煎取200毫升。头煎、三煎药液，倾入盆内，加温水适量洗澡，第2次煎液，分3次内服。本方清热利湿，祛风止痒。主治全身皮肤瘙痒症。

加减：偏湿热者，加生薏苡仁30克。

来源：本方来源于《治验百病良方》。

验证：临床用本方治疗全身皮肤瘙痒症近百例，一般用药2剂可愈。最重者只服4剂，无1例无效。

木香止痒汤

木香10克，炒酸枣仁20克，陈皮、大腹皮、地肤子、带皮茯苓、苦参、白鲜皮、防风、荆芥各9克，浮萍6克。每日1剂，水煎服。本方行气安神，散风利湿。用治各种顽固性皮肤瘙痒症。

验证：用此方治疗患者29例，其中治愈23例，好转5例，无效1例，总有效率为96.6%。

其他疗法治皮肤瘙痒

泡脚疗法

取苦参、白鲜皮、蛇床子、蝉蜕、紫草、防风各10克，水煎取汁，放入浴盆中，待温时足浴，每日2次，每次10～30分钟，每日1剂，连用5～7天。本方治皮肤瘙痒。

贴敷疗法

取刺蒺藜、何首乌各等量，研为细末。装瓶备用，每晚洗浴后，取药末适量，加米醋少许调为稀糊状，外敷于双足心涌泉，敷料包扎，胶布固定，每晚贴敷，次晨取下，连用7～10天。主治皮肤瘙痒。

黄褐斑

黄褐斑的特点是在面部，主要在两边颊部、上唇和额部，常发生成片的黄褐色或灰褐色的斑，界限有的地方清楚，有的地方模糊。斑的大小自指甲大、钱币大至掌面大不等，形态不一，可呈圆形、卵圆形、条索形、不规则形或像蝴蝶的翅膀，左右对称地分布在脸孔上。斑的表面光滑无皮屑，既不痒，也不痛，长期存在，多年不退，日晒后往往加重。

黄褐斑既不影响身体健康，也不引起任何不适与痛苦，主要是一个美容上的问题。此病在中年和青年人中颇为常见，尤其是在妇女中更为常见。

民间偏方治黄褐斑

冬瓜仁橘皮散

干桃花、冬瓜子各100克，橘皮10克。上药晒干共研末。每日服3次，每次5～10克，饭后黄酒送服。本方适用于肌肤粗糙，面部色素沉着，有黄褐斑或雀斑。

黄瓜粥

大米100克，鲜嫩黄瓜300克，精盐2克，生姜10克。将鲜嫩黄瓜洗净，去皮去心切成薄片，大米淘洗干净，生姜洗净拍碎，锅内加水约1000毫升，置火上，下大米、生姜碎，武火烧开后，改用文火慢慢煮至米烂时下入黄瓜片，再煮至汤稠，入精盐调味即可。本方主治黄褐斑。

猪肾山药薏苡粥

猪肾1对，山药100克，粳米200克，薏苡仁50克。猪肾去筋膜、臊腺，切碎，洗净，与去皮切碎的山药、粳米、薏苡仁、水一起，用小火煮成粥，加调料调味即可。本方美白祛斑。主治黄褐斑。

龙眼桂花酒

龙眼肉150克，桂花60克，白糖120克，白酒2000毫升。将上4味共置酒坛内，密封贮存，时间越长越好，至少半年以上，滤取酒液即成。每次服30毫升，每日2次。本方益心脾，补气血。用于黄褐斑、妇女体虚、面色无华、更年期失眠多梦、心悸怔忡等。

覆盆子散

覆盆子500克。将覆盆子研为细末，每次服10克，每日1次，用白酒送下。本方补益肝肾，润泽肌肤。适合有黄褐斑者。

菊花祛斑饮

菊花、僵蚕、蚕蛹各15克，玉竹30克，薄荷12克。每日1剂，轻者当茶泡饮，重者煎服。本方主治黄褐斑。

荷花茶

干荷花、绿茶各5克，月季花3克。将上述3味用滚开水200毫升冲浸15分钟。当茶饮，经常服。本方活血祛斑。适用于面部色素斑。

名医验方治黄褐斑

淫羊藿煎

淫羊藿15克，仙茅、巴戟天、菟丝子各12克，枸杞子15克，桔梗5克，北沙参、赤芍、丹参、桃仁（杵碎）、红花、大贝母各10克，牡蛎（先煎）30克，白芷6克。将上述材料加适量水煎服，每日1剂。妊娠期、经期停服。本方主治黄褐斑。

验证：治疗患者105例，其中治愈41例，有效54例，无效10例，总有效率为90.48%。

消斑汤

熟地黄18克，山药20克，茯苓15克，泽泻15克，黄柏12克，菊花12克，牡丹皮9克，山茱萸9克，枸杞子9克，陈皮9克。每日1剂，水煎服。本方滋补肝肾，滋阴泻火。用治黄褐斑。

加减：兼血虚者，加制何首乌15克；兼血瘀者，加鸡血藤20克，红花12克；伴失眠者，加首乌藤（夜交藤）30克，合欢花15克。

验证：此方治疗黄褐斑98例，痊愈46例，显效31例，好转18例，无效3例，总有效率为96.9%。

六白化斑汤

当归、僵蚕、白术各10克，白芍9克，白茯苓、白花蛇舌草各20～30克，柴胡30克，白芷15克，刺蒺藜10～15克，甘草8克，大枣6 枚。每日1剂，前两煎取汁分早、晚口服。第3煎取药液洗面，洗后可用温水清洗。1个月为1个疗程。本方健脾益气，调和气血。主治黄褐斑。

验证：用本方治疗黄褐斑49例，经2～5个疗程，痊愈（色斑消退，皮色接近正常）5例（10.2%），显效（色斑消退80%以上，色斑明显变淡）19例（38.78%），有效（色斑消退50%以上，色斑有所变淡）22例（44.9%），无效（1个疗程后色斑未变淡或加重）3例（6.12%）。

珍珠母方

珍珠母30克，白菊花9克，僵蚕、茵陈、夏枯草、六月雪、白茯苓、柴胡、生地黄、女贞子各12克，炙甘草4.5克。每日1剂，水煎服。12天为1个疗程。本方疏肝，滋肾，散结。主治黄褐斑。

验证：用此方治疗黄褐斑60例，结果痊愈18例，显效26例，好转10例，无效6例，总有效率为90%。

茯苓白术煎

茯苓、白术各20克，当归、川芎、炒白芍、黄芩各10克，生地黄30克，白芷6克。将上述材料加适量水煎，每日1剂，1个月为1个疗程。一般服1～2个疗程。本方主治黄褐斑。

验证：用本方治疗患者数例，一般服1～2个疗程。

其他疗法治黄褐斑

刮痧疗法

取颈、背、腰部大椎、肺俞、心俞、膈俞、肝俞、胆俞、脾俞、肾俞。下肢部阳陵泉，足部太冲。其他：局部病变部位。先刮拭病变部位，手法要轻柔，以免损伤皮肤。刮拭颈部的大椎，从背部的肺俞刮拭至肾俞，手法稍重，以皮肤出痧为度；最后刮拭下肢的阳陵泉、足部太冲。

泡脚疗法

山楂、当归各16克，白鲜皮、白蒺藜各15克。将上药加清水适量，煎煮30分钟，去渣取汁，取一杯代茶频饮，余液与2000毫升开水一起倒入盆中，先熏蒸擦洗面部，待温度适宜时泡洗双脚。每天早晚各1次，每次熏泡40分钟，10天为1个疗程。本方补血疏肝，散郁祛瘀。适用于面部黄褐斑，尤其适用于产后服用避孕药而使面部长黄褐斑的妇女。

痤疮

痤疮是毛囊皮脂腺单位的一种慢性炎症性皮肤病，有黑头、丘疹、脓疱、结节、脓肿、囊肿和瘢痕等多种损害，好发于面部和胸背部，主要好发于青少年，对青少年的心理和社交影响很大，但青春期后往往能自然减轻或痊愈。临床表现以好发于面部的粉刺、丘疹、脓疱、结节等多形性皮损为特点，又名青年痤疮。中医称为肺风粉刺，粉疵，面疱，酒刺。中医学有关痤疮的记载甚早，如《素问·生气通天论》中已有记载。《医宗金鉴·外科心法》称本病为“肺风粉刺”，“此证由肺经血热而成，每发于面鼻，起碎疙瘩，形如黍屑，色赤肿痛，破出白粉汁”。

民间偏方治痤疮

绿豆薏苡仁汤

绿豆、薏苡仁各25克，山楂10克。将绿豆、薏苡仁、山楂洗净，加清水500克，泡30分钟后煮开，沸几分钟后即停火，不要揭盖，焖15分钟即可，当茶饮。每天3～5次，适用于油性皮肤。

海带绿豆汤

海带、绿豆各15克，甜杏仁9克，玫瑰花6克，红糖适量。将玫瑰花用布包好，与各药同煮后，去玫瑰花，加红糖食用。每日1剂，连用30日。本方主治痤疮。

海藻薏苡仁粥

海藻、昆布、甜杏仁各9克，薏苡仁30克。将海藻、昆布、甜杏仁加水适量煎煮，弃渣取汁，再与薏苡仁煮粥食用。每日1次，21天为1个疗程。本方具有活血化瘀、消炎软坚之功效。主治痤疮。

香蕉茶叶山楂汤

香蕉2个，山楂30克，茶叶1张。将茶叶剪成小块，山楂洗净，香蕉切段，加水500毫升，煎至300毫升，分2次食香蕉喝汤。本方适用于痤疮。

百合荷叶粥

鲜百合、鲜荷叶各30克，糯米50克，冰糖适量。鲜百合剥皮去须，洗净切碎，鲜荷叶洗净，加糯米与水，煮至米烂汤稠，加入冰糖。早晚分服，20天为1个疗程。本方润肺清心，滋养肺胃，清肺泄热。适用于痤疮。

一味丹参方

丹参100克。将丹参研成细粉，装瓶备用。每次3克，每天3次内服。本方活血化瘀，治疗痤疮。一般服药2周后痤疮开始好转，6～8周痤疮数减少。以后可逐渐减量（每天1次，每次3克），巩固疗效后，可停药。

枇杷苡米粥

生薏苡仁100克，鲜枇杷（去皮核）60克，枇杷叶10克。枇杷叶洗净切碎，煮沸10～15分钟，去渣，纳入薏苡仁煮粥，粥熟后放入切碎的枇杷果肉搅匀。每日温热服1次，7天为1个疗程。本方健脾除湿，清热凉血。适用于痤疮。

名医验方治痤疮

玉竹甘草煎

玉竹、生石膏各20克，野菊花、知母、熟地黄各18克，赤芍、黄芩各15克，牛膝9克，甘草3克。将上述材料加适量水煎服，每日1剂。本方主治痤疮。

验证：用本方治疗患者120例，其中治愈43例，显效者60例，有效者6例，无效者11例，总有效率为90.83%。

黄芩清肺饮

黄芩9克，当归6克，红花6克，川芎9克，赤芍9克，生地黄9克，葛根9克，天花粉9克，薄荷1克。将上述材料加适量水煎服，每日1剂，日服3次。本方清肺热，行瘀滞。主肺热瘀滞型痤疮。

来源：本方来源于《美容护肤中医八法》。

痤愈汤

荆芥10克，防风10克，黄芩10克，白芷10克，桔梗10克，浮萍10克，牡丹皮10克，皂角刺10克，生何首乌20克，苦参20克，土茯苓20克，牛膝15克。将上述材料加适量水煎服，每日1剂，日服2次。本方祛风，清热，利湿。主治脾胃湿热，肺经外感风邪，外邪入里化热，湿热上蒸面部所致痤疮。

来源：本方来源于《实用中医效验新方大全》。

肺风粉刺汤

桑白皮25克，当归15克，生地黄15克，牡丹皮15克，赤芍15克，黄芩60克，桃仁10克，红花10克，茜草10克。将上述材料加适量水煎服，每日1剂，早晚各服1次。本方清热，凉血行瘀。主治脾胃受纳运化失常，积热上熏于肺，热久而瘀型痤疮。

来源：本方来源于肖延令方。

白芷苦参煎

白芷10～15克，苦参、桑白皮、地骨皮、甘草各10克，枇杷叶25克，牡丹皮15克，丹参、白花蛇舌草各30克。将上述材料加适量水煎服，每日1剂，半个月为1个疗程。本方主治痤疮。

验证：用本方治疗患者120例，其中治愈86例，显效34例，总有效率为100%。

其他疗法治痤疮

外敷方

鲜桃花、鲜冬瓜子各等量，蜂蜜适量。前两味研细，用蜂蜜调和，外敷患处，夜涂日洗，以愈为度。本方主治痤疮。

泡脚疗法

金银花、连翘、黄芩、黄柏、大黄各10克。将诸药择净，放入药罐中，加入清水少许，先浸泡5～10分钟，水煎取汁，用消毒药棉蘸药液外搽患处，每日2～3次，再将余药液倒入浴盆中，待温时足浴。每次10～20分钟，每日2次，每日1剂，10天为1个疗程，连续1～2个疗程。本方清热解毒，活血消肿。主治痤疮。

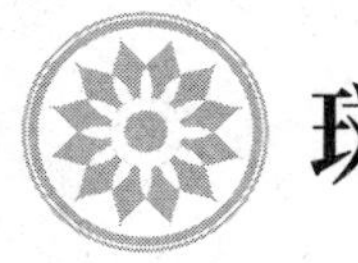

斑秃

斑秃俗称“鬼剃头”，是一种局限性非瘢痕性斑片状脱发，骤然发生，经过迟缓，可自行缓解和复发。本病男女老幼均可发生，但以青壮年为多见。

斑秃的临床表现如下。

（1）头发突然出现大小不等呈圆形或椭圆形斑状秃发，患处无炎症，也无自觉症状。

（2）有些病例短期内头发可全部脱光而成为全秃；有的甚至眉毛、腋毛和毳毛等全部脱落而成普秃。

（3）有自愈倾向，初长时新发大部纤细柔软，呈灰白色，类似毳毛。可随长随脱，痊愈时头发渐变粗变黑。

中医称本病为“油风”，认为多由气血逆乱，发失荣养所致。

民间偏方治斑秃

龙眼首乌酒

龙眼肉、何首乌、鸡血藤各250克，黄酒1500毫升。将龙眼肉、何首乌、鸡血藤洗净晒干，放入净瓶中，加入黄酒，密封浸泡，10日后即可饮服。早晚各1次，一次10毫升。本方补肾养血，降脂宁心，生发乌发。适用于斑秃、脱发、白发及壮年早衰等。

内金散

鸡内金（炒研）100克。将药研成极细末，每服1.5克，每日3次，饭前温开水送服。本方治疗斑秃。

骨碎补斑蝥酊

鲜骨碎补15克，斑蝥5只。将上药浸入100毫升烧酒中，12天后，过滤，擦患处，每日2～3次。本方治疗斑秃。

辣椒酊

干辣椒60克，白酒60毫升。将干辣椒切碎，泡入白酒中，一般7天即可用。用时以纱布或棉球蘸酒搽患处。本方祛风活血。治疗斑秃。

党参黑枣茶

党参15克，黑枣5枚。将上两味水煎取汁，代茶饮用。每日1剂，连服20～30日。本方补中益气，养血。适用于脱发。

何首乌粥

何首乌30～60克，粳米100克，红枣5枚。将何首乌在砂锅里煎取浓汁，去渣，放入粳米、红枣，文火煮粥，将成粥时加入红糖或冰糖，再沸片刻即可，每日服用1～2次。本方治脱发。

何首乌当归丸

何首乌、当归、柏子仁各等分。将药烘干后研细粉，过80～100目筛，加蜜制成丸，每丸重9克。每日服3次，每次服1丸。本方主治斑秃。

名医验方治斑秃

黄芪当归汤

黄芪、党参、当归各20克，生地黄、熟地黄、天冬、何首乌、菟丝子、茯苓各15克，丹参、女贞子、木瓜、川芎、羌活各10克。每日1剂，水煎3次，口服。本方补肝益肾，活血化瘀，燥湿祛脂。治疗斑秃。

来源：本方来源于袁翠英经验方。

熟地旱莲草方

熟地黄、墨旱莲各10克，枸杞子、菟丝子、制何首乌、当归、白芍各15克，丹参、生黄芪各30克。每日1剂，水煎，分2次服，10日为1个疗程。本方滋补肝肾，养血祛风。治疗斑秃。

来源：本方来源于陈忠春经验方。

人参茯苓水

人参、茯苓各15克，白术、天麻、制何首乌、全蝎、白芍各10克，枸骨叶12克，当归、美登木、墨旱莲各20克，熟地黄30克，西红花6克，冬虫夏草9克。每日1剂，水煎，前两煎内服，第3煎取药液外洗。本方扶正固本，滋补肝肾，养血祛风。治疗斑秃。

来源：本方是卢明仁等经验方。

三黄粉

雄黄、硫黄、密陀僧、朱砂各6克，雌黄1.5克，附子15克，白及9克，麝香、冰片各0.9克。将上述材料共研为细末。圆形脱发（油风脱发）用生姜蘸药外用。本方和营血，生毛发，消斑痣。主治圆形脱发，面部色素沉着。

来源：本方来源于《赵炳南临床经验集》。

生发煎

桃仁9克，红花9克，赤芍9克，川芎5克，当归须10克，麝香0.03克，生姜2片，红枣7枚，葱白3根。黄酒250毫升加适量水，将药倒入，浸泡1小时后煎，煮沸后再煎25分钟，去渣，滤取药汁300～500毫升（如有麝香可加入0.03克，再煮10～15分钟后服），每日煎服2次。本方活血化瘀，透络通窍。用治脂溢性脱发、斑秃。

加减：若阴虚血少者，可加生、熟地黄各15克；肝肾阴亏者，可加甘枸杞子10克，白蒺藜15克。因发为血之余，方中若配何首乌20克、黑芝麻20克等养阴生血之品，寓于活血通络之中，通中有补，其效果更为理想。

验证：用此方加减治疗脱发31例，其中痊愈23例，好转6例，无效2例，总有效率为93.5%。

其他疗法治斑秃

按摩疗法

取头部的百会、太阳、头维、神庭、攒竹、印堂、风池、生发、安眠，背部的心俞、肝俞，手部的神门，足部的太溪等穴。用双手拇指背节处交替推印堂至神庭30遍；用双手拇指指腹分推攒竹至两侧太阳30遍；用拇指指腹按揉百会、头维、生发、安眠各100次。用大鱼际按揉太阳30次；叩击患部3～5分钟，或致局部发热发红。可先在局部涂一些生发液再叩击。轻轻拿捏风池10次；用拇指指腹按揉神门、太溪、心俞、肝俞各50次左右。

外敷方

取鲜侧柏叶（扁柏叶）120克，捣烂浸泡在香油中，晒7天后滤取药液，涂擦毛发脱落部位，每隔两三天涂一次（涂擦前应剃光头），涂擦后戴上帽子，2周左右即可长出头发。

荨麻疹

荨麻疹俗称风疹块，是由于皮肤、黏膜小血管扩张及渗透性增加而出现的一种局限性水肿反应，通常在2～24小时消退，但反复发生新的皮疹。病程迁延数日至数月。临床上较为常见。

基本损害为皮肤出现风团。常先有皮肤瘙痒，随即出现风团，呈鲜红色或苍白色、皮肤色，少数患者有水肿性红斑。风团的大小和形态不一，发作时间不定。风团逐渐蔓延，融合成片，由于真皮乳头水肿，可见表皮毛囊口向下凹陷。风团持续数分钟至数小时，少数可延长至数天后消退，不留痕迹。皮疹反复成批发生，以傍晚发作者多见。风团常泛发，亦可局限。有时合并血管性水肿，偶尔风团表面形成大疱。

民间偏方治荨麻疹

黄绿二豆饮

生黄豆、绿豆各250克。将生黄豆、绿豆共同研末，加水1～2碗，搅匀后澄清、去渣，加白糖调服。每天1剂，酌情服3～4剂。本方清热凉血。可辅治热毒燔营之荨麻疹。

菊芍饮

冬瓜皮20克，黄菊花15克，赤芍12克，蜂蜜适量。将前3味煎汤去渣，调入蜂蜜。代茶饮，每日1剂。连服1周。本方祛风清热。适用于风热郁积型、瘀血阻滞型荨麻疹。

玉米须酒酿

玉米须30克，甜酒酿100克，白糖少许。将玉米须放在锅中，加水适量，煮20分钟后捞去玉米须，再加入甜酒酿，煮沸后放入白糖调味。每日2次，每次1剂。本方解热透疹。主治偏风热型荨麻疹，疹色红，灼热瘙痒，遇热尤剧，得冷则轻，伴发热口干。

荸荠清凉散

荸荠200克，鲜薄荷叶10克，白糖10克。荸荠洗净，去皮，切碎，搅汁，鲜薄荷叶加白糖捣烂，放荸荠汁中，加水至200毫升，频饮。本方凉血祛风止痒。主治荨麻疹属血热者，皮疹红色，灼热瘙痒，口干心烦，发热，舌红苔薄。

生姜米醋汤

生姜50克，红糖100克，米醋100毫升。将生姜洗净切丝，与红糖、米醋共置砂锅内，煎沸1分钟，去渣后服用。每日1剂。本方温中和胃，活血祛瘀。适用于食物过敏引起的荨麻疹。

红薯藤水

红薯藤适量，水煎，加红糖适量，饮服，1日1剂。3～5剂为1个疗程。本方主治荨麻疹。

益母草煎

益母草30克，水煎，分服，2周为1个疗程。另取益母草120克，水浸2小时后，加水至3升，煎15分钟，待稍凉后全身沐浴，每日1次。本方主治荨麻疹。

槐叶酒

槐叶60克，白酒200毫升。将槐叶置白酒中，密封浸泡20天备用。成人每次服10毫升，每日服3次，饭后服（酒量大者可服20毫升）。小孩每次服1～2毫升，或外敷患处，每日数次。本方抗过敏，止风痒。治疗荨麻疹。

名医验方治荨麻疹

止痒永安汤

荆芥9克，防风9克，麻黄6克，桂枝9克，白芷6克，羌活9克，蝉蜕6克，当归9克，赤芍9克，桃仁9克，红花9克。将上述材料加适量水煎服。本方主治冷激性荨麻疹。

来源：本方来源于《朱仁康临床经验集》。

荆防方

荆芥穗6克，防风6克，僵蚕6克，金银花12克，牛蒡子9克，牡丹皮9克，紫背浮萍6克，干生地黄9克，薄荷4.5克，黄芩9克，蝉蜕4.5克，生甘草6克。将上述材料加水煎服，早晚各服1次。本方适用于急性荨麻疹偏于风热者，为病程在一个月以内的专用方。

来源：本方来源《赵炳南临床经验集》。

加减当归饮

当归9克，白芍9克，生地黄15克，何首乌30克，川芎6克，白及9克，地龙9克，路路通15克，地肤子12克，乌药6克，荆芥6克，防风6克，甘草5克。将上述材料加水煎服，每日1剂，可连服30～40剂。本方治疗慢性荨麻疹有显效。

来源：本方来源于《千家妙方》下册俞长荣方。

防风甘草煎

防风、荆芥、鹿角霜各15克，黄芪18克，麻黄、炮姜各5克，芥子、红花各10克，熟地黄、桂枝各12克，炙甘草6克。将上药加适量水煎服。每日1剂。本方治荨麻疹。

验证：用本方治疗患者50例，其中治愈42例，有效6例，无效2例，总有效率为96%。

驱疹汤

白鲜皮30克，生地黄24克，槐花24克，苦参15克，蝉蜕12克，牡丹皮12克，赤芍9克，防风9克，地龙9克，甘草6克。每日1剂，水煎。分3次服。连服9剂为1个疗程。本方凉血，疏风，祛湿。主治顽固性荨麻疹。

验证：黄某，女，30岁，工人。全身皮肤起疹块，奇痒难忍，反复发作，时已10年余。发作时常颜面水肿，夜难能眠。曾采用中西医多种方法治疗，效果不显。治以“驱疹汤”。其服药9剂，风疹块除，痒感亦消失。追访7年，未见复发。

其他疗法治荨麻疹

刮痧疗法

取头部风池，背部膈俞、肝俞，腰部大肠俞，上肢部曲池、手三里，下肢部血海、三阴交。先刮拭头部的风池，再从膈俞刮拭至肝俞、大肠俞，手法由轻到重，以皮肤出现潮红为度。从上肢部的曲池刮至手三里，最后刮拭下肢部的血海、三阴交，以皮肤微出痧为度。

外洗方

活蟾蜍3～4只，去内脏洗净后放入砂锅内煮极烂，用纱布过滤去渣，留汤备用。搽洗患处，每日3～4次。本方解毒，消肿，止痛。用治丘疹性荨麻疹。

注意：本药有毒，不可内服。

神经性皮炎

神经性皮炎是一种皮肤神经功能障碍性皮肤病。其表现为成片的皮肤有明显的斑片，常伴有剧烈瘙痒。病因尚不十分明确，一般认为可能与自主神经系统功能紊乱有关，如精神过度兴奋、忧郁、疲劳、惊恐、焦虑、心情急躁、生活环境的突然改变等。另外，局部刺激如搔抓、衣领及毛织衣物的摩擦、食用刺激性食物和饮料等，均可诱发本病。局部搔抓尤为重要因素。

本病多见于青年和成年人，老年人较少见，儿童一般不发病。初起仅局部皮肤瘙痒，经反复搔抓后，患处渐渐出现不规则的扁平丘疹，久而久之，局部皮肤渐渐变厚变硬，成为一片境界清楚的斑块，表皮粗糙而成为苔藓样改变。患者有顽固性瘙痒，影响睡眠、工作等，多为局限性，好发于颈项部。本病呈慢性病程，常多年不愈，治愈后也易复发。

民间偏方治神经性皮炎

苦参醋方

陈醋500毫升，苦参200克。先将苦参用水洗净，放入陈醋中浸泡5天。用前先将患处洗净，用棉签蘸药液涂搽患处，每日早晚各1次。本方止痒去屑。用治神经性皮炎。

杏仁米醋

杏仁15克，米醋250毫升。将杏仁捣烂，加米醋调匀。使用前先用热水将患处洗净，再将药液加热，洗搽患处，每日1次，连用2～3日，间隔1～2日后再用2～3次。本方主治神经性皮炎。

薄荷粥

薄荷粉10克，粳米150克，白糖适量。将粳米洗净，加水煮为稀粥，调入薄荷粉，再煮数沸，加糖服食。每日1剂，分2次服。本方清热祛风。用于风热交阻型神经性皮炎。

斑蝥酊

斑蝥3克，3%碘酒100毫升。将斑蝥放入碘酒中浸泡7天，用时先以1：5000高锰酸钾溶液洗净患处，再用上药涂搽，每天3～4次。本方主治神经性皮炎。

鸡蛋米醋

鸡蛋3个，米醋500毫升。将鸡蛋置瓶内，加米醋浸没，浸7～10天后取出，去蛋壳，将鸡蛋与米醋搅匀，装入有盖容器中，每天用此液涂擦患处2～3次，坚持一段时间，有良效。本方主治神经性皮炎。

五倍子煎

五倍子、枯矾、炉甘石各6克，加水煎至60毫升，涂擦患处，每日4次。本方主治神经性皮炎。

名医验方治神经性皮炎

全虫方

全蝎（打碎）、皂角、苦参各6克，皂角刺12克，蒺藜、炒槐花各15～30克，威灵仙12～30克，白鲜皮、黄柏各15克。将上述材料加适量水煎，去渣取汁，每日1剂，分2次温服。本方息风止痒，除湿解毒。主治慢性湿疹、慢性阴囊湿疹、神经性皮炎、结节性痒疹等慢性顽固性瘙痒性皮肤病。

来源：本方来源于《赵炳南临床经验集》。

皮癣膏

黄柏、白芷、轻粉各25克，煅石膏、蛤粉、五倍子各30克，硫黄、雄黄、铜绿、章丹各15克，枯矾、胆矾各6克。将以上各药均取净末，研和极匀，加凡士林500克调和成膏。外擦患处，每日1～2次。本方主治神经性皮炎、脂溢性皮炎。

来源：本方来源于《朱仁康临床经验集》。

黄柏外擦方

取黄柏50克，食用醋精200毫升。将黄柏放入食用醋精中，浸泡6～7天，用纱布过滤后，分装入50毫升瓶中，放置备用。用时，将患处用温水洗净，用竹签蘸药液点搽患处，因高浓度的醋精脱水，使患部萎缩，加之角质剥落溶解的协同作用，患处苔藓样鳞屑剥落，使涂药的患处呈现灰白色。本方治神经性皮炎。

验证：用本方治疗患者36例，其中治愈19例，显效12例，好转4例，无效1例，总有效率为97.2%。

何首乌煎

何首乌、生地黄各12克，牡丹皮、红花、地肤子各4.5克，熟地黄、当归各9克，白蒺藜、僵蚕、玄参、甘草各3克，蛇床子、地骨皮各适量。水煎服，同时外用枫银膏（大枫子仁、水银按3∶1配成软膏），每日搽1次，配合艾卷熏灸，每次3分钟，每日1次。本方主治瘙痒型神经性皮炎。

验证：用本方治疗患者101例，有效99例，无效2例。总有效率为98.02%。

宣肺化湿汤

桂枝、甘草、杏仁、白芍、生姜各9克，麻黄6克，葛根、生石膏各18克，薏苡仁19克，当归尾12克，大黄3克，大枣7枚。每日1剂，水煎服。本方宣肺解表，化湿清热。用治神经性皮炎、泛发性湿疹。

验证：用此方治疗患者50例（其中神经性皮炎32例，泛发性湿疹18例），结果治愈38例，好转9例，无效3例，总有效率为94%。

其他疗法治神经性皮炎

泡脚疗法

生何首乌、大胡麻仁各50克，生地黄、白鲜皮各30克，当归15克，首乌藤（夜交藤）40克。将以上中药同入锅中，加水适量，煎煮30分钟，去渣取汁，与40℃的温水3000毫升同入泡足桶中。一边泡足一边用纱布蘸药液清洗患处。每晚1次，每次30分钟，7天为1个疗程。本方养血润燥止痒。主治血燥型神经性皮炎，症见皮损干燥、肥厚、脱屑、奇痒，夜间加重，抓破渗血。

刮痧疗法

取颈背部风池、大椎、膈俞；上肢部内关、神门；下肢部足三里、委中、血海、阴陵泉、三阴交；其他：皮损的局部。先刮拭颈背部的风池、大椎、膈俞，再刮拭内关、神门，最后刮拭足三里、委中、血海、阴陵泉、三阴交。用刮痧板或者手掌轻轻拍打患者病变的局部，一般为痛痒、胀麻的部位，以皮肤出痧为度。

第九章

五官科疾病特效偏方验方

近视
青光眼
白内障
结膜炎
耳鸣
耳聋
中耳炎
鼻炎
咽炎
扁桃体炎
口腔溃疡
牙周炎
牙痛

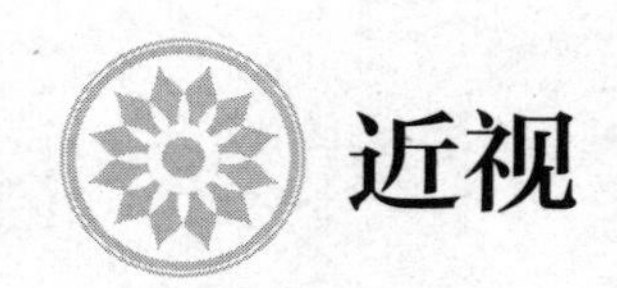

近视

近视是指视远物模糊不清，视近物仍正常。发生近视除遗传因素外，多与青少年时期不注意用眼卫生有关，如灯光照明不良、坐位姿势不良、常躺着看书、在颠簸的车上读报、课程负担过重、印刷品质量太差、看电视时间过长或距离太近等。其他因素有营养不良、微量元素缺乏、龋齿等都与近视的发生有一定关系。由于眼的调节器官痉挛所引起的近视，称假性近视。

本病相当于中医"近怯"范畴，多因阳气不足所致，气血不足、肝肾亏虚可加重病情的发展。

民间偏方治近视

枸杞红枣鸡蛋汤

枸杞子15～30克，红枣6～8枚，鸡蛋2个。将枸杞子、红枣、鸡蛋加水同煮。蛋熟后去壳，小火煮半小时。吃蛋饮汤。每日或隔日服1次。本方适用于近视眼。

人参远志饮

人参10克，远志30克。将人参、远志共杵为末，每日8克，每次一包，沸水冲泡代茶饮，连服7～10日。本方补肾益气，养心安神。适用于心脾两虚之近视眼。

酸枣仁粥

酸枣仁30克，粳米50克，红糖适量。将酸枣仁捣碎，用纱布袋包扎，与粳米同入砂锅内，加水500毫升，煮至米烂汤稠，停火。然后去掉纱布袋，加入红糖，盖严，闷5分钟即可服用。每晚临睡前1小时，温热服食。本方补心益气，安神定志。用治近视眼，全身无明显不适，或神疲心悸。

枸杞榛子仁汤

榛子仁、枸杞子各50克。将上述材料加适量水煎服。每日1剂。本方补肾益精，养肝明目。用治头晕目眩，视力减退。

党参桂圆粥

党参30克，龙眼肉15克，粳米150克。党参煎水取汁，入龙眼肉、粳米煮粥，分2次食。本方补气养血，养胃和中。适用于气血不足之近视眼。

菟丝子鸡蛋方

鸡蛋1个，菟丝子10克。将菟丝子研末，打入鸡蛋搅匀，加水适量煮至蛋熟。食蛋饮汤。本方适用于肝血不足型近视，症见视物不清。

名医验方治近视

复方生姜膏

鲜生姜（洗净去皮）0.6克，明矾面6克，黄连面、冰片各0.6克。将上药共研成泥膏状，收贮备用。患者取仰卧位，用1寸长、半寸宽的2层纱布条将眼盖好，然后在眉上一横指往下，鼻上一横指往上，两边至太阳穴区域内将药膏敷上，眼区可稍厚一些。敷后静卧，待药膏自然干裂为止。每日敷药1次。本方清热明目。治近视眼。

验证：治疗298只眼，显著进步143只，进步129只，无效26只。

枸杞子煎

枸杞子30克，当归、白芍各10克，熟地黄20克，川芎6克，菟丝子、墨旱莲、女贞子、地骨皮、覆盆子各10克。将上述材料加适量水煎3次分服，每日1剂，连服10剂。本方主治近视眼。

验证：临床上用本方治疗患者多例，效果满意。

陈皮茶

陈皮150克，白莘茶叶100克，铁观音茶叶10克，桂皮20克，八角20克。把陈皮、白莘茶、铁观音茶、桂皮、八角切碎或碾碎，均匀掺合在一起，每次取用这种混合的配料4～5克放入杯中加入开水浸泡或放入锅中加水煮沸，等待水温凉时把水饮尽。每天2次，早晚各一次。本方治近视。

其他疗法治近视

按摩疗法

取率谷、风池、丝竹空、太阳、四白、神庭、攒竹、印堂、睛明、瞳子髎、下桥弓、肝俞、肾俞、光明等穴。用大鱼际按揉太阳30次，方向为向后转动；用双手拇指背节处交替推印堂至神庭50遍；用双手拇指指腹分推攒竹，经丝竹空，至两侧太阳30～50遍；按揉睛明、攒竹、神庭、四白、丝竹空、瞳子髎、肝俞、肾俞、光明各50次；双手食指微屈，以食指背节处从内向外推抹上下眼眶，上下各50遍；用中指指端叩击后头部2～3分钟；用拇指指腹推下桥弓左右各10遍；用拇指背节处，以率谷为中心轻揉头部两侧各30～50次；用力拿捏风池10～20次，以局部产生较强的酸胀感为佳；摇动颈椎左右各10转；轻轻扳动颈椎，左右各1次；由前向后用五指拿头顶，至头后部改为三指拿，顺势从上向下拿捏项肌3～5遍；用双手大鱼际从前额正中线抹向两侧，在太阳处重按3～5下，再推向耳后，并顺势向下推至颈部做3遍。

青光眼

青光眼是指眼内压间断或持续升高的一种常见疑难眼病。该病发病迅速、危害性大、随时可导致失明。持续的高眼压可以给眼球各部分组织和视功能带来损害导致视神经萎缩、视野缩小、视力减退，失明只是时间的迟早而已。在急性发作期24 ~ 48小时即可完全失明。如不及时治疗，视野可以全部丧失而致失明。青光眼是导致人类失明的三大致盲眼病之一，总人群发病率为1%，45岁以后为2%。

根据致病原因不同，临床上可分为原发性青光眼、继发性青光眼、先天性青光眼和外伤性青光眼。这里仅就原发性青光眼加以介绍，其属中医学的“绿风内障”与“青风内障”范畴，本病的病因病机尚不十分清楚，但本病的发作往往与情绪过于激动有关。临床上大体可分肝阳上亢、风痰上扰、肝郁脾虚、阴虚火旺等证型。

民间偏方治青光眼

桑杞五味茶

桑椹60克，枸杞子15克，五味子10克。将上3味分作3份。每次用1份，沸水冲泡，代茶饮。本方补肝益肾。适用于原发性青光眼。

双冬粥

天冬15克，麦冬15克，粳米120克，冰糖适量。将粳米洗净，加天冬、麦冬所煎之水，煮成二冬粥。加冰糖适量，每日2次，每次1小碗。本方适用于闭角型青光眼伴口干唇燥，大便干结者。

桂圆红枣汤

龙眼肉20克，红枣20枚。用法：龙眼肉、红枣同煮桂圆红枣汤。每日食1剂。本方适用于老年人青光眼缓解期少气乏力者。

绿豆决明子饮

绿豆150克，决明子30克。先将绿豆洗净，与决明子一同放入砂锅内，加水适量，煎煮成汤。日服1剂，可经常食用。本方适用于青光限、双目红赤肿痛等。

菊明玳玳花茶

菊花10克，决明子15克，玳玳花3克。将上3味放保温杯内，沸水冲泡。代茶饮，每日1剂。本方清肝明目，和胃止呕。适用于原发性青光眼。

牛奶蜂蜜饮

牛奶250克，炒核桃仁20克，蜂蜜（蜂蜜食品）30克，鸡蛋1个。用法：先将炒核桃仁捣烂，再将鸡蛋打散，冲入牛奶，另加核桃仁和蜂蜜，煮沸后食用。日服1次，连服数日。本方主治原发性青光眼。

白术酒

白术15克，白酒60毫升。将白术用白酒浸泡后，加水1150毫升，文火煎煮，煮取50毫升饮用。本方燥湿和中，祛风利窍。适用于青光眼。

决明茶

炒决明子15克，绿茶3克。将炒决明子加水煎沸3～5分钟，趁热冲沏绿茶，频频饮服。每日2剂。本方清肝明目。用于肝阳上亢型青光眼，症见发病较急，头痛，眩晕，善怒目胀，视力低下，眼压、血压升高，重症者可有眼红、恶心、呕吐等。

名医验方治青光眼

菊明汤

木贼草12克，牡蛎、石决明各15克，菊花30克，夜明砂10克。先把药用水浸泡30分钟，再放火上煎30分钟，每剂煎2次，将2次煎液混合，每日1剂，早、晚分服。本方清肝明目，滋阴潜阳。适用于青光眼、高血压，症见头痛或眩晕、眼痛、视力障碍、目红、便秘、舌红、脉弦数等。

来源：本方来源于刘又中医师家传方。

当归明目煎

当归10克，白芍30克，夏枯草30克，香附10克，川芎5克，熟地黄15克，钩藤（双钩）15克，车前草25克，乌梅15克，珍珠母25克，泽泻15克，槟榔6克，荷叶20克，菊花20克，甘草3克，琥珀（冲服）3克。将上述材料加适量水煎服。每日1剂，日服2次。本方平肝清热，利水缩瞳。主治原发性青光眼。

来源：本方来源于李纪源中医师经验方。

养阴平肝汤

炙鳖甲（先煎）、炙龟甲（先煎）、石决明（先煎）各24克，桑叶、菊花、沙苑蒺藜（盐水炒）、制女贞子各10克，天麻3克，白芷、蝉蜕各5克，川芎6克。将上述材料加适量水煎服，每日1剂，日服2次。本方清热养阴，平肝息风，祛风止痛。主治急性充血性青光眼、慢性单纯性青光眼急性发作（宽角型），伴头痛、眼胀。

来源：本方来源于《韦文贵眼科经验选》韦文贵。

熄风止痉汤

黄芪15克，防风、羌活、白术、川乌、钩藤（后下）、白附子、姜半夏、郁李仁各10克，全蝎6克，羚羊角0.5克（研末冲服）。将上述材料加适量水煎服，每日1剂，日服2次。本方息风止痉，除痰散结，通经活络。主治原发性青光眼。

来源：本方来源于《中国中医秘方大全》黄佑发。

黄芪生地煎

黄芪、生地黄、茯苓各30克，车前子、地龙各20克，红花、赤芍各10克，甘草5克。每日1剂，水煎，分早、晚2次口服。本方益气，活血，利水。用于青光眼术后。

验证：本方用于青光眼术后，防止患者视力下降，共治疗166只眼，显效11只眼（6.6%），有效142只眼（85.5%），无效13只眼（7.8%），总有效率92.2%。

其他疗法治青光眼

按摩疗法

取肝俞、肾俞、胆俞、攒竹、合谷、太溪、太冲。辅助的穴位有瞳子髎、脾俞、风池、风门、养老、商阳。按摩时，基本的七个穴位每次按摩时都要用，辅助的穴位每次按摩时可从中选取2～3个。每天按摩一次，每次每个穴位按摩3分钟，注意穴位都是以补法为主，所以按摩时以穴位感觉到酸麻为度，不要太用力进行强刺激。

白内障

白内障是一种眼科疾病，常发生于老年人群当中。当眼睛内原本清晰透明的晶状体变得混浊，这就是白内障。各种原因如老化、遗传、局部营养障碍、免疫与代谢异常、外伤、中毒、辐射等，都能引起晶状体代谢紊乱，导致晶状体蛋白质变性而发生混浊，称为白内障，此时光线被混浊晶状体阻挠无法投射在视网膜上，导致视物模糊。多见于40岁以上，且随年龄增长而发病率增多。

老化、遗传、局部营养障碍、免疫与代谢异常、外伤、中毒、辐射等，都能引起晶状体代谢紊乱，导致晶状体蛋白质变性而发生混浊，致白内障。中医称为“圆翳内障”“白翳黄心内障”等，认为本病多因年老体弱，肝肾两亏，精血不足，或脾失健运，精不上荣所致。另外，部分因肝经郁热及湿浊上蒸也可致病。

民间偏方治白内障

清蒸枸杞桂圆

枸杞子30克，龙眼肉20克。将上两味同放碗中，加适量水蒸熟。分2～3次服。本方滋养肝肾，养血明目。适用于老年白内障。

决明子茶

决明子100克。决明子炒香，分成每包10克纱布袋装好。每日1包，沸水冲泡，量不宜多，代茶饮用。本方清热平肝。主治白内障，属肝热上扰型，头痛目涩，口苦咽干，急躁易怒。

莲心薏米粥

莲子心10克，薏苡仁30克，粳米100克。将上三味加水500毫升，煮粥，早晚食用。本方滋阴清热，宽中利湿。主治白内障，属阴虚夹湿热型，目涩视昏，烦热口臭，大便不畅或溏薄，小便短赤，舌红、苔黄腻。

山药莲子葡萄干粥

生山药片、莲子肉、葡萄干各500克，白糖少许。将前三物同熬煮成粥，加糖食之，亦可将前三物同蒸烂成泥，加糖食之。本方适用于脾虚气弱证型白内障。

疏风明目酒

枸杞子250克，黄酒2000毫升。将枸杞子浸入黄酒中，密封贮存，4个月即成。每饮30～50毫升，每日2次，饭后服用。本方清热疏风，养肝明目。适用于肝虚所致的白内障、迎风流泪等。

核桃仁豆浆蜂乳饮

核桃仁泥2匙，豆浆1杯，蜂乳1匙。将核桃仁泥放杯内，用煮沸的豆浆冲泡，后加蜂乳，调匀。早餐后顿服，每日1剂，常服。本方适用于肝肾阴亏型老年性白内障。

五味子酒

五味子60克，低度白酒500毫升。将五味子洗净晾干，浸泡在酒内封固。10日后即可饮用。每晚睡前饮用1小盅。本方滋肾敛肺，涩精明目。适用于肺肾阴虚之老年性白内障。

扁豆大枣汤

白扁豆60克，大枣15枚。将上述材料加适量水煎服。每日1剂。本方健脾和胃，益气养血。用于预防及延缓白内障的发展。

名医验方治白内障

消障汤

土白术10克，杭白芍15克，当归10克，柴胡6克，青葙子12克，茺蔚子10克，枸杞子10克，车前子10克，石决明15克，决明子15克，香附10克，夏枯草15克，生地黄15克，甘草3克。将上述材料加适量水煎服，每日1剂，日服2次。本方疏肝理脾，清心益肾。主治肝郁肾虚型白内障。

来源：本方来源于《陕西中医学院学报》。

明目退翳汤

熟地黄、何首乌、刺蒺藜、当归、赤芍、白芍、枸杞子各15克，夜明砂（包）、桃仁、红花、菊花、川芎、石菖蒲各10克，夏枯草、沙苑子、决明子、生石决明、谷精草、活磁石各30克，柴胡6克，蝉蜕10克，甘草5克。将上述材料加适量水煎服。本方主治白内障。

来源：本方来源于李可老先生的经验方。

补消汤

熟地黄15克，何首乌15克，枸杞子15克，菟丝子12克，云茯苓12克，黄精15克，楮实子12克，昆布10克，海藻10克。将上述材料加适量水煎服，日1剂，分2次温服。本方主治老年性白内障。

来源：本方来源于《江西中医药》。

活血祛障汤

桃仁10克，红花6克，当归12克，川芎6克，熟地黄15克，白芍10克，白蒺藜6克，夜明砂10克，青葙子10克，草决明15克，菊花10克，枸杞子15克，磁石6克，神曲10克，丹参15克，益智10克，桑椹10克，蝉蜕6克，陈皮6克。将上述材料加适量水煎服，日1剂。分2次温服，4个月为1个疗程。本方主治老年性白内障。

来源：本方来源于《湖南中医杂志》。

枸杞熟地汤

枸杞子、熟地黄、黄精、何首乌各15克，云茯苓、菟丝子、楮实子各12克，海藻、昆布各10克。每日1剂，水煎，分2次温服。本方滋补肝肾，消痰软坚。主治老年性白内障。

验证：张某，男，57岁，因两眼视物逐渐模糊3个月而来就诊。查视力：右眼0.4，左眼0.2。散瞳检查两眼晶体后囊轻度混浊，其他未见异常。舌脉及两便正常。中医诊断为：圆翳内障（初期）。即投以上方。2周后，视力右眼0.9，左眼0.6。后续服10剂，视力右眼1.0，左眼0.6。

其他疗法治白内障

外用方

谷精草、木贼草、白芍各15克，决明子12克，菊花、玄参各15克，水煎。用无菌纱布蘸取该液擦洗患眼，每日3次，每次15分钟。本方主治白内障。

点眼法

鲜橄榄核1枚，人乳适量。把鲜橄榄核用刀切成两段，蘸人乳点眼，每日2～3次。本方适用于角膜云翳。

结膜炎

结膜炎是结膜组织在外界和机体自身因素的作用下发生的炎性反应。虽然结膜炎本身对视力影响并不严重，但是当其炎症波及角膜或引起并发症时，可导致视力的损害。根据结膜炎的病情及病程，可分为急性、亚急性和慢性三类；根据病因又可分为细菌性、病毒性、衣原体性、真菌性和变态反应性等；根据结膜的病变特点，可分为急性滤泡性结膜炎、慢性滤泡性结膜炎、膜性及假膜性结膜炎等。

本病一般无剧烈疼痛，仅有异物感、烧灼感，还可能有不同程度的畏光流泪。中医称之为“暴风客热”“天行赤眼”等，认为多因风热毒邪侵犯白睛所致。治以疏解外邪，清热解毒为主。

民间偏方治结膜炎

决明菊花粥

决明子、白菊花、白糖各15克，粳米100克。将决明子炒出香味，凉后与白菊花同煎，去渣取汁，澄清沉淀，淘洗净的粳米与药汁同入锅，加适量清水煮成粥，食时加入白糖。每日1次，7日为1个疗程。本方清肝明目、润肠通便。适用于结膜炎所致的目赤肿痛、视物模糊。

苦瓜末

苦瓜1个，灯心草适量。将苦瓜剖开去瓤，晒干，焙干研末，灯心草煎汤。每次取苦瓜末5克，灯心草汤送服，每日2次。本方适用于风热型急性结膜炎。

蒲公英汤

鲜蒲公英30～60克。将鲜蒲公英洗净，加水煎汤饮服，同时用少许药汁洗眼。每日3次。本方清热解毒，消肿散结。用治热毒型急性结膜炎，症见眼赤肿明显、灼热羞明、头痛眼痛、眵泪黏结等。

黄芩茶

黄芩15克。将上药制成粗末，沸水冲泡。代茶饮用。本方清热泻火，明目。适用于上焦肺火盛或郁热导致的急性结膜炎。

菊花龙井茶

菊花12克，龙井茶3克。将菊花、龙井茶放入杯中，开水冲沏，代茶饮。本方疏风清热。用于急性眼结膜炎的辅助治疗。

枸杞车前桑叶汤

鲜枸杞苗30克，鲜车前草30克，鲜桑叶60克。将鲜枸杞苗、鲜车前草、鲜桑叶洗净。将其放入锅中，加水煎汤服用。本方清热解毒，利水明目。治疗热毒壅盛之急性结膜炎。

清肝明目茶

决明子25克，茺蔚子10克。将决明子、茺蔚子用文火炒黄，压碎，放入砂锅中，加水适量，煎煮20分钟，取汁。代茶饮用，每日1剂。本方祛风散热，清肝明目。适用于预防夏季急性结膜炎。

金莲菊花甘草饮

金莲花、菊花各10克，生甘草3克。将金莲花、菊花、生甘草加水适量，煎煮20分钟，滤取煎液。分次饮用。每日1剂。本方适用于急性结膜炎。

名医验方治结膜炎

疏风清热利湿汤

金银花15～20克，连翘15克，黄芩15克，夏枯草15克，茵陈15克，牡丹皮15克，白鲜皮15克，赤芍15克，生地黄20～30克，藿香10克，木贼12克，枳壳12克。将上述药物加适量水煎服，每日1剂，分2次温服。本方主治急性结膜炎。表现为双眼痒涩灼痛，红肿眵多，口干口苦，舌红，苔黄厚，脉弦滑。

来源：本方来源于《新中医》1998年第7期。

清热解毒汤

紫花地丁15克，金银花12克，蒲公英15克，野菊花15克，黄芩15克，茯苓15克，赤芍12克，桔梗6克，薄荷3克（后下），生甘草6克。将上述药物加适量水煎服，每日1剂，分2次温服。本方主治病毒性结膜炎。表现为忽感双眼不易睁开，肿痛，灼热感，流黏水，伴喉痛，鼻塞，口苦心烦，喉痛，大便干结，舌红，苔薄黄，脉弦数。

来源：本方来源于《浙江中医学院学报》。

疏风清目汤

蔓荆子10克，白蒺藜10克，谷精草10克，桑叶10克，菊花10克，赤芍10克，决明子15克，密蒙花10克，蝉蜕10克，木贼10克，牡丹皮10克，薄荷10克（后下），甘草10克。将上述药物加适量水煎服，每日1剂，分2次温服。同时用干净的氯霉素滴眼液的空瓶吸取煎液的滤过液（用双层消毒纱布过滤）滴眼，每日7～8次，每次2～9滴。本方主治流行性出血性结膜炎。表现为双眼白睛红肿疼痛，畏光流泪，眵多黏结，伴头痛，鼻塞流涕，口干，舌红，苔薄白，脉浮数。

复方菊花煎

菊花、密蒙花、谷精草、桑叶、生地黄、赤芍各9克，栀子、川黄连、桔梗各6克，金银花、连翘、白茅根各15克。每日1剂，水煎服。本方清热解毒，凉血消炎。主治急性结膜炎，症见两目红肿疼痛，有异物感，分泌物多，视物不清。

验证：用此方治疗9例患者，治愈7人，好转2人，有效率100%。

生地桑白皮煎

生地黄10～30克，牡丹皮10克，黄芩10克，赤芍10克，木贼10克，蝉蜕6克，当归尾15克，桑白皮30克，金银花20克，连翘10克，桔梗10克，白蒺藜12克。先将药放入药锅中，用清水浸泡20分钟，再煎20～30分钟，取药液150毫升，加水再煎取药液150毫升，将2次煎出药液混合。每日1剂，早饭后30～60分钟和晚上临卧前各服1次。本方用治结膜炎、泪囊炎。

加减：若眼球疼痛难忍者，加延胡索（元胡）6克；口干口苦者，加麦冬10克，龙胆10克；大便秘结者，加酒大黄（酒军）3～6克；眼痒者，加白鲜皮20克。

验证：用此方治疗结膜炎89例，其中治愈58例，显效21例，有效8例，无效2例，总有效率为97.8%。

其他疗法治结膜炎

熏洗法

菊花、金银花、密蒙花各6克，荆芥9克，冰片0.5克，薄荷5克。上述材料加适量水煎熏洗双眼，每日3次。本方清热，疏风，止痒。适用于过敏性结膜炎、春季卡他性结膜炎。

耳鸣

耳鸣为耳科疾病中常见症状，患者自觉耳内或头部有声音，但其环境中并无相应的声源，而且愈是安静，感觉鸣音越大。耳鸣音常为单一的声音，如蝉鸣声、吱吱声、蒸汽机声、嘶嘶声、铃声、振动声等，有时也可为较复杂的声音。可以是间歇性，也可能为持续性，响度不一。一些响度较高的持续性耳鸣常常令人寝食难安。引起耳鸣的原因较多，各种耳病均可发生耳鸣，如耵聍栓塞、咽鼓管阻塞、鼓室积液、耳硬化症；内耳疾病更易引起此症，如声损伤、梅尼埃病。此外，高血压、低血压、贫血、白血病、神经官能症、耳毒药物等均可引起耳鸣。中医学认为耳鸣多为暴怒、惊恐、胆肝风火上逆，以至少阳经气闭阻所致，成因为外感风邪，壅遏清窍，或肾气虚弱，精气不能上达于耳而成，有的还有耳内作痛。

民间偏方治耳鸣

绿茶五味子饮

绿茶1克，北五味子4克，蜂蜜25克。先将250克五味子文火炒微焦，备用。用时按上述剂量加开水400～500毫升分3次温饮，每日1剂。本方主治耳鸣，腿软乏力。

生姜全虫散

生姜49片，全蝎49个。将上述两味同炒，以姜干为度，共研为细末，温酒冲服，过2～4小时，再进1服。本方主治痰浊上升，壅塞清窍所致耳鸣、耳聋，症见两耳蝉鸣不息，有时闭塞憋气，听音不清，头昏沉重，胸闷脘满，苔腻，脉滑。

首乌红枣粥

制何首乌40克，红枣5枚，粳米100克，红糖20克。将制何首乌洗净，切成薄片，煎汁去渣；红枣洗净去核；粳米淘洗净，共入药汁中煮粥，粥熟加红糖调匀。每日1～2次，7日为1个疗程。隔几日后可继续服食。本方补肝肾，益精血。适用于肝肾亏损、头发早白、头昏耳鸣等症。

黑芝麻红茶水

黑芝麻30克，红茶3克。将黑芝麻炒香研末。红茶用沸水冲沏，取汁冲入黑芝麻末中，代茶饮用。每日2剂。本方养血补虚。用治耳鸣兼有大便干燥者。

白菊花二叶水

嫩桑叶、白菊花、苦竹叶各20克。将上3味放入茶壶中，用沸水冲沏，代茶饮用。每日1剂。本方清火除烦，疏风清热，生津利咽。用治耳鸣、咽喉肿痛、目赤肿痛等。

舒肝活血通窍粥

柴胡10克，香附10克，丹参30克，石菖蒲10克，大米60克。将前4味洗净煎汤取汁，加入大米煮粥，分2次温服。本方舒肝，活血，通窍。适用于气滞血瘀之耳鸣耳聋。

芍药甘草汤

白芍10克，炙甘草5克。每日1剂，水煎服。本方养阴柔肝止鸣。用治耳鸣，呈喀喀声，属现代医学的客观性耳鸣。

生地牡蛎汤

生地黄、玄参、磁石、牡蛎各30克。每日1剂，水煎服。本方滋阴潜阳。用治耳鸣及听觉不聪，症见耳鸣嗡嗡作响或如蝉叫者。

名医验方治耳鸣

骨碎枸杞汤

骨碎补、菟丝子、狗脊、续断、枸杞子、当归、白芍、川芎各12克，黄芪30克，补骨脂15克，干地黄20克，鸡血藤30克。将上述材料加适量水煎服，每日1剂。本方和络止痛，益肾养血。主治肾虚耳鸣、耳聋、牙齿浮动，疼痛难忍。

来源：本方来源于《丹溪心法》。

黄芪丸

黄芪50克，羌活、白蒺藜（去刺）各25克，黑附子（大者）1枚，羯羊肾1对。将羯羊肾焙干，白蒺藜瓦上炒，共研为细末，酒糊为丸，如梧桐子大。每服30～40丸，空腹，煨葱盐汤送下。本方治肾虚耳鸣，夜间睡着，如打战鼓，觉耳内风吹，更四肢抽掣疼痛。

验证：用此方治耳鸣63例，结果治愈45例，显效9例，好转4例，无效5例，总有效率为92%。

黄芪羌活丸

黄芪50克，羌活、白蒺藜（去刺）各25克，黑附子（大者）1个，羯羊肾1对。将羯羊肾焙干，白蒺藜瓦上炒，共研为细末，酒糊为丸，如梧桐子大。每服30～40丸，空心，煨葱盐汤送下。本方治肾虚耳鸣，夜间睡着，如打战鼓，觉耳内风吹，更四肢抽掣疼痛。

验证：用此方治耳鸣63例，结果治愈45例，显效9例，好转4例，无效5例。总有效率为92%。

黄芪党参汤

黄芪、党参各20克，炙甘草、当归、白术各10克，升麻、通草各8克，橘皮、柴胡各6克，石菖蒲5克。每日1剂，水煎，分2次服（以饭后约半小时服药为宜）。5天为1个疗程，连续服药3个疗程。本方益气养血，补肝肾。主治耳鸣。

验证：用此方治疗30例，治愈23例，显效2例，好转3例，无效2例。

柴胡清肝汤

柴胡10克，生地黄12克，赤芍15克，牛蒡子10克，当归18克，连翘10克，川芎10克，黄芩12克，栀子10克，天花粉15克，防风10克，甘草3克，菊花10克。每日1剂，水煎，分3次服。本方清肝利胆，解毒开窍。用治胆热上犯之耳鸣、头昏、心烦易怒等实证。

验证：用此方治疗耳鸣45例，其中痊愈29例，显效8例，有效5例，无效3例。总有效率为93.3%。

其他疗法治耳鸣

指塞憋气法

中老年人易发生耳鸣，尤其是脑血管、神经系统患者。当耳鸣时，用小拇指尽量压入耳朵眼内（左耳鸣，压左耳，右耳鸣，压右耳），要挤紧，然后小拇指稍向上，将小拇指弹出，耳鸣立刻可止。耳鸣时憋一口气，尽量憋气时间长些，尔后慢慢呼出，一般憋1～2口气即可使耳鸣停止，效果较好。

耳枕法

耳鸣能影响听力和睡眠，耳鸣患者可取适量盐，将其炒热后装入布袋中，以耳枕之，袋凉则换，坚持数次，即可见效。

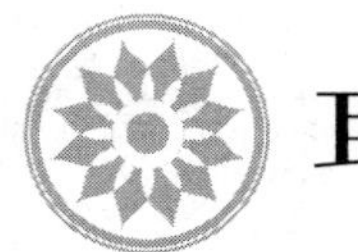

耳聋

耳聋是指由药物、某些化学制剂或其他原因所致的听力暂时性或永久性丧失的一种病症。临床常见的有药物性耳聋、突发性耳聋及先天或疾病所致耳聋等几种。药物性耳聋一般均有近期用药（如氨基糖苷类抗生素等）史或化学制剂接触史，临床上以耳鸣、耳聋、眩晕、共济失调，并可伴有肢端麻木等为特征；而突发性耳聋则可能与病毒感染、情绪波动或圆窗膜破裂有关，临床上以突然出现的耳聋，伴耳鸣、眩晕等为特征。中医亦称本病为“耳聋”。其基本病机为脏腑气血阴阳失调，兼挟血脉瘀阻。

民间偏方治耳聋

耳聋铁酒

铁块500克，黄酒1000毫升。将铁块冲洗干净，将炭火烧红，趁热投入黄酒中，候温，取出铁块，滤取酒液即成。每服30～50毫升，每日3次。本方镇肝充耳。治耳聋。

葛根甘草汤

葛根20克，甘草10克。将葛根、甘草水煎两次，每次用水300毫升煎半小时，两次混合。分2次服。本方改善脑血流、增加内耳供血。治突发性耳聋。

柴胡制香附

柴胡、制香附各50克，川芎25克。将上述材料共研极细末，1日3次，每次9克，温开水吞服。本方治外伤性耳聋。

仙鹤草煎

鲜仙鹤草（连根）150克。将仙鹤草加冷水适量，煎成浓汁频饮，每日1剂，连用10天为1个疗程。本方主治耳聋。

熟地黄柏煎

熟地黄50克，黄柏10克，石菖蒲10克，将上述药物放入砂锅内加水500毫升，浓煎为250毫升，温服，每日1剂。本方对阴虚火旺所致的耳鸣、耳聋疗效较好。

菊花马蹄粉茶

菊花粉6克，马蹄粉25克，藕粉25克，白糖适量。将前3味以温开水调成糊状，用沸水冲熟，加入白糖，早晚服。本方清热平肝泻火。适用于肝火上炎之耳鸣耳聋。

名医验方治耳聋

菖蒲根丸

石菖蒲根1寸，巴豆1粒（去皮心）。将上药合捣，筛去杂质，分作7丸，棉裹，卧即塞，每夜更换。本方治耳聋。

来源：本方来源于《补缺肘后方》。

龙胆甘草汤

龙胆、黄芩、泽泻各8克，木通、生地黄、栀子各9克，车前子3克，当归、柴胡、生甘草各6克。将上述材料加水煎服。也有制成丸剂的，每服6～9克，每日服2次，温开水送下。本方泻肝胆实火，清下焦湿热。适用于肝胆实火上扰型耳聋。

来源：本方来源于《医方集解》清热方。

党参陈皮水

党参、川芎、菊花各20克，陈皮、山楂、红花、泽泻各15克，牡丹皮10克。水煎服，每日1剂。本方健脾利湿，祛痰开窍。适用于脾肺气虚、湿阻中焦，痰浊上扰突发性耳聋。

来源：本方来源于崔向志医师良方。

柴胡香附散

柴胡、制香附各50克，川芎25克，天麻15克，防风10克，三七20克。将上药共研为细末，装瓶内备用。用时，每次服8克，开水送服。1周为1个疗程。本方用治外伤性耳聋。

验证：用本方治疗外伤性耳聋患者39例，经用药3～5个疗程后，其中治愈36例，有效2例，无效1例。总有效率为97.43%。

聪耳汤

生白芍、炒当归、牡丹皮、丹参、白蒺藜、枸杞子各9克，炙远志4.5～6克，石菖蒲3～4.5克，耳聋左慈丸12克（包煎）组成。每日1剂，分两次煎服。本方主治肝肾阴亏型耳鸣失聪之症。

来源：本方来源于张赞臣经验方。

其他疗法治耳聋

外用方

蚂蚱数只，冰片少许，香油适量。蚂蚱置瓦上焙成灰，和入冰片后入香油内，以油涂耳，每日2次。本方主治药物中毒性耳聋。

刮痧疗法

取听宫、耳门、听会、翳风、百会、脾俞、肾俞、外关、中渚、足三里、阳陵泉、三阴交、侠溪、太溪。对于听宫、耳门、听会、翳风用刮痧板棱角进行点按即可；然后刮拭百会、脾俞、肾俞；接着刮拭外关、中渚，以皮肤出现潮红为度；最后刮拭足三里、阳陵泉、三阴交、侠溪、太溪，侠溪、太溪可不出痧。

中耳炎

中耳炎是中耳鼓室黏膜受到金黄色葡萄球菌、肺炎双球菌、溶血性链球菌、流感嗜血杆菌等细菌感染而诱发的一种炎性病变，可累及中耳（包括咽鼓管、鼓室、鼓窦及乳突气房）全部或部分结构，好发于春冬两季，包括非化脓性以及化脓性两种，其中非化脓性中耳炎也称为卡他性中耳炎，而化脓性中耳炎有急性与慢性之分。中医认为，中耳炎的发病是由于体内肝胆湿热，（火）邪气盛行导致的，故又称为“耳脓”“耳疳”。

民间偏方治中耳炎

公英车前饮

蒲公英30克，车前草15克。以上两味共煎水。代茶饮，每日1剂，连用10日。本方适用于肝火型中耳炎。

银菊茶

金银花10克，菊花10克。将上述材料用开水冲泡代茶饮。本方清热解毒。主治化脓性中耳炎，属肝胆火盛、邪热外侵型，起病较急，耳内疼痛，并见耳鸣，听力障碍，耳内胀闷感，伴恶寒发热，头痛，鼻塞涕流。

茯苓赤豆粥

茯苓30克，赤小豆30克，大米50克。先煮赤小豆、茯苓，待快熟时加入大米，煮成粥。吃粥，每日1剂，常食。本方适用于脾虚型中耳炎。

扁豆粥

白扁豆50克，郁李仁15克，黑大豆50克，粳米250克。将白扁豆、黑大豆浸泡，郁李仁去皮研碎，与粳米一起煮至五成熟，过滤，上笼蒸熟，稍温即食。本方健脾渗湿。主治化脓性中耳炎，属脾虚湿困、上犯耳窍型，耳内流脓，经年累月，时重时轻，流脓量多而清稀，无明显臭味。

莲心茶

莲子心10克。将莲子心放入杯中，用沸水冲泡，代茶饮用。每日2剂。本方清心泻火。适用于中耳炎。

枸杞黄精汤

枸杞子10克，黄精10克，冰糖10克。将黄精制成粗末，和枸杞子、冰糖用开水冲泡。代茶饮，每日1剂，连用15日。本方适用于肾虚型中耳炎。

枣肉枸杞粥

枣肉15克，龙眼肉、枸杞子各20克，粳米100克，白糖适量。将上述材料以常法煮粥，粥煮好后加白糖调味服用。每日2次。本方主治慢性化脓性中耳炎。

名医验方治中耳炎

柴胡白冬饮

柴胡、白芷、栀子、赤芍各15克，冬瓜子、蒲公英各30克，泽泻20克，龙胆10

克，甘草6克（10岁以下儿童剂量酌减）。将上述材料加适量水煎服，每日1剂，日服3次。本方泻火解毒，利水通窍。主治急性化脓性中耳炎。

来源：本方来源于《四川中医》贺军安。

升青流气饮

升麻3克，青皮6克，黄芪10克，木香3克，紫苏叶、大腹皮各10克，乌药6克，柴胡、川芎、石菖蒲各3克，蔓荆子6克。将上述材料加适量水煎服，每日1剂，日服2次。本方调理气机，升清开窍。主治航空性中耳炎。

来源：本方来源于《中国中医药报》干祖望。

通耳窍方

柴胡、香附、川芎、石菖蒲各10克，当归15克，红花5克，泽兰、法半夏、茯苓各10克。每日1剂，水煎服，日服2次。本方祛瘀除痰，行气通窍。主治慢性非化脓性中耳炎。

来源：本方来源于《中国当代中医名人志》谭敬书。

注意：本方须连续服药1个月以上，同时应教会患者做捏鼻鼓气通窍法、鼓膜按摩法及耳前后穴按摩法，早、晚坚持进行，数月不懈，其效始佳。

银花消炎汤

金银花、薄荷、甘草各5克，连翘、荆芥、牛蒡子、桔梗、夏枯草、青蒿、石菖蒲、茯苓、车前子、泽泻、桑白皮各10克。每日1剂，水煎，分早、晚2次口服，10日为1个疗程，一般治疗1～2个疗程，6岁以下小儿剂量酌减。本方疏风解表，散邪通窍，清热利水。主治小儿急性分泌性中耳炎。

验证：用本方治疗小儿急性分泌性中耳炎60例，治愈41例，好转15例，无效4例，总有效率为93.3%。

生地麦冬汤

生地黄、白芍、白术、大枣、磁石、生牡蛎、麦冬各10克，甘草3克，葱白6克。每日1剂，水煎2次，分2次服。本方健脾益气，养血和营，滋阴潜阳。主治慢性化脓性中耳炎。

加减：阴虚较甚者，加玄参；气虚者，加生黄芪。

验证：用本方治疗患者21例，痊愈（症状消失，听力恢复正常，鼓膜瘢痕愈合者）19例，有效（症状好转者）2例。

其他疗法治中耳炎

外用方

枯矾5克，冰片3克。共研极细末，装瓶备用。用时先以双氧水冲洗外耳，棉签吸干。再取本药少许，吹入耳内，每天1次，连用3次即愈。本方主治急、慢性中耳炎，听力减退，有脓液外溢者。

塞耳法

鲤鱼胆汁适量。将鱼腹内的苦胆轻轻取出，把胆汁挤入小碗内。用双氧水将耳内脓水擦洗干净，滴入鲤鱼胆汁，然后以棉花球堵塞耳孔。每日滴1次，3次可愈。本方清热解毒，消炎祛肿。适用于急性和慢性中耳炎。

鼻炎

鼻炎包括急性鼻炎和慢性鼻炎。

急性鼻炎是常见的鼻腔黏膜急性感染性炎症，往往为上呼吸道感染的一部分。临床主要表现为：鼻塞、流涕伴有嗅觉减退，闭塞性鼻音。中医称之为“伤风鼻塞”。基本病机为风寒或风热之邪入侵，上犯鼻窍，宣降失常，清窍不利。

慢性鼻炎是指鼻腔黏膜及黏膜下层的慢性炎症。急性鼻炎反复发作或治疗不彻底是造成慢性鼻炎最常见的原因。本病的主要症状有鼻塞、流涕，遇冷空气刺激时加重，鼻腔分泌物为黏液脓性，鼻腔分泌物增多，可伴有嗅觉减退，咽喉干燥，有的患者因鼻塞而发生头痛、头晕等症状。中医学认为，慢性鼻炎主要与肺的功能有关，因为“鼻为肺之窍”，鼻的各种功能正常，主要依赖肺气的作用。

民间偏方治鼻炎

苍耳桔梗桂枝茶

桔梗10克，桂枝7克，苍耳子10克，红茶20克。将上述4味共放锅内，加清水500毫升，用文火煎30分钟，过滤去渣，留取药汁300毫升。1日分2～3次服完，加温为宜。本方清热除风。适用于鼻炎、副鼻窦炎等症。

辛夷百合粳米粥

辛夷适量，百合20克，粳米50克。将辛夷研为细末，百合和粳米同煮粥，食粥时调入辛夷末1～2食匙。日服1次，连服1～2周。本方适用于过敏性鼻炎。

辛夷花鸡蛋

辛夷花15克，鸡蛋2枚。将辛夷花放入砂锅内，加水2碗煎至1碗，去渣取汁，备用。鸡蛋煮熟，去壳，刺小孔10余个，加入药汁锅内，煮沸10分钟即可服食。每日1剂，常服有效。本方通窍，止脓涕，驱风止痛。用治疗慢性鼻窦炎之流脓涕、体弱不胜寒凉。

白菜萝卜汤

白菜心250克，白萝卜60克，红糖适量。将上物加适量水煎，加红糖，吃菜饮汤。

本方用治急性鼻炎。

小麦荷叶粥

新小麦50克，荷叶1张。将新小麦去皮淘净，加水如常法煮粥，将熟时把荷叶覆上再煮至熟。每日2剂，可常服。本方适用于气虚型慢性鼻炎。

菊花白芷煎

菊花、白芷各10克，大葱、鲜姜各50克。将大葱洗净切碎，鲜姜切丝，与前两味药共煎10分钟，去渣趁热服下，早、晚各一次，连服5～7天。本方主治鼻炎。

双花薄荷饮

菊花10克，栀子花10克，薄荷3克，葱白10克，蜂蜜适量。将上述药物（除蜂蜜）用沸水冲泡，取汁加蜂蜜调匀，代茶频饮，每日1剂，连用3～5日。本方主治鼻炎。

龟板熟地陈皮饮

龟甲15克，熟地黄10克，陈皮6克，蜂蜜适量。先煎龟甲20分钟，后入熟地黄、陈皮再煎10分钟后，去渣取汁，调入蜂蜜服用。每日1剂，连用数日。本方适用于阴虚型慢性鼻炎。

名医验方治鼻炎

加味苍耳散

辛夷、苍耳子、薄荷叶各6克，北细辛3克，白芷5克。将上述材料加适量水煎，去渣取汁，分2次温服，每日1剂。本方疏风散寒，通利鼻窍。主治急性鼻炎。

来源：《中国百年百名中医家临床丛书·俞慎初》。

嗑鼻散

山柰、白芷、鹅不食草各30克，细辛10克，薄荷6克，冰片2克。将上药共研细面，贮瓶密封备用。每次用少许嗑鼻，每天用3～4次。本方嗑鼻通窍。适用于单纯性鼻炎和肥厚性鼻炎。

来源：本方来源于吕承全医师方。

石菖蒲防风煎

石菖蒲、秦艽各12克，党参、五味子、黄芪、山药、白术各15克，细辛3克，防风、甘草各10克。将上述材料加适量水煎服，每日1剂，10日为1个疗程。本方治过敏性鼻炎。

验证：治疗患者50例，治愈48例，显效2例，总有效率为100%。

苍耳地龙饮

苍耳子9～12克，地龙10～15克，白芷10～15克，辛夷6～12克，薄荷6～12克，川芎9～12克，丝瓜藤10～20克。每日1剂，将上药（除辛夷、薄荷外）用水浸泡30分钟后，下辛夷、薄荷，再同煎10分钟，倒出一煎药液，再加水适量，煎20分钟，将两药液混合，分3次服。本方主治慢性鼻炎。

验证：赵某，男，31岁。双侧鼻塞，时轻时重6年余，遇寒尤甚，头闷头昏。检查：鼻黏膜肿胀淡红，下鼻甲肥大。用苍耳地龙饮加桂枝6克，服5剂鼻通。复进9剂转愈，随访年余无发。

桂枝苍耳饮

桂枝、苍耳子、白芷、防风、川芎各10克，鱼腥草、连翘各20克，辛夷、桔梗、细辛各6克，生甘草5克。用上药水煎3次后合并药液，分早、中、晚3次口服，每日1剂。10剂为1个疗程。本方主治慢性鼻炎。

验证：用此方治疗慢性鼻炎患者68例，经用药1～2个疗程后，治愈65例，显效2例，无效1例。

其他疗法治鼻炎

吸气法

鹅不食草30克，白芷2克，羌活15克，菊花12克，冰片5克。研粗末，倒入洗净的空葡萄糖瓶内，加开水，待瓶内放出蒸气时，将患者鼻孔对准瓶口吸入蒸气，每日2次，连用3～5天。本方适用于急性鼻炎。

外敷方

穿心莲、虎杖各20克，鹅不食草60克，麻黄6克，冰片3克。研末，用凡士林调成膏状涂鼻腔内，每日2次。本方主治鼻炎。

咽炎

咽部炎症（简称咽炎）有急性和慢性之分。急性咽炎是发于咽部的急性炎症。本病常为上呼吸道感染的一部分，多由急性鼻炎向下蔓延所致，也有开始即发生于咽者。临床主要表现为咽部红、肿、热、痛，吞咽困难，可伴有全身症状。中医称本病为"急喉痹"或"风热喉痹"，基本病机为风热毒邪侵袭，内犯肺胃，外邪引动肺胃火热上蒸咽喉。

慢性咽炎是咽部黏膜的一种慢性炎症，多因屡发急性咽炎治疗不彻底而转为慢性，其次烟酒过度、嗜食刺激性食品、常接触污浊空气、鼻塞而需张口呼吸等，均可诱发本病。主要表现为咽部不适感，如灼热感、痒感、干燥感或异物感，咽部常有黏性分泌物，不易咳出，早晨刷牙常引起反射性恶心欲吐。中医称本病为"慢喉痹"或"虚火喉痹"，基本病机为肺肾阴虚，虚火上炎，灼伤咽喉。本病当以疏风散热、利咽止痛、养阴润肺、生津利咽为治。

民间偏方治咽炎

蜜糖银花粥

金银花、蜂蜜各50克，粳米100克。将金银花洗净，加水约两碗，放在文火上煎煮，剩一碗水时去渣取汁。粳米淘净煮粥，煮至半熟时倒入金银花汁，同煮成稀粥，待粥晾至温热时倒入蜂蜜搅匀。早晚餐温热服。本方清热解毒。适用于咽喉炎。

百合生地粥

生地黄30克，百合、粳米各50克。先将生地黄加水800毫升，煎半小时，去渣留汁于锅中，再将百合、粳米放入慢熬至粥成。分1～2次空腹服。本方适用于胃肺伤阴，咽喉微痛，咳声嘶哑的慢性咽喉炎。

橄榄酸梅汤

橄榄60克，酸梅10克，白糖适量。将橄榄、酸梅分别洗净去核，加水600毫升，小火煮半小时，去渣，下白糖溶化。当茶饮。本方解毒、利咽。适用于急性咽炎、扁桃体炎、咳嗽痰多、酒醉烦渴。

竹叶麦冬茶

新鲜竹叶10～15片，麦冬6克，绿茶1克。将新鲜竹叶、麦冬洗净，与绿茶同放杯中，用沸水冲泡，加盖温浸10分钟。随意饮。本方清热养阴，生津止渴。适用于肺热型慢性咽炎。

清热利咽茶

胖大海2个，金银花、生甘草各1.5克，玄参3克。每日1包，代茶饮。本方清热利咽。用治急慢性咽炎，症见咽痛咽痒。

胖大海冬瓜子茶

胖大海3枚，生冬瓜子10克。将胖大海、生冬瓜子洗净，用沸水冲泡20分钟。代茶频饮。本方清咽润喉，美声色，利湿消肿。适用于急慢性咽喉炎、声带及喉头水肿导致的声音嘶哑。

梨子粳米粥

梨3个，粳米100克，冰糖60克。将梨洗净后去皮、核，切成块，粳米淘洗净，两味同冰糖一起下锅，加适量清水煮成粥，食梨肉粥。每日1～2次，连服3日可见效。本方滋阴利咽。主治咽喉炎。适用于声音嘶哑，咽痒作咳，或有异物感等病症。

咽炎茶

野菊花、麦冬、金银花各12克。将上述各药洗净，同放入茶壶中，用沸水冲泡。代茶饮用，每剂可冲泡3～4次。本方清热生津。适用于急慢性咽炎。

鲜姜胡萝卜汁

胡萝卜200克，鲜生姜100克。将上述2味捣烂绞汁。不计用量，频频含咽。本方适用于急性咽炎，失音，喉痛。

名医验方治咽炎

六味汤

桔梗、荆芥、僵蚕、防风、石菖蒲、藿香、法半夏各10克，生甘草、薄荷各6克。将上述材料加适量水煎服，每日1剂。本方祛风散热，宣肺利咽。主治急性咽炎风寒证。

来源：本方来源于《喉科指掌》加减。

二根玄麦甘桔汤

山豆根、麦冬、甘草、桔梗各10克，板蓝根30克，玄参12克。将上药水泡30分钟，再煎30分钟，每剂煎2次，将2次煎出的药液混合备用。每日1剂，每日服3次。本方清热解毒，养阴润喉。适用于慢性咽炎。咽部红肿痛较甚者，加鱼腥草10克，金银花15克，牡丹皮6克；咳甚者，加贝母10克。

来源：本方来源于徐精成医师方。

慢咽汤

熟地黄20克，当归10克，法半夏12克，茯苓15克，桔梗15克，牛蒡子（大力子）10克，陈皮10克，皂角刺12克，重楼15克，甘草10克。将上述材料加适量水煎服，每日1剂，日服3次。本方滋养肺肾，祛湿化痰。主治肺肾阴虚，虚火上扰型咽炎。

来源：本方来源于《云南中医杂志》。

薄荷陈皮煎

薄荷、藏青果各50克，玄参150克，紫苏、桔梗、金银花、红花、陈皮、白菊花、土牛膝、人中黄各100克。将上药研为粗末混匀，做成袋泡剂，每袋10克，放入中药蒸气雾化杯中，加水200毫升，煮沸后作雾化吸入20分钟，余药汁口服，每日1次。结合口服安必仙胶囊、吗啉胍。本方治急性咽炎。

验证：用本方治疗患者140例，一般5日内治愈，咽痛、发热、黏膜炎症消失。

清咽汤

生甘草、桔梗、荆芥、防风、薄荷各6克，前胡5克，枳壳、牛蒡子（大力子）各10克。将上述材料加适量水煎服，每日1剂。本方解表散热，宣肺祛痰，解毒消肿。适用于一切咽喉肿痛，形寒恶热，头身疼痛，汗少不得宣达，风痰壅塞，汤水难咽。

验证：用本方治疗患者19例，3剂后痊愈16例，好转2例，显效1例，继服，全部治愈。

其他疗法治咽炎

按摩疗法

取头部的太阳、风池、下关、翳风，颈部的廉泉、桥弓，手部的大鱼际、少商、合谷，足部的太冲、太溪等穴。用中指指端点揉廉泉、翳风、下关各100次；用力拿捏少商、大鱼际、合谷各20～30次；用双手大鱼际按揉太阳50次；拿捏太冲、太溪30～50次；用拇指指腹推桥弓左右各10遍；用力拿捏风池10次；各振动1～2分钟。

刮痧疗法

取头部翳风；颈背部天突、人迎、大椎、大杼、风门；手部及上肢部合谷、曲池、尺泽、列缺、少商、少泽、鱼际；足部内庭。先刮拭大椎、大杼、风门、翳风、天突、人迎；手法由轻到重，以皮肤微出痧为度。然后刮拭合谷、曲池、尺泽、列缺、少商、少泽、鱼际；最后刮拭足部的内庭，刮拭时间以皮肤见红痧为度。

扁桃体炎

扁桃体炎有急慢性之分。急性扁桃体炎多见于10～30岁的青年人，好发于春秋季节，通常与急性咽炎同时发生，主要由细菌感染而引起，常见致病菌为溶血性链球菌、葡萄球菌和肺炎双球菌。细菌通过空气飞沫、食物或直接接触而传染。慢性扁桃体炎多由扁桃体炎的急性反复发作或隐窝引流不畅，细菌在隐窝内繁殖而导致，也可继发于某些急性传染病，如猩红热、麻疹等。扁桃体炎中医上称为“乳蛾”“喉蛾”，中医认为外感风热毒邪是本病发生的主要原因。本病急性者多为风火热毒之症。慢性者多属阴亏燥热之候。治疗当以清火、滋阴、润燥为基本法则。急性宜食疏风清热，消肿解毒之食物。慢性宜食养阴清热之食物。

民间偏方治扁桃体炎

冬瓜豆楂汤

冬瓜瓤100克，土豆5克，山楂20克。将上3味共洗净切碎，加水煎服。每日1剂，2次分服。本方清热解毒，利水消肿，活血止痛。用治急性扁桃体炎，症见咽部疼痛、吞咽不适、吞咽或咳嗽时疼痛加剧。

酸梅青果饮

酸梅6克，青果（橄榄）25克，白糖适量。将酸梅及青果放入砂锅内浸泡半天，然后煎煮，服时加白糖调味。本方能有效地防治小儿扁桃体炎。

胖大海饮

胖大海4～6枚，冰糖适量。将胖大海洗净放入碗内，加入冰糖适量调味。冲入沸水，加盖闷半小时左右，慢慢饮用。隔4小时再泡1次，每天2次，一般2～3天即显效。本方可用于治疗急性扁桃体炎。

天冬粥

天冬15～20克，粳米50～100克，冰糖少许。先煎天冬取浓汁，去渣。入粳米煮粥，沸后加入适量冰糖，再煮成粥。本方适用于肾阴不足，阴虚内热之慢性扁桃体炎。

黄精冰糖茶

黄精、冰糖各30克。黄精洗净，与冰糖加水，用文火同煮1小时，饮汤食黄精，早晚分服。本方适用于咽喉不适的扁桃炎患者。

青果萝卜汤

白萝卜250克，青果5克，金银花20克。将白萝卜洗净切成薄片，青果打碎后与金银花同装入纱布袋中。铁锅内加清水适量，投入萝卜和纱布包，加食盐少许，煮至萝卜软烂。饮汤。本方散风清热、消肿止痛。适用于扁桃体炎。

蒲公英粥

蒲公英20克（鲜品30克），粳米100克。蒲公英洗净，切碎，煎汁去渣。粳米淘洗干净，加药汁，加清水适量，同煮为粥。每日分3次，稍温食用。3日为1疗程。本方清热解毒，消肿散结。用于急性扁桃体炎、呼吸道感染等病症的辅助治疗。

金莲花茶

金莲花10克。将金莲花放入杯内，用沸水冲泡，代茶饮用。每日1～2剂。本方清热解毒。适用于急性扁桃体炎。

名医验方治扁桃体炎

银花汤

金银花10克，山豆根10克，蚤休10克，天花粉10克，浙贝母10克，白芷10克，防风10克，赤芍10克，制乳香3克，制没药3克，甘草3克。将上述材料加适量水煎服，每日1剂，日服2次。本方清热解毒，消肿止痛。主治热毒上壅，搏结于咽喉型扁桃体炎。

来源：本方来源于干祖望方。

山豆根汤

赤芍9克，牡丹皮9克，炙僵蚕9克，牛蒡子9克，山豆根9克，挂金灯9克，菊花9克，金银花9克，黄芩9克，知母9克，桔梗3克，生甘草3克，射干3克。将上述材料加适量水煎服，每日1剂，日服2次。本方清热凉血，解毒消肿。主治胃火上升，痰热内阻型扁桃体炎。

来源：本方来源于张赞臣方。

大黄附子细辛汤

生大黄、玄明粉、姜半夏各9克，淡附子3克，细辛1克，生甘草3克。将上述材料加适量水煎服，每日1剂，日服2次。本方解毒消肿。可用于急性扁桃体炎。

来源：本方来源于《近代中医流派经验选集》范文虎。

清咽解毒汤

生地黄30克，玄参24克，麦冬15克，板蓝根45～60克，山豆根、黄芩、牡丹皮、蝉蜕、白芍、牛蒡子，浙贝母各15克，桔梗3～9克，薄荷、甘草各6克。每日1剂，水煎服，日服3次。本方清咽解毒。主治急性扁桃体炎。发病急骤，来势凶猛，始病即可出现高热、咽部肿痛（扁桃体肿大或化脓），吞咽困难，舌红，脉洪数，或急性咽炎。

来源：本方来源于《名医治验良方》吕同杰。

复方公英汤

蒲公英60克，大青叶30克，黄芩24克，牡丹皮、赤芍各12克，甘草6克。每日1剂，水煎，分3次服。重症者可每日2剂，分6次服。本方清热解毒，活血消肿。主治急性化脓性扁桃体炎。

验证：用此方治疗急性化脓性扁桃体炎100例。治疗结果，痊愈89例（3天内热退，扁桃体脓性分泌物消失，咽充血轻），占89%；好转4例（3天内热退或降至低热，局部分泌物明显减少，症状明显减轻），占4%；无效7例（3天以上体温不降，症状无好转），占7%；总有效率为93%。

其他疗法治扁桃体炎

按摩疗法

取颈部的天窗、风池、天柱、天鼎、人迎、水突气舍、胸部的中府、天突、膻中，肩部的肩井，手部的合谷等穴。按揉颈部的天窗、风池、天柱、天鼎、人迎、气舍、水突各30～50次，力度轻柔平缓，不可重力；按压肩部的肩井、胸部的中府、天突、膻中各30～50次，力度适中，以有酸痛感为宜；掐按手部的合谷30次，力度以有酸痛感为宜。

贴敷疗法

将吴茱萸研末，加少量面粉、蛋清，调成两小饼，敷双侧涌泉，1日1次。另用老蒜1瓣捣泥，取黄豆大一块，敷贴乳蛾相对的颈部皮肤，1日1换。本方主治扁桃体炎。

口腔溃疡

口腔溃疡，即人们常说的口疮。发作时，会在齿龈、口唇、舌头及其他口腔黏膜出现浅黄色的溃疡，周边常有红肿，溃疡凹陷。一般溃疡的直径在0.5厘米以内，常常数个溃疡一同出现，疼痛感强烈。

口腔溃疡形成的原因有很多，现代医学认为：免疫功能障碍，如自身免疫反应亢进或缺陷；精神因素，如生活紧张、精神压力大、睡眠不足、过度疲劳等；神经内分泌失调，如女性月经期间；维生素及微量元素缺乏，如缺锌、缺铁、缺叶酸、缺维生素B_{12}等，都会造成口腔溃疡。此外，一些口腔“外伤”如未拔除的残牙根，或者不合格的义齿，边缘锐利的义齿等刺激刮破舌、颊黏膜，也会产生溃疡。

中医称本病为“口疮”。基本病机为心脾积热上攻；或阴虚火旺，虚火上炎；或脾肾阳虚，寒湿困于口腔，致口腔生疮。

民间偏方治口腔溃疡

可可粉蜜

可可粉适量，蜂蜜适量。将可可粉用蜂蜜调成糊状即成。每次服4～5克，送入口中慢慢含咽，每日数次，连用3～4日。本方适用于阴虚火旺型口腔溃疡。

萝卜藕汁饮

生萝卜数个，鲜藕500克。两种均洗净捣烂绞汁。含漱后缓缓咽下，每日4～5次，每次100毫升，连用3～4日。本方适用于心胃火盛型口腔溃疡。

竹心粥

新鲜竹叶卷心15克（干品8克）、石膏30克、粳米100克煮粥；粥成加冰糖适量烊化后服食。本方适宜口腔溃疡红肿、口臭、干渴、心烦者食用。

青泻茶

大青叶10克，番泻叶5克，白糖适量，共冲泡代茶饮用。本方适宜口腔溃疡且大便秘结者服用。

银耳莲子羹

银耳25克，莲子50克。用水将银耳、莲子洗干净入锅中，加水煮至银耳熟烂，加冰糖或白糖溶化，早晚各食1小碗。可以清热养阴。本方主治口腔溃疡。

五倍子蜂蜜茶

蜂蜜25克，绿茶1克，五倍子10克。将五倍子加水400毫升，煮沸10分钟，加入绿茶和蜂蜜，5分钟后分2次徐徐饮下，连续3天。本方适用于一般口腔溃疡。

莲栀茶

莲子心3克，栀子9克，连翘6克，甘草6克。以上诸味同洗净，开水浸泡代茶服用。每剂浸泡数次，每日1剂，连服2～3日。本方清心除火。适用于心火上炎之口疮。

名医验方治口腔溃疡

吹口散

青黛、儿茶各24克，月石40克，冰片16克，僵蚕9克。将上述材料共研末装瓶备用。酌情用药，涂患处。本方消肿化腐，清热解毒。适用于红白口疮，咽喉肿痛，疮疖初起，奶癣溃烂。

来源：本方来源于王福山医师方。

养阴清热汤

生地黄15克，熟地黄15克，白芍12克，黄芩12克，牡丹皮12克，玄参12克，桔梗12克，山药12克，地骨皮12克，女贞子12克，天冬10克，麦冬10克，栀子10克，生甘草10克。将上述材料加适量水煎服，每日1剂，日服2次。本方滋阴清热。主治阴虚内热型复发性口腔溃疡。

来源：本方来源于徐治鸿经验方。

六味地黄汤加味

熟地黄20克，山药10克，牡丹皮10克，泽泻10克，山茱萸10克，茯苓20克，肉桂3克，寸冬10克，石斛5克，半夏10克。将上述材料加适量水煎服，每日1剂，日服2次。本方滋补肾阴，引火归原。主治肾阴虚损型口腔黏膜白斑。

来源：本方来源于蔡福养经验方。

芪附汤

黄芪30克，制附片（先煎30分钟）10克，白术10克，薏苡仁10克，土茯苓30克，甘草10克。将上述材料加适量水煎服，每日1剂，日服2～4次，治疗期忌烟酒及辛辣食物。本方益气健脾，温中散寒，解毒祛湿。主治阳气虚弱，脾失健运型顽固性口腔溃疡。

来源：本方来源于《中医杂志》。

茵陈大黄煎

茵陈20克，紫草、土茯苓、玄参、青天葵、生地黄、牡丹皮、连翘、白及、板蓝根各10克，牛膝15克，大黄3克。将上述材料加适量水煎，分服，每日1剂，并忌食辛辣。本方主治复发性口腔溃疡。

验证：用本方治疗患者64例，其中治愈39例，显效16例，好转7例，无效2例。

其他疗法治口腔溃疡

外敷方

维生素C片适量，研成粉末，敷在口腔溃疡处，每天2～3次。如溃疡面较大，应先用刮匙清除溃疡面上的渗出物，再敷维生素C粉末。本方消炎解毒。适用于口腔溃疡，一般1～3天可痊愈。

贴敷方

明矾、巴豆（去壳取净仁）各1克。上药混合捣融如膏状，制成小丸，取药1丸，放于圆形胶布中间，贴于印堂上，24小时取掉，一般2～3天自愈。本方解毒收敛，燥湿。适用于口腔溃疡、口腔炎。

牙周炎

牙周炎是侵犯牙龈和牙周组织的慢性炎症，是一种破坏性疾病，其主要特征为牙周袋的形成及袋壁的炎症，牙槽骨吸收和牙齿逐渐松动，它是导致成年人牙齿丧失的主要原因。本病多因为菌斑、牙石、食物嵌塞、不良修复体、咬创伤等引起，牙龈发炎肿胀，同时使菌斑堆积加重，并由龈上向龈下扩延。由于龈下微生态环境的特点，龈下菌斑中滋生着大量毒力较大的牙周致病菌，如牙龈类杆菌、中间类杆菌、螺旋体等，使牙龈的炎症加重并扩延，导致牙周袋形成和牙槽骨吸收，造成牙周炎。

民间偏方治牙周炎

酒煎鸡蛋方

白酒100毫升，鸡蛋1枚。将白酒倒入瓷碗内，用火点燃白酒后，立即将鸡蛋打入，不搅动，不放任何调料，待火熄蛋熟。1次服下，每日2次，轻者1次，重者3次。本方适用于牙周炎。

金针生地汤

金针菜60克，生地黄15克，天冬20克。将上述材料加适量水煎服。每日1剂，连服5～7日。本方清热消炎，滋阴润燥。适用于牙周炎。

白酒煎桃柳皮

桃树皮4克，柳树皮4克，白酒适量。在砂锅中放入适量的白酒，然后使用文火对桃、柳树皮进行煎煮，趁热的时候含酒液漱口，当酒液含在口中凉后即吐出，每天可以多漱几次。本方主要作用是清热止痛，祛风散肿。主治牙周炎。

天花粉蒲公英煎

天花粉、蒲公英各12克。将准备好的天花粉和蒲公英放入砂锅中，放入适量的水，使用文火进行煎煮，大约20分钟即可，取汁漱口，每天使用2～3次即可。本方能够有效缓解牙周炎患者的齿龈脓肿、流脓。

鲫鱼丸

大活鲫鱼1尾，五倍子、明矾各6克。大活鲫鱼去肠留鳞，五倍子、明矾研末填入鱼腹，以黄泥封固烧存性，研为细末（或为丸），以黄酒送下，每次服3克，每日3次。本方适用于牙周炎。

鲜菊花汁

鲜菊花叶一把。首先要将准备好的鲜菊花叶子洗干净，然后捣烂绞成汁后服用，连续服用3次左右即可。本方消炎止痛。治疗牙周炎。

辛甘绿茶方

绿茶1克，细辛4克，炙甘草10克。在锅中入400毫升的水，然后放入细辛、炙甘草后点火，等水煮沸后5分钟再放入绿茶关火闷5分钟即可服用。早、中、晚饭后服。本方适用于牙周炎、龋齿。

名医验方治牙周炎

生地连翘汤

生地黄、连翘各12克，牡丹皮、升麻、当归、大黄各10克，黄连、竹叶各6克，生石膏30克（先下），天花粉15克。每日1剂，水煎，分2次服。本方清热止痛。主治急性牙周炎。

验证：用此方治疗急性牙周炎患者56例，其中，痊愈32例，显效19例，有效4例，无效1例。有效率为98.2%。治愈的32例患者，一般服药3～5剂即愈。

牙周败毒汤

石膏（打碎先煎）30～60克，生地黄15～30克，玄参15～30克，骨碎补9～30克，露蜂房9～30克，知母10～15克，黄芩10～15克，赤芍9～15克，牛膝9～15克，牡丹皮6～12克。每日1剂，水煎2次，分早、午、晚服。重症者可每日2剂。所余药渣再加水浓煎，滤取药液，趁温分次频频含漱。15日为1个疗程，直至局部体征及全身症状全部消失。本方清胃降火，解毒消肿，坚骨固齿，活血镇痛。主治牙周炎。

来源：本方来源于《妇女健康之友》。

验证：急性者一般1～2个疗程牙龈红肿消退、出血停止、疼痛缓解、溢脓及口臭消失；慢性者用药3～5个疗程牙周病情基本稳定，牙齿松动减轻，牙槽骨吸收好转，牙齿咀嚼功能恢复。

固齿散

滑石粉18克，甘草粉6克，朱砂面3克，雄黄1.5克，冰片1.5克。将上述材料共研为细面，早晚刷牙后撒患处；或以25克药面兑60克生蜜，调和，早、晚涂患处。本方清热解毒，消肿止痛，化腐生肌，收敛止血。主治慢性牙周炎。

来源：本方来源于蔡福祥经验方。

黄丹皮水

生地黄、天花粉各20克，牡丹皮、连翘、当归各15克，升麻、黄连、竹叶、大黄、虎杖各10克，生石膏30克。将上药加适量水煎服，每日1剂，分2～3次内服，连续用药至症状消失为止。本方用于治疗牙周炎。

验证：采用黄丹皮水治疗急性牙周炎50例，痊愈28例，显效17例，有效4例，无效1例。总有效率为98%。

其他疗法治牙周炎

按摩疗法

用两手掌在两侧面颊和口唇上，按摩齿龈，直至局部有发热感为止。上述练习每日

3次，每次5～10分钟，练习时应注意用力不要过猛，要平稳，特别是有龋齿者和牙齿松动明显者，主治牙周炎。

叩齿法

每天早晚空口咬合数十次。咬合时应铿然有声，这有增强牙周组织功能和增进血液循环的作用，常做可使牙齿坚固而不痛。

牙痛

牙痛是口腔科牙齿疾病最常见的症状之一。很多牙病能引起牙痛，常见的有龋齿、急性牙髓炎、慢性牙髓炎、牙周炎、牙龈炎等。此外，某些神经系统疾病，如三叉神经痛、周围性面神经炎等；身体的某些慢性疾病，如高血压患者牙髓充血、糖尿病患者牙髓血管发炎坏死等都可引起牙痛。其症状主要是牙痛，咀嚼困难，遇冷、热、酸、甜或机械性刺激疼痛加重。治疗时要首先查证病因，对症治疗。

中医学认为牙痛主要有两种：一为胃火循经上蒸所致的实证；一为肾阴不足、虚火上炎所致的虚证。故治疗应清胃火，补肾阴，以止牙痛。按摩可较好地促进血液循环以消炎止痛，并能加强泌尿系统功能，补肾排毒。

民间偏方治牙痛

生地煮鸭蛋

生地黄50克，鸭蛋2个，冰糖5克。生地黄先加500毫升水煮汤；砂锅加清水2碗，蛋熟后剥去皮，再入生地汤内煮片刻，服时加冰糖调味。吃蛋饮汤。本方清热、生津、养血。适用于风火牙痛、阴虚手心足心发热等。

花椒浸酒

花椒15克，白酒50克。将花椒泡在酒内10～15天，过滤去渣。棉球蘸药酒塞蛀孔内可止痛。一般牙痛用药酒漱口亦有效。本方消炎镇痛。用治虫蛀牙痛。

鳖甲散

鳖甲适量，焙干，研为细粉，防潮湿，取0.5克放入烟斗内烟叶的表面上，点燃当烟吸。本方主治牙痛。

五倍子末

五倍子10～30克。将上药水煎，噙漱或研粉频频擦牙痛处，或贴腮颊红肿处，皆有即刻止痛的作用。本方治牙痛。

苍耳子方

苍耳子7克。将上药焙黄去壳，研为细末，与1个鸡蛋和匀，不放油、盐，炒熟食之，每天1次，连服3剂。本方主治牙痛。

花椒樟脑煎

花椒9克，荜茇、樟脑各6克。将上药水煎，取浓缩液，外涂患处，或浸棉球，置于上、下齿间，咬紧。本方主治寒凝型牙痛。

花椒粥

花椒5克，粳米50克。花椒加适量水煎，留汁加入粳米煮粥。空腹趁热服，每日1剂。本方适用于寒凝型牙痛。

二花茶

金银花30克，菊花30克，白糖适量。将以上材料加适量水煎沸5分钟，或用沸水冲泡。代茶饮，每日1剂。本方适用于胃火型牙痛。

名医验方治牙痛

牙痛止

赭石30克（捣细），生地黄30克，川牛膝20克，制乳香10克，制没药10克，甘草10克。每日1剂，加水煎取汁，早、晚分服。连服2～4剂。本方可用于由胃火、风火、肾虚、虫蛀等原因引起的牙痛。

加减：若牙龈肿胀甚者，可加金银花30克；痛剧者加细辛3克；大便干燥者加大黄10克（后下）。

来源：本方来源于《家庭医生报》。

阴虚牙痛方

生地黄24～30克，熟地黄24～30克，玄参（元参)15克，骨碎补9克，金银花（二花）15克，细辛3克。将上述材料加适量水煎服，每日1剂，日服2次。本方补肾益阴。主治阴虚火旺牙痛。

来源：本方来源于卢学理经验方。

白玉汤

生地黄15克，麦冬15克，知母10克，石膏（先煎）30克，玄参（元参）18克，天花粉15克，牛膝10克，大黄9克，甘草6克。将上述材料加适量水煎服，每日1剂，日服2次。本方清胃泻火，通腑润肠。主治阳明热炽，胃火循经上炎；或年老阴液不足，虚热上浮型牙痛。

来源：本方来源于《广西中医药》。

七香牙痛灵

沉香、丁香、乳香、木香、小茴香各20克，杏仁、陈皮各15克，香附、川楝子各25克。将上药浸泡于500毫升70%酒精中，密封贮存1个月后，加入冰片、薄荷脑、麝香少许，溶化后即可使用。用时取棉签蘸少许药液搽患牙周围即可止痛。1分钟后连口水一起吐出（切勿吞下），每天3～4次，无不良反应。本方主治牙痛。

验证：姚某，男，52岁，干部。近日左上牙痛，面部肿胀2天余。经青霉素、索米痛治疗无效而来就诊。经搽少许七香牙痛灵后，疼痛即减轻；因牙龈发炎，配内服牛黄解毒片。经多次搽，第2天下午肿痛全消而愈。

其他疗法治牙痛

刮痧疗法

取头面部：下关、颊车。手部：合谷、二间。足部：内庭、太溪、行间。实火牙痛者先点揉下关、颊车，再刮拭手部的合谷、二间，最后刮拭足部的内庭，以皮肤出现潮红为度。虚火牙痛者，先点揉下关、颊车，再刮拭手部的合谷，然后从足部的太溪刮至行间。

按摩疗法

取头颈部的太阳、头维、人中、承浆、颊车、风池、翳风、桥弓，足部的陷谷，手部的合谷等穴。用双手大鱼际按揉太阳50次；用力拿捏合谷、陷谷各100次；用中指指端点揉颊车、翳风、人中、承浆、头维各50次；用力拿捏风池10～20次；用拇指指腹推桥弓左右各10遍；用大鱼际摩擦面颊部2～3分钟。